EUROPAVERLAG

MIRYAM MUHM

DIE BLUT WERT LÜGE

GESUNDHEITSRISIKO NORMWERTE – DIE WAHRHEIT ÜBER BLUTBEFUNDE

EUROPAVERLAG

Wichtiger Hinweis
Dieses Buch erhebt keinen Anspruch auf Vollständigkeit. Die Veröffentlichung dieser Informationen ersetzt weder die Praxis der Medizin noch die Beratung durch einen Arzt Ihres Vertrauens. Die im Buch veröffentlichten Ratschläge wurden von Verfasserin und Verlag mit größter Sorgfalt erarbeitet und geprüft. Eine Garantie kann jedoch nicht übernommen werden. Ebenso ist eine Haftung der Verfasserin bzw. des Verlages und seiner Beauftragten für Personen-, Sach- oder Vermögensschäden ausgeschlossen.

Es ist nicht Absicht der Verfasserin, Diagnosen zu stellen oder Verordnungen zu erteilen. Die Zielsetzung ist, hilfreiche Informationen aus dem Gesundheitsbereich anzubieten, um die Zusammenarbeit mit dem Arzt Ihres Vertrauens zu unterstützen. Bei Selbstbehandlungsversuchen übernehmen Verfasserin und Verlag keine Haftung. Bitte lassen Sie im Zweifelsfall die Einnahme von Nahrungsmittelergänzungen jeglicher Art durch einen Arzt Ihres Vertrauens bestätigen.

Hervorhebungen in Zitaten stammen von der Autorin, sofern nicht anders vermerkt.

FSC
www.fsc.org
MIX
Papier | Fördert gute Waldnutzung
FSC® C083411

Der Umwelt zuliebe
- produzieren wir zu über 90 % in Deutschland
- achten wir auf kurze Transportwege
- drucken wir auf Papier aus nachhaltiger Waldwirtschaft und anderen kontrollierten Quellen

2. Auflage 2025

Umschlaggestaltung und Motiv: Hauptmann & Kompanie Werbeagentur, Zürich
Redaktion: Franz Leipold
Layout & Satz: BuchHaus Robert Gigler, München
Druck und Bindung: CPI, Leck
ISBN 978-3-95890-581-8

Ansprechpartner für Produktsicherheit
Europa Verlage GmbH
Monika Roleff
Johannisplatz 15
81667 München
Tel.: +49 (0)89 18 94 733-0
E-Mail: info@europa-verlag.com
www.europa-verlag.com

INHALT

VORWORT

Die Idee zu diesem Buch verdanke ich dem amerikanischen Arzt und Forscher John D. Doux. Vor zehn Jahren veröffentlichte er eine wissenschaftliche Arbeit, die sich mit meiner langjährigen Erfahrung als Medizinstudentin und Patientin deckte. Der Titel dieser Studie lautete »*When normal is not …*«. Übersetzt heißt das so viel wie: »Wenn normale Blutbefunde nicht bedeuten, dass man gesund ist.«[1]

Seine mit wissenschaftlichen Beweisen untermauerte These war für mich die Antwort auf viele Fragen, die sich unwillkürlich stellen, wenn man sieht, wie viele Menschen trotz »normaler« Blutbefunde monate- oder jahrelang an Erkrankungen leiden, ohne eine Diagnose, geschweige denn eine Therapie zu bekommen – und womöglich werden sie auch noch als »stressbelastete Psychosomatiker« abgestempelt.

Dr. Doux' Studie und auch die Auffassungen einiger Ärzte, dass das blinde Vertrauen auf die Blut(serum)befunde die Medizin in vielen Fällen auf den Holzweg[2] führen kann, haben mich immer wieder dazu motiviert, wissenschaftliches Material zu sammeln, um eines der gravierendsten Probleme der modernen Medizin aufzuzeigen: den Umgang mit Blutbefunden.

Gravierend deshalb, weil bis zu 70 % der ärztlichen Diagnosen anhand der gedruckten Laborbefunde erstellt werden. In den meisten Fällen kann unser Blut aber nur aufzeigen, was sich gerade im Blut befindet – nicht aber, was in den **Geweben** im Körper passiert. Mit anderen Worten: Liegt ein untersuchter Stoff innerhalb des Referenzbereichs, kann in den Geweben und Organen (Niere, Leber, Pankreas, Gehirn, Knochen …) trotzdem ein Mangel oder ein Überschuss dieses Stoffes vorhanden sein – und wir können deswegen krank sein. Dies ist durch eine hohe Zahl von medizinischen Studien belegt.

Liegt ein untersuchter Blutwert außerhalb des Referenzbereichs, kann man – akute Fälle ausgenommen – zumeist davon ausgehen, dass sich diese Auffälligkeit erst dann zeigt, wenn ein Organ oder Gewebe schon jahrelang erkrankt ist. Taucht z. B. in einem Blutbefund ein erhöhter Kreatininwert auf, sind bereits bis zu 50 % der Nierenfunktion verloren gegangen. Das bedeutet, die Niere hatte schon jahrelang mit stark verminderter Leistung gearbeitet, was aber aus dem Kreatininwert in den Blutbefunden nicht ersichtlich war.[3]

Die wissenschaftliche Pionierarbeit von John D. Doux zeigt die Achillesferse der Schulmedizin. Nach seiner Auffassung – und er steht damit nicht alleine – ist die Annahme, Blutwerte innerhalb des Normbereichs würden die normale Funktion der Organe und der Gewebe darstellen, *»ein grundlegender Fehler«*[4] der modernen Medizin, weil auf diese Weise eine große Anzahl an tatsächlich kranken Patienten nicht erfasst wird.

Das Problem erweitert sich noch dadurch, dass die Blutbefunde selbst aus vielerlei Gründen falsch sein können. Das beginnt mit fehlerhaften Blutentnahmen und reicht bis hin zu Verfälschungen infolge von Labormängeln oder eingenommenen Medikamenten.

Der wunde Punkt der Medizin aber sind die aktuell festgesetzten Referenzbereiche. Sie sind manchmal »groß wie Scheunentore«, wie eine Patientin sie richtigerweise beschrieb, oder manchmal auch eng wie ein Nadelöhr – anschauliche Metaphern, die die

Problematik in ihrem Kern treffen. Diese Problematik wird von Fachärzten und selbst in einigen Leitlinien mehr oder weniger deutlich angesprochen. Allerdings kommt es in vielen Fällen nicht zu einer durchgreifenden und notwendigen Änderung falsch gesetzter Referenzbereiche der für uns doch so wichtigen Blutwerte.

Auf diese Weise aber fallen nach wie vor viele Erkrankte aus dem Raster dieses Medizinsystems, da sich die Mehrzahl der Ärzte zur Diagnosestellung eben eher auf Blutbefunde als auf vorhandene Symptome verlässt.

Die kleinen Zahlenwerte auf den Blutbefunden, mit denen wir heute »krank/therapiebedürftig« von »gesund/nach Hause schicken« unterscheiden, können über das Schicksal von Millionen entscheiden. Allzu oft werden allein aufgrund dieser Zahlenwerte kranke Menschen ohne Diagnose und Therapie in die Verzweiflung getrieben.

Falsch gesetzte Referenzbereiche können aber auch dazu führen, dass mangels Frühdiagnostik Erkrankungen erst entstehen oder sich verschlimmern – Krankheiten, die man mit einer anderen medizinischen Vorgehensweise (sorgfältige Symptomanalyse und bessere Referenzbereiche) rechtzeitig hätte behandeln oder sogar noch heilen können. Hierbei geht es nicht nur um die Patienten, sondern auch um die gesellschaftlichen Folgekosten.

Menschen, die sich um ihre eigene Gesundheit und um die ihrer Lieben sorgen und selbst etwas dafür tun wollen, liefert dieses Buch fundierte medizinische Informationen; gleichzeitig will es Wegweiser und Ratgeber sein, um sich in unserem leistungsstarken, aber eben auch fehlerbehafteten Medizinsystem ein Stück besser zurechtzufinden.

München, im Sommer 2016
Miryam Muhm

Danksagung

Ich bedanke mich bei all den Ärzten und Professoren, die mir gegenüber offen über die eine oder andere Problematik im medizinischen Alltag gesprochen und mir hilfreiche Informationen geliefert haben. Mein besonderer Dank geht an Suzanne Bürger für ihre sprachlich wertvolle Unterstützung und ihre redaktionelle Mitarbeit.

Mein Dank gilt außerdem all den Wissenschaftlern sowie Fach- und Allgemeinärzten, die den Mut haben, medizinische Unzulänglichkeiten öffentlich zu thematisieren und für Verbesserungen zu kämpfen.

VORWORT ZUR NEUAUFLAGE

Les idées provocatrices sont légitimes.
Au moins pour s'assurer que ce n'est pas par habitude mentale
que l'on exclut certaines possibilités.

Provokative Gedanken sind legitim.
Und sei es nur um sicherzugehen, dass man gewisse Möglichkeiten
nicht nur aus geistiger Gewohnheit ausschließt.

Thibault Damour
(Institut des Hautes Études Scientifiques)

Hat sich in diesen letzten drei Jahren seit Erscheinen des ersten Auflage des Buches »Die Blutwertlüge« etwas geändert in Bezug auf die Grenzwerte und Referenzbereiche unserer Blutbefunde? Eigentlich kaum. Trotzdem besteht Hoffnung, denn dass die Referenzbereiche bei Blutwerten in der modernen Medizin ein Problem darstellen, ist nun selbst einigen eher konservativen medizinischen Institutionen klar geworden. Vor einigen Jahren richteten führende Labormediziner der AACC (American Association for Clinical Chemistry) und der CDC (Center for Disease Control) – zwei hoch angesehene medizinische Institutionen – einen öffentlichen Appell an den US-Kongress mit der Bitte um Finanzierung von Studien zur Festlegung besserer Blutreferenzbereiche für Kinder, da diese Bereichsangaben »fehlerhaft sind und große Informationsdefizite aufweisen«.[5]

Es hatte sich also eindeutig herausgestellt, dass die Blutreferenzbereiche für Kinder falsch festgelegt worden waren. Wie aber steht es mit den Referenzbereichen für Erwachsene?

Die von den ärztlichen Gremien für unsere Blutbefunde aufgestellten Grenzwerte wurden und werden aufgrund von wissenschaftlichen Studien festgelegt. Aber wurden diese Studien korrekt durchgeführt? Als ich die Kapitel für die erste Auflage dieses Buches schrieb, kam mir immer wieder die mutige Abhandlung »When normal is not« von Dr. med. John D. Doux in den Sinn (frei übersetzt: »Wenn normale Blutbefunde nicht bedeuten, dass man gesund ist«) und ich fragte mich mehr als einmal, warum bestimmte Grenzwerte nicht angepasst werden: Immerhin gab und gibt es inzwischen eine Vielzahl von Studien, die für etliche Substanzen in unserem Blut aus validen Gründen andere Grenzwerte nahelegen. Oder wenn sie tatsächlich angepasst wurden, dann meist nur sehr zögerlich. Dagegen wurde ausgerechnet der Grenzwert für LDL-Cholesterin ohne viel Federlesen geändert – trotz massiver Kritik.

Es flackerte bei mir immer wieder der Verdacht auf, dass in der Medizin irgendetwas ganz gewaltig schiefläuft – aber ich wollte weder auf die Korruption in dieser Branche eingehen noch mich mit den Praktiken der Pharmaindustrie auseinandersetzen, weil dies mein großes Vertrauen in die von ethischen Grundsätzen getragene medizinische Heilkunst völlig erschüttert hätte. Als ich mich jedoch für die Neuauflage dieses Buches vertieft mit der Frage beschäftigte, inwieweit Cholesterin als Verursacher von Herz-Kreislauf-Erkrankungen infrage kommt, öffnete sich eine Art Pandora-Büchse, die sich einfach nicht mehr schließen ließ:

Es zeigte sich ein weit verbreiteter moralischer Zerfall in der Medizin und der damit an uns Patienten und an unserer Gesundheit verübte Verrat. Wieder einmal geht es dabei um viel Geld, dessen Allmacht selbst diese von (zumindest theoretisch) höchsten ethischen Grundsätzen getragene Disziplin offenbar korrumpiert hat.

Das einzig Tröstliche: Es sind Ärzte, die die entsetzlichen Missstände aufzeigen – also Mediziner, die unter der weit verbreiteten Käuflichkeit ihrer Kollegen in Verbindung mit der Pharmabranche leiden, aber den Mut haben, entsprechende Abhandlungen zu publizieren.

Medizin ist die Disziplin, die sich um das Wohl der Patienten kümmern sollte. Wenn jedoch mit dem Wissen der Autoren klinische Studien gefälscht werden[6] und diese anschließend die Grundlage für die offiziellen medizinischen Leitlinien liefern – was wird dann aus uns Patienten?

Ganz einfach: Häufig werden aufgrund gefälschter Ergebnisse Diagnosen gestellt und Therapien eingeleitet, und zwar von Haus- bzw. Fachärzten, die (wahrscheinlich gutgläubig) ihr Vertrauen in dieses »evidenzbasierte Medizinsystem« setzen. Die allergrößte Mehrheit dieser Ärzte folgt den Leitlinien und verschreibt z. B. bei erhöhtem LDL-Cholesterin routinemäßig Statine bzw. legt ihren Diagnosen die von den Gremien festgelegten oberen und unteren Blutgrenzwerte zugrunde.

In dieser Neuauflage muss ich daher zumindest ansatzweise auf das Problem der Korruption in der medizinischen Wissenschaft eingehen, da diese uns alle betreffende Problematik von Medizinern 2017 in einem Manifest zur evidenzbasierten Medizin endlich öffentlich gemacht wurde. Ein Manifest, das als »Antwort auf die systematischen Verzerrungen, Verschwendungen, Fehler und Betrügereien in der Forschung, die die Grundlage der Patientenversorgung sind« gedacht ist.[7]

Das vorliegende Buch basiert auf wissenschaftlichen Studien; allerdings war die entsprechende Auswahl angesichts der oben angeführten Problematik nicht einfach. Ich stellte mir allerdings einige Fragen – z. B. bestanden bei der Studie Interessenskonflikte und wem nutzt sie in erster Linie, der Pharmabranche oder dem Patienten? Dies sind einige der Kriterien, die zur Auswahl von über 500 Studien und Abhandlungen (siehe Anmerkungen) führten.

Es ist an der Zeit, diese wissenschaftlichen Fakten, das heißt die Käuflichkeit von klinischen Studien, der Öffentlichkeit zugänglich zu machen – denn die Konsequenz davon sind unzulängliche Diagnosen (aufgrund der offiziellen Blut-Grenzwerte) und Behandlungen mit Medikamenten, die überteuert und wenig effizient sind sowie gravierende gesundheitsschädliche Nebenwirkungen haben können (wie z. B. im Fall der Statine oder der Magensäurehemmer). Nur wenn wir darüber informiert sind, können wir bessere Entscheidungen in Bezug auf unsere Gesundheit treffen.

Als Autorin bin ich den vielen Lesern der ersten Auflage zutiefst dankbar und verbunden, denn sie geben in ihren zahlreichen Kommentaren häufig das wieder, was mein Ziel war und ist: durch Darlegung von Wissen, Fakten und Wahrheiten den Mitmenschen eine gewissen Sicherheit vermitteln.

München, im Frühjahr 2023
Miryam Muhm

Mein Dank geht erneut an Suzanne Bürger für ihre wertvolle sprachliche Unterstützung.

EINLEITUNG

Zum besseren Verständnis der in diesem Buch dargelegten Problematik möchte ich Ihnen zuerst einige Erläuterungen geben.

Den in den Blutbefunden angegebenen Laborwerten werden oft die jeweiligen Referenzbereiche hinzugefügt. Diese Zahlen (Grenzwerte) sind mit Maßeinheiten versehen und wurden von Fachärzten und Experten festgesetzt. Fast 70 % aller ärztlichen Diagnosen werden anhand dieser Werte erstellt.

Die Laborwerte beziehen sich auf Stoffe (Analyten oder Parameter), die im Blut gemessen werden, und zwar hauptsächlich im Serum und im Plasma. In den Kapiteln wird diese Unterscheidung unterlassen, um den Lesefluss zu erleichtern. Es wird also nur von »Blutuntersuchungen« gesprochen, ohne jedes Mal zu spezifizieren, ob es sich dabei um eine Plasma-, Serum- oder Vollblutuntersuchung handelt.

Die Grenzwerte, die gesunde von kranken Menschen trennen, werden anhand bestimmter Kriterien festgesetzt, die in der Fachwelt häufig für Kontroversen sorgen und die medizinischen Gesellschaften dazu bewegen, diese Werte mal nach oben, mal nach unten »anzupassen«. So entsteht zuweilen eine Art Achterbahn, auf der Millionen von Menschen das eine Mal als krank und das andere Mal als gesund eingestuft werden. Dies betrifft vor allem die Werte von Thyreotropin (TSH), Cholesterin, Glukose etc.

Das große Vertrauen in die Blutbefunde fußt auf der Annahme, dass die Blutwerte bestimmter Stoffe – ob **innerhalb** oder **außerhalb** des geltenden Normbereichs – mit dem Zustand dieser Stoffe im Körper korrelieren, das heißt mit dem Zustand in den Organen und Geweben. Diese Annahme trifft aber nicht immer zu! Das liegt u. a. an einer wichtigen Prämisse, die aber oftmals falsch verstanden wird: die Homöostase. Falsch verstanden aufgrund der Macht des Faktischen, wie wir später sehen werden.

Vereinfacht ausgedrückt ist die Blut-Homöostase das Bestreben des Körpers, von bestimmten Stoffen im Blut stets eine bestimmte Konzentration aufrechtzuerhalten und Entgleisungen (Veränderungen) mittels Rückkopplungsmechanismen auszugleichen.

Ein Beispiel: Wenn wir zu viel Zucker verzehren, steigt der Blutzucker (die Menge an Glukose im Blut), und es wird vermehrt Insulin ins Blut ausgeschüttet – ein Hormon, das die Synthese von Glukose zu Glykogen steuert und damit den Blutzucker wieder auf das Normalmaß senkt. Haben wir dagegen zu wenig Zucker im Blut (z. B. während des Fastens), tritt das Glukagon auf den Plan (ebenfalls ein Hormon) und beginnt, Glykogen abzubauen, damit der Zucker im Blut wieder ansteigt. Auf diese Weise wird vom Organismus sichergestellt, dass das Gehirn stets ausreichend mit diesem wichtigen Energielieferanten versorgt ist.

Es ist ein wenig so wie beim Autofahren: Um Richtungsänderungen des Autos (aufgrund von Unebenheiten, Neigungen oder Schlaglöchern in der Fahrbahn) zu kompensieren und das Auto auf der vorgezeichneten Fahrbahn zu halten, bewegt der Fahrer das Lenkrad fast automatisch und unbewusst mal mehr nach links, mal mehr nach rechts. Ähnlich funktioniert die Blut-Homöostase – die Selbstregulation des Blutes, die jeder Medizinstudent kennen muss.

Sagt das Verbleiben Ihres Fahrzeugs innerhalb der Fahrbahn etwas über seinen Zustand aus? Nein, denn Sie bleiben ja weiterhin auf der vorgezeichneten Fahrbahn, trotz schleichender Verschleißerscheinungen oder tropfenweisem Ölverlust. Nur in ganz extremen Fällen würde das Fahrzeug gewissermaßen aus der Bahn geworfen (z. B. wenn ein Reifen platzt).

Bleiben wir bei diesem Bild, um das Ganze zu verdeutlichen: Das Gehirn (»der Fahrer«) ist bemüht, die Konzentration der Stoffe im Blut stets innerhalb bestimmter Parameter (»auf der vorgezeichneten Fahrbahn«) zu halten, aber das sagt sehr wenig aus über den Zustand Ihrer Organe und Gewebe (»den tatsächlichen Zustand Ihres Fahrzeugs«). Nur ein akuter Fall oder eine schon voll ausgeprägte Krankheit, z. B. eine plötzlich eintretende Blutung (»ein geplatzter Reifen«), wird bestimmte Stoffe aus ihrer homöostatischen Bahn werfen.

In der praktischen medizinischen Alltagsrealität geht die überwiegende Mehrheit der Ärzte seit Jahrzehnten davon aus, dass der Zustand des Blutes in den meisten Fällen den Zustand des Körpers widerspiegelt. Dies ist aber ein Trugschluss – mit gravierenden Folgen für die Patienten.

Eine ganze Reihe von Studien bestätigt, dass im Körper ein fokaler (nur auf bestimmte Gewebe und Organe begrenzter) Mangel oder Überschuss an Stoffen vorhanden sein kann, **obwohl** im Blut alles »in Ordnung« ist. Dieses auf ein Organ begrenzte Stoffungleichgewicht aber kann Krankheiten verursachen – zuweilen sogar recht gravierende.

Ebenso können fokale Störungen biochemischer Prozesse in Bezug auf ein bestimmtes Molekül Erkrankungen hervorrufen, die aus dem Laborbefund nicht ersichtlich sind.[8] Und trotz erhöhter Werte eines bestimmten Stoffes im **Blut** kann in einem **Organ** eine Mangelerscheinung dieses Stoffes vorliegen (siehe Kapitel »Eisen, Burn-out & Co.«).

Menglin Li von der Chinesischen Akademie der Medizinischen Wissenschaft und des Nationalen Laboratoriums für medizinische

Molekularbiologie in Peking bringt das Ganze auf den Punkt: »*Das Blut unterliegt einer strikten homöostatischen Kontrolle, das heißt der Körper hat die Tendenz, Veränderungen* [von Stoffkonzentrationen] *im Blut zu beseitigen ... Auch wenn das* [Blut-]*Plasma alle Gewebe des Körpers durchströmt und somit theoretisch alle Informationen über Erkrankungs-Biomarker [*Stoffe*] aufsammeln kann, sollte die Rolle der homöostatischen Mechanismen bei der Beseitigung von Veränderungen [*in der Konzentration] *dieser Stoffe nicht ignoriert werden.«*[9]

Das Mengenelement (Gegensatz: Spurenelement) Magnesium gilt seit Jahren als klassisches Beispiel für die geringe Aussagekraft der Blutwerte vieler Stoffe – was Medizinern eigentlich geläufig sein sollte.

Dieser Mineralstoff ist an über 300 enzymatischen Vorgängen im Körper beteiligt und somit entscheidend für die gesunde Funktion u. a. des Nervensystems, der Muskeln, des Herzens, der Gefäße und auch der Knochen. Wir wissen, dass 99 % des Magnesiums in den Zellen des Körpers und nur 1 % im Blut vorhanden sind. Aus einer Vielzahl von Studien weiß man, dass Magnesium-Blutwerte die tatsächliche Konzentration dieses Mineralstoffs im Körper sehr wahrscheinlich nicht widerspiegeln – insbesondere, wenn die Werte in der Norm liegen.[10] All dies ist schon seit 1990 bekannt[11] und wurde auch in Deutschland 1995 von Prof. Dr. H. J. Holtmeier auf den Punkt gebracht (wie von Dr. Bayer zitiert): »*Magnesiummangel ist weit verbreitet, aber schwierig nachweisbar. In ca. 50 % der Fälle besteht ein zellulärer Mangel, der im Blutserum nicht nachzuweisen ist.«*[12]

Nur – seit 1990, also seit über einem Vierteljahrhundert, hat sich auf diesem Gebiet kaum etwas geändert, wie 2011 in einer US-amerikanischen Studie dargelegt wurde: »*Leider spiegeln Magnesiumkonzentrationen im Serum die Gesamtmenge an Magnesium im Körper nicht wider; bessere Messmöglichkeiten der Magnesium-Gesamtbilanz sind weder leicht zugänglich, noch sind diese standardisiert worden.«*[13]

In diesem Buch geht es aber nicht nur um die Unzulänglichkeit der Tests, **sondern hauptsächlich um die falsch gesetzten Referenzbereiche.** So wird in einem wissenschaftlichen Artikel betont: *»Die traditionelle Methode, die Referenzbereiche für die Magnesiumkonzentration im Serum festzusetzen, ist falsch angesichts der großen Zahl von ›normalen‹ Menschen, die eine chronische unterschwellige negative Magnesiumbilanz haben … Die verringerte Aufnahme von Magnesium durch unsere Nahrung hat bei einer großen Zahl von Menschen zu einem chronischen latenten Magnesiummangel geführt, denn die Magnesiumkonzentration in ihrem Serum liegt zwar immer noch innerhalb des Referenzbereichs, dies aber hauptsächlich aufgrund einer Magnesiumresorption aus den Knochen. Um einen normalen Magnesiumspiegel zu erreichen, sollten diese Menschen für ihre Gesundheit ihre Ernährung entsprechend anpassen oder eine Magnesiumergänzung erhalten.«*[14]

Die Problematik um den Mineralstoff Magnesium ist eines der vielen Beispiele, die uns aufzeigen, wie krank wir trotz normaler Blutbefunde sein können. Wird ein Mangel an diesem Stoff, der immerhin eine entscheidende Rolle in unserem Körper spielt, durch eine Blutuntersuchung nicht entdeckt, liegt es eigentlich auf der Hand, dass wir allein schon deswegen krank seien könnten – und nicht, weil wir »gestresst« oder »psychologisch angeschlagen« sind.

Es gibt noch eine ganze Reihe anderer Stoffe, die aber hier keine Erwähnung finden, weil es den Rahmen dieses Buches sprengen würde. So ließen sich beispielsweise auch für Kalium und Kreatinin[15] wissenschaftliche Beweise aufführen, die in die gleiche Richtung gehen wie beim Magnesium. Selbst normale Leberwerte in einem Blutbefund besagen nicht unbedingt, dass die Leber in Ordnung ist.[16] Man kann sogar an einer akuten Bauchspeicheldrüsenentzündung erkrankt sein, obwohl die bauchspeicheldrüsenspezifischen Blutparameter – z. B. die Enzyme Lipase und Amylase, die in einem solchen Fall eigentlich erhöht sein müssten – völlig in der Norm liegen.[17] (Deshalb plädieren amerikanische Ärzte schon seit Jahren dafür, bei einer solch akuten Erkrankung das Augenmerk eher auf einen Entzündungsmarker wie CRP zu legen, um diese allzu oft auch tödlich endende Krankheit möglichst frühzeitig behandeln zu können.[18])

Nach alledem – warum werden fast 70 % der Diagnosen hauptsächlich anhand der Blutbefunde erstellt?[19]

Nun, vermutlich weil dies Teil der »defensiven Medizin«[20] geworden ist. Warum sollte ein Arzt Symptome behandeln, wenn auf den Blutbefunden schwarz auf weiß steht, dass der Patient anhand der von Fachärzten ausgewählten Referenzbereiche gesund ist? Die Angst vor möglichen juristischen Konsequenzen verleitet Ärzte sogar dazu, Blutuntersuchungen anzuordnen, obwohl sie diese als unzuverlässig erachten – oder Therapien einzuleiten, von denen sie selbst nicht überzeugt sind.[21]

Ein Arzt, der Patienten mit eindeutigen Symptomen – z. B. solchen, die man einer Schilddrüsenunterfunktion zuordnen könnte – trotz normaler Blutbefunde entsprechend behandelt, könnte viel dabei riskieren. Einige haben deswegen sogar ihre Approbation verloren oder mussten sich vor Gericht verantworten, obwohl es geltende Regel ist, dass Leitlinien nicht rechtlich verbindlich sind.[22]

Das Beharren auf dem Primat der Blutbefunde, um eine Diagnose zu erstellen, hat aber vermutlich auch damit zu tun, dass die Funktionsweise der Homöostase nicht verstanden wurde, oder mit anderen Worten: Es findet dabei zwar schon eine Aufrechterhaltung der lebensnotwendigen Stoffkonzentrationen im Blut statt – *was aber unbemerkt sehr zulasten der Organe und Gewebe gehen kann.* Angesichts der Flut an Beweisen, dass »normale« Blutwerte nicht unbedingt mit dem Körperzustand korrelieren, wäre es doch eigentlich an der Zeit, gewisse Dogmen aus der Welt zu schaffen. Das heißt, würde man den Körper und damit auch die Homöostase vom evolutionären Standpunkt aus begreifen, könnte man veraltete Konzepte, mit denen Erkrankungen nur spät und oft nicht richtig erfasst werden, über Bord werfen.

Das Blut ist lebensnotwendig, ebenso wie alle Stoffe, die es in sich trägt und transportiert. Entgleisen die Stoffkonzentrationen, tut der Körper alles, um diese Veränderungen im Blut so gut es geht zu beheben, denn es gilt, die wichtigsten Organe und Gewebe zu versorgen, darunter auch die Kommandozentrale des Körpers: das Gehirn.

Aber selbst dies ist nicht so wichtig wie die Sicherung des puren Überlebens. Betrachten wir z. B. das Vitamin B_{12}. Eine Unterversorgung macht sich zunächst im Nervensystem bemerkbar (Taubheitsgefühle) und danach im Gehirn (Depression, Verwirrtheit, Demenz). Erst zuletzt wird ein Vitamin-B_{12}-Mangel auch im Blut erkennbar und verursacht dort eine perniziöse Anämie (Blutarmut), die unbehandelt zum Tod führt.

Im Laufe der Evolution hat die Natur eine Art Hierarchie aufgebaut, der vermutlich auch die Konzentration der Moleküle im Körper gehorcht. Nach dieser »Überlebenshierarchie« hat der schiere Erhalt der Lebensfunktionen Vorrang vor unserem »Gesundheitszustand« oder unserem Wohlbefinden. Selbst mit einer Osteoporose und sogar mit einer Demenz können wir noch lange weiterleben – trotz einer gewissen Unterversorgung an Kalzium oder Vitamin B_{12}. Sobald jedoch ein wirklich gravierender Mangel an diesen Substanzen herrscht, kann es für uns lebensbedrohlich werden. Gerade das für die ärztliche Diagnose doch so wichtige

Blut (Plasma etc.) könnte somit ausgerechnet die letzte Station sein, an der sich körperliche Ausfallerscheinungen und gesundheitliche Probleme zeigen (ausgenommen akute Fälle).

Aufgrund ebendieser homöostatischen Kontrolle über das Blut vertritt z. B. Prof. Youhe Gao die Ansicht, dass andere Körperflüssigkeiten (Urin und Schweiß) eine Störung eher aufzeigen als das Blut.

Er begründet seine einleuchtende und wissenschaftlich untermauerte These damit, dass Urin und Schweiß Exkretionsstoffe sind, also etwas, das der Körper ausscheidet und, im Gegensatz zum Blut, nicht mehr benötigt. Der Gedanke dahinter ist, dass der Körper aufgrund der Blut-Homöostase versucht, sich lästiger Stoffe (z. B. Proteine, die durch Einnahme eines Medikaments verändert wurden) über Urin oder Schweiß zu entledigen, **bevor sie das Blut belasten**. Demzufolge könnte man auch unsere ausgeatmete Luft als Ausscheidung des Körpers ansehen.[23]

All diese Thesen zeigen auf, dass in der wissenschaftlichen Fachwelt einiges in Bewegung ist, was die Unzulänglichkeit von Blutbefunden betrifft. Dr. John D. Doux hatte schon vor Jahren postuliert, dass man eigentlich andere Methoden finden müsste, um funktionelle Störungen im Sinne von Mangel oder Überschuss an bestimmten Stoffen frühzeitig festzustellen.[24]

Tröstlich zu wissen ist, dass die Forschung sich nicht nur damit begnügt, Thesen aufzustellen, sondern auch konkret nach neuen Wegen sucht, um Krankheiten besser und früher erkennen zu können. So wird seit Jahren daran gearbeitet, für die sogenannten »elektronischen Nasen« immer raffiniertere Sensoren zu entwickeln, um in der Atemluft sogenannte »flüchtige organische Verbindungen« (VOCs = *volatile organic compounds*) aufzuspüren, aus denen sich Rückschlüsse auf Krankheitszustände ziehen lassen.

In Europa und auch in den USA wird in diese neuen Forschungsvorhaben viel Geld investiert, und bereits jetzt sind Krankheitsdiagnosen anhand der Atemluft möglich. 2014 konnten Wissenschaftler des Medizinischen Zentrums der Universität Maastricht mittels einer solchen elektronischen Nase Brustkrebs fast genauso sicher diagnostizieren wie mithilfe der üblicherweise angewandten Verfahren.[25]

2016 wurde an der ETH Zürich mit einer verbesserten Analysemethode und einem dementsprechenden Gerät eine sehr präzise Messung von Atemluft-Molekülen erreicht.[26] Dr. Pablo Sinues, Privatdozent und Wissenschaftler am Labor für Organische Chemie dieser technischen Universität, konnte mit seinem hochsensiblen Apparat eine Reihe von Medikamenten-Stoffwechselprodukten nachweisen. Der nächste Schritt wird wahrscheinlich darin bestehen, Diabetes und weitere Erkrankungen anhand der Atemluft zu diagnostizieren.[27]

Einen Monat nach obiger Publikation haben Forscher an der Universität Amsterdam eine weitere Studie zu diesem Thema veröffentlicht. Anhand der in der Atemluft gemessenen Moleküle konnten sie gesunde Patienten eindeutig von solchen unterscheiden, die beispielsweise an rheumatoider Arthritis litten. Aber nicht nur das – dank der volatilen »Fingerabdrücke« war sogar der Schweregrad der Erkrankung gut erkennbar.[28]

Auf diesem Gebiet tut sich demnach einiges, denn in der Fachwelt ist offenbar durchaus ein Bewusstsein dafür vorhanden, dass es besserer diagnostischer Verfahren bedarf, um Krankheiten früher zu erkennen, als es das Blut erlaubt.

Allerdings haben wir es hier immer noch mit Forschungen zu tun. Der Weg bis zum alltäglichen Einsatz dieser neuer Entwicklungen ist lang – und bis dahin müssen wir Patienten uns mit der Tatsache begnügen, dass Diagnosen hauptsächlich anhand der Blutbefunde erstellt werden – und dies, obwohl eine gesetzliche Krankenkasse wie die AOK auf ihrer Webseite schreibt: »*Grundsätzlich gilt für alle Blutuntersuchungen, dass sie nur eine begrenzte*

Genauigkeit haben und keine eindeutigen Ergebnisse liefern. Neben richtig-positiven Ergebnissen produziert jeder Test falsch-positive Ergebnisse.« [29]

Es lohnt sich deshalb, mehr über Blutwerte und ihre Aussagekraft zu erfahren – insbesondere im Hinblick auf die Stoffe, die in diesem Buch behandelt werden: TSH, Jod, Kalzium/PTH, Eisen, Ferritin, Vitamin B_{12}, Vitamin B_1 …

KAPITEL 1

NEUES ZU B_{12}, TSH/SCHILDDRÜSE, VITAMIN D, FERRITIN + EISEN, GLUKOSE, PARATHORMON (PTH), MAGNESIUM, KALIUM, ALT (LEBER), BIOTIN UND D-DIMER

Obwohl sich in den letzten drei Jahren in Bezug auf die Blut-Referenzbereiche kaum etwas geändert hat, besteht trotzdem Hoffnung, denn es ist nun selbst einigen eher konservativen medizinischen Institutionen klar geworden, dass diese in der modernen Medizin ein Problem darstellen.

Im Februar 2019 richteten führende Labormediziner der AACC (American Association for Clinical Chemistry) und der CDC (Center for Disease Control) – zwei hoch angesehene medizinische Institutionen – einen öffentlichen Appell an den US-Kongress, Studien zu finanzieren, um bessere Blut-Referenzbereiche für Kinder festzulegen, da diese Bereichsangaben *»fehlerhaft sind und große Informationsdefizite aufweisen«.*[30]

Wie aber steht es mit den Referenzbereichen für Erwachsene? Bei vielen Parametern wird weiterhin an gewissen Normalbereichen bzw. Grenzwerten festgehalten, obwohl ihre Zuverlässigkeit bis dato wissenschaftlich angezweifelt wird. So erschienen beispielsweise die ersten Studien über die Unzulänglichkeiten der Blutanalyse (Serum) bei Magnesium bereits 1989.[31] Trotz weiterer wissenschaftlicher Bestätigungen sowie Kritiken und Sorgen in Bezug auf diesen Parameter hat sich in den letzten 30 Jahren kaum etwas getan![32] Schon 1985 hatten Wissenschaftler der John Hopkins Medical Institutions eine neue Messmethode für Magnesium gefunden, deren Werte mit dem tatsächlich im Gewebe vorhandenen Magnesium korrelierten.[33] Aus irgendeinem Grund konnte sich diese genauere Messmethode jedoch nicht durchsetzen, und es ist bis heute alles beim Alten geblieben.

NEUES ZU B_{12}

Wie sehr diese sture konservative Haltung zum Schaden der Patienten gereicht, zeigt eine Geschichte, die im *Spiegel* veröffentlicht wurde. Sie gehört gelesen, belegt sie doch auf erstaunliche Art, was ein gravierender B_{12}-Mangel verursachen kann:

»Die Demenz kommt langsam. Erst bemerken die Verwandten der 56-jährigen Frau aus Kap Verde, einem Inselstaat vor der Nordwestküste Afrikas, nur leichte Veränderungen in ihrem Verhalten. Doch irgendwann räumt sie nicht mehr auf, kocht nicht mehr und spricht mit Menschen, die gar nicht da sind. Als sie eines Tages nackt und orientierungslos durch die Nachbarschaft irrt, entscheidet ihre Schwester, sie zu sich nach Portugal zu holen.

Nur wenige Monate später wird die Frau plötzlich bewusstlos und bekommt epileptische Anfälle; ihre Schwester bringt sie in die Notaufnahme eines Krankenhauses. Bei der Ankunft ist die Frau wieder wach, die Ärzte entdecken keine neurologischen Auffälligkeiten. Ein Blutbild bleibt ohne Ergebnis, auch ein CT des Gehirns zeigt keine Anomalien. Seit den ersten Beschwerden sind mittlerweile fünf Jahre vergangen.

Die Mediziner verschreiben der inzwischen 61-Jährigen ein Mittel gegen Krampfanfälle und schicken sie für weitere Tests zu einem niedergelassenen Neurologen. Dort zeigt ein EEG, dass das Gehirn der Frau verlangsamt arbeitet. Müdigkeit kann diesen Zustand für kurze Zeit hervorrufen. Zu den langfristigen Ursachen der Symptome zäh-

len Alterungsprozesse oder – wie im Fall der Frau – eine Demenz. Hinweise auf eine Epilepsie liefern die Hirnströme nicht. Trotzdem erleidet die Frau einen weiteren Krampfanfall. Nimmt sie die verschriebenen Medikamente? Als ihre Familie die Einnahme der Mittel kontrolliert, verschwinden die Anfälle. Die Halluzinationen aber bleiben. Die Frau erzählt ihrer Schwester, dass sie mit den Geistern verstorbener Verwandter kommuniziere und die Personen klar vor sich sähe. Die Geister rieten ihr davon ab, ihre Medikamente zu nehmen.

Im weiteren Verlauf der Krankheit entwickelt die 61-Jährige Verfolgungswahn und weitere Wahnvorstellungen. Sie hat Angst, dass ihre Familie sie vergiften will, verweigert gemeinsame Mahlzeiten. Gleichzeitig ist sie zunehmend auf die Hilfe ihrer Verwandten angewiesen. Die Frau kann das Haus nicht mehr allein verlassen, da sie nicht mehr zurückfinden würde. Die Familie sucht psychiatrische Hilfe, wie Ärzte um Bruno Silva von der Nova Medical School in Lissabon im Fachmagazin BMJ Case Reports *berichten.*

Da die Patientin kein Portugiesisch spricht, sind die Mediziner auf die Übersetzungshilfe der Verwandten angewiesen. Die 61-Jährige weiß weder, wo sie ist, noch, wie spät es ist. Sie spricht undeutlich, selbst ihre Schwester kann manche Aussagen nicht verstehen. Aus ihrem Verhalten lässt sich ablesen, dass sie Dinge sieht und hört, die nichts mit der Realität zu tun haben.

Die Mediziner diagnostizieren eine fortschreitende Demenz, verbunden mit einer entweder daraus resultierenden oder unabhängig auftretenden Epilepsie. Auch die Wahnvorstellungen können unabhängig von Demenz und Epilepsie oder als Folge der beiden Krankheiten aufgetreten sein.

Erst als sie das Blut der Frau erneut ins Labor schicken, stoßen die Mediziner auf eine mögliche Erklärung für die Beschwerden. Dem Körper der Frau mangelt es an Vitamin B_{12}. Hochgerechnet auf einen Liter schwimmen in ihrem Blut weniger als 117 pmol des Stoffes – ab einem Wert von 150 pmol liegt ein Mangel vor.

Andere Erklärungen für eine gut behandelbare Demenz, etwa Infektionskrankheiten, hormonelle Beschwerden oder einen weiteren Vitaminmangel, können die Mediziner ausschließen. […]

Der Frau mangelt es wahrscheinlich schon seit Jahren an Vitamin B_{12}. Die Nerven benötigen den Stoff, um Signale weiterzuleiten. Fehlt er, kann es neben Verwirrtheit, Gedächtnisproblemen oder Psychosen auch zu Lähmungen kommen. […]

Die Beschwerden verschwinden erst, als die Mediziner zusätzlich die Ergebnisse der Blutuntersuchungen kennen und der Patientin Vitamin B_{12} verabreichen.

Die 61-Jährige verwandelt sich zurück in den Menschen, den ihre Verwandten aus der Zeit vor der Erkrankung kannten. Sie kocht, hilft im Haushalt, geht einkaufen, kann sich orientieren und argumentiert schlüssig.«[34]

Trotzdem kehrten die Beschwerden nach einer gewissen Zeit zurück weil, so vermuten die Ärzte, die richtige Diagnose viel zu spät, das heißt 5 Jahre nach dem ersten Auftreten der Symptome, gestellt wurde und der B_{12}-Mangel bereits neuronale Schäden verursacht hatte. Die Patientin bekommt weiterhin B_{12}-Spritzen sowie Neuroleptika und ist wohlauf.

Der portugiesische Arzt, der den Bericht als Case Report im *BMJ* (vormals *British Medical Journal)* publizieren ließ, betont, dass es zu dieser verspäteten Diagnose trotz früher Einschaltung mehrerer Ärzte kam. Ein fein formuliertes *J'accuse* an die Kollegen, die diese Frau behandelt haben.[35]

Dies zeigt anschaulich, wie wichtig neue Grenzwerte für B_{12} sind, denn wären diese Werte anhand der neurologischen und nicht der perniziösen Anämie festgelegt worden, würden solche Fälle gar nicht erst passieren: Durch eine einfache Blutentnahme könnte man sofort erkennen, dass der Grund für die »Gehirnentgleisung«

womöglich ein B_{12}-Mangel ist. Dies wäre natürlich nur dann gegeben, wenn Ärzte schon beim leisesten Verdacht auf eine neurologische Störung sofort B_{12} (oder besser Holotranscobalamin oder Methylmalonsäure) kontrollieren lassen würden (siehe Kapitel 7 »*Vitamin B_{12} – Depression, Demenz und falsche Normbereiche*«).

Wie unnütz die ganze moderne Apparate-Medizin in solch eigentlich simplen Fällen ist, lässt sich vielen ähnlichen in der Wissenschaftsliteratur beschriebenen Patientengeschichten entnehmen. Subtile neuronale Schäden sind leider nun einmal im CT oder im MRT nicht erkennbar – trotzdem werden diese Geräte immer sofort eingesetzt. Und trotzdem hat es in dem obigen Fall über fünf Jahre gebraucht, um zu einer richtigen Diagnose zu gelangen. Eine Diagnose, auf die man sehr viel früher hätte kommen können – würden Ärzte sich wieder an die Basiselemente der Physiologie erinnern, nicht nur die Apparate-Medizin im Kopf haben und nicht davon ausgehen, dass jeder von uns durch seine Ernährung heutzutage genügend Vitamine im Körper hat. Eine fatale Vorstellung!

Auch im nächsten Fall geht es um neurologische Erkrankungen aufgrund von B_{12}-Mangel. Ein 50-jähriger Anwalt, begeisterter Tennisspieler, ist plötzlich kraftlos, und sein Gedächtnis lässt nach. Im Krankenhaus werden außer den neurologischen Ausfallerscheinungen noch Muskelschwund, Herzmuskelvergrößerung und eine moderate Gelbsucht festgestellt. Da der gute Mann sich hauptsächlich vegan ernährt, wird B_{12} gemessen und sofort die Diagnose erstellt: akuter B_{12}-Mangel. Die sofortige Therapie mit B_{12} reicht aus, um eine ganze Reihe von Symptomen innerhalb kürzester Zeit verschwinden zu lassen.[36]

Diese Fälle sowie die neuesten Studien bestätigen, was in diesem Buch ausführlich erörtert wird: Um auf der sicheren Seite zu sein, sollte der untere Grenzwert des Referenzbereichs für B_{12} unbedingt und schleunigst auf mindestens 400 pg/ml (von Labors oft auch als »400 ng/l« angegeben) angehoben werden.

Nach einer chinesischen Untersuchung (2018) ist der untere Grenzwert des Referenzbereichs für B_{12} nicht wie bei uns bei ca. 200 pg/ml anzusiedeln, sondern mindestens bei 350 pg/ml – insbesondere, wenn man die gravierenden neurologischen Krankheitsbilder erfassen möchte, wie sie aufgrund eines B_{12}-Mangels bei älteren Menschen entstehen.[37]

Die gleiche Auffassung vertrat ein Jahr zuvor ein Team der Tel Aviv University nach der Feststellung, dass bei älteren Menschen der kognitive Verfall eben dann beginnt, wenn 350 pg/ml von B_{12} unterschritten wird.[37a]

Wir sprechen hier aber von einer unteren Mindestgrenze, bei der sich bereits neurologische Ausfallerscheinungen zeigen. Um auf der sicheren Seite zu bleiben, müsste jedoch der untere Grenzwert zwischen 450 pg/ml und 550 pg/ml liegen – wie im Kapitel über B_{12} anhand von Studien dargelegt.

An dieser Stelle sollte man eine Lanze brechen für die chinesische Art, mit westlicher Medizin umzugehen: Chinesische Wissenschaftler achten in vielen ihrer Studien (und zwar nicht nur B_{12} betreffend) auf eine konkrete Absicherung der Grenzwerte. Um zu einer wirklich eindeutigen Diagnose zu gelangen, legen sie den Ärzten nahe, ihre Patienten nicht nur auf die Blutwerte, sondern zusätzlich auf ein weiteres spezifisches Symptom zu untersuchen. Bei einem Verdacht auf einen B_{12}-Mangel wäre somit ein Wert unter 350 pg/ml im Serum zwar schon aussagekräftig, aber ein chinesischer Arzt wird sich zusätzlich z. B. die Zunge des Patienten anschauen (wie übrigens vor Jahrzehnten auch in der westlichen Medizin noch üblich) und darauf achten, ob diese gerötet und glatt ist. Damit ist die Diagnose »Vitamin-B_{12}-Mangel« bei den Chinesen einmal mehr gesichert.

Dies zeigt uns auch, dass man im asiatischen Raum der Aussagekraft von Blutbefunden nicht so hundertprozentig vertraut, wie dies in unserer alltäglichen Praxis der Fall ist.

Die westliche Vorgehensweise, nämlich im Hinblick auf eine Diagnose hauptsächlich auf die Blutergebnisse zu schauen (aus Zeitmangel oder auch aus juristischen Gründen – Stichwort: defensive Medizin) wird bereits seit Längerem von einigen Medizinern unseres Systems bedauert bzw. scharf kritisiert, wie im Folgenden weiter dargelegt.

NEUES ZU TSH/SCHILDDRÜSE UND HERZ-KREISLAUF-ERKRANKUNGEN

Britische und deutsche Wissenschaftler (u. a. von der Ruhr-Universität Bochum) haben 2019 erneut darauf verwiesen, dass bei Schilddrüsenerkrankungen der Laborwert TSH, wie von den Leitlinien und Protokollen propagiert und den Ärzten nahegebracht, nicht der nützlichste Marker ist, um eine Diagnose zu stellen. Sie betonen couragiert: »*Es scheint, dass wir derzeit einen folgenreichen historischen Wandel in der Behandlung von Schilddrüsenerkrankungen erleben, die von einem blinden Vertrauen auf den einzigen Laborparameter TSH getrieben wird. Es sollte überprüft werden, ob der Fokus weiterhin auf der Biochemie liegen soll anstatt auf der Linderung der Patientensymptome. Eine gemeinsame Erwägung verbunden mit einem persönlicher angelegten Konzept ist erforderlich, um auf den jüngsten Anstieg von Patientenbeschwerden einzugehen.*«[38]

Davor hatten die gleichen Wissenschaftler schon Folgendes dargelegt: »*Zusammenfassend betrachtet kann das von der Hypophyse ausgeschüttete TSH nicht einfach als ein sensibler Spiegel der Schilddrüsenfunktion interpretiert werden, da die negative TSH-fT4-Kor-*

relation durch die üblichen Bedingungen oft gestört ist und sogar eine Umkehrung erfahren kann. Die wechselseitigen Wirkungen zwischen TSH und den Schilddrüsenhormonen und die ineinandergreifenden Elemente des Steuerungssystems sind individuell, dynamisch und anpassungsfähig. Dies verlangt einen Paradigmenwechsel, was die diagnostische Nutzung von TSH betrifft.«[39]

Kurz gesagt bedeutet dies alles nur eins: TSH ist als Blutparameter nicht besonders gut geeignet, um Schilddrüsenerkrankungen festzustellen. Trotzdem wurde bei den meisten von uns TSH zumindest schon einmal getestet, denn ungeachtet der Zweifel an seiner hundertprozentigen Validität ist dieses Hormon doch ein für unsere Gesundheit wichtiger Marker.

Das größte Problem aber bleibt der obere Grenzwert (momentan bei 4,00 mIU/L oder höher). Angesichts des hohen Prozentsatzes an subklinischen Schilddrüsenerkrankungen unter der sogenannten »gesunden Bevölkerung«, deren Blutwerte im Normalbereich liegen, haben italienische Wissenschaftler der Universität Palermo und des Zentrums für Klinische Chemie in Novara erneut auf die Schwierigkeit der Festlegung von »Normalwerten« für TSH hingewiesen. Was sie damit sagen wollen: Man geht davon aus, dass der obere TSH-Grenzwert anhand schilddrüsengesunder Menschen festgelegt wurde. In Wirklichkeit waren unter diesen Untersuchten aber wahrscheinlich auch Schilddrüsenkranke – die man aber als solche nicht erkennt, weil ihre Blutbefunde unauffällig sind.[40]

Dass auch Studien in Deutschland (2017) einen ganz anderen oberen TSH-Grenzwert als den offiziellen nahelegen, wird im Buch ausführlich dargelegt. Diese Studien wurden erneut bestätigt:[41]

Der obere Grenzwert von TSH in Deutschland sollte zwischen 2,12 und 3,6 mIU/L liegen, am besten bei 3 oder 2,5 mIU/L – dem Wert, den unsere Mediziner bei gesunden jungen Frauen anpeilen, die ihren Kinderwunsch erfüllen wollen (siehe Kapitel 5 »*TSH – nicht erfasste Schilddrüsenkranke*«).

Nun könnte man einwenden – wie das selbst viele Ärzte momentan tun –, dass solche Anpassungen der Grenzwerte quasi über Nacht mehr Menschen zu Kranken stempeln würden. Nach der Cholesterin-Lüge sind Bedenken mehr als verständlich (siehe Kapitel 2, »*Cholesterin – kriminelle Machenschaften*«). Allerdings trifft dies hier nur scheinbar zu, und es kann nicht oft genug wiederholt werden: De facto würden gerade bei den Schilddrüsenproblemen wahrscheinlich mehr Menschen frühzeitiger behandelt werden, wodurch sich gravierendere Folgeerkrankungen wie z. B. Diabetes Typ 2, erhöhte Blutfette, Herz-Kreislauf-Probleme und ggf. auch Depressionen hinauszögern oder ganz vermeiden ließen (und zwar nicht nur medikamentös, sondern durch einfache Gabe von Selen und Myo-Inositol – siehe unten).

Bekanntermaßen besteht ein Zusammenhang zwischen TSH im oberen Normalbereich und Erkrankungen wie etwa Diabetes Typ 2[42], erhöhten Blutfetten[43], hohem Blutdruck, metabolischem Syndrom und erhöhter Gerinnungsneigung.[44]

Offiziell besteht eine subklinische Unterfunktion der Schilddrüse, wenn der TSH-Wert über 4 mIU/L und fT4 im Normalbereich liegt. Die frühzeitige Behandlung einer latenten Unterfunktion der Schilddrüse bei einem veränderten oberen Grenzwert könnte vielen von uns die Entstehung eines Diabetes Typ 2 oder einer Herz-Kreislauf-Erkrankung ersparen.

Welche Konsequenzen hätte dies für die Pharmaindustrie? Nun, es würden wohl weniger Statine (die berühmt-berüchtigten blutfettsenkenden Medikamente) sowie weniger Arzneimittel gegen hohen Blutdruck etc. verkauft, was zu finanziellen Einbußen der Pharmariesen führen könnte. Und wer wollte dieser global agierenden Branche und ihren Aktionären Schaden zufügen …

Zum besseren Verständnis sei hier nochmals kurz auf Folgendes eingegangen: Das Hormon TSH, das die Schilddrüse zur Hormonproduktion anregt, steigt umso mehr, je mehr die von dieser Drüse produzierten Hormone T4 und T3 absinken. Umgekehrt gilt: Der TSH-Wert sinkt umso mehr, je mehr die Hormonproduktion der Schilddrüse steigt. Es besteht also eine inverse Korrelation, auch »negatives Feedback« genannt.

Laut Studien haben Patienten, bei denen das Schilddrüsenhormon fT4 hoch, aber noch im Normalbereich liegt und deren TSH sich im unteren Normalbereich befindet, üblicherweise niedrigere Triglycerid- und LDL-Cholesterin-Werte. Zudem wurde festgestellt, dass bei diesen Menschen ein erheblich geringeres Risiko besteht, an Diabetes Typ 2 zu erkranken als bei Menschen, deren Schilddrüsenhormone sich im unteren Normalbereich bewegen.[45] (Was nur logisch ist, denn je mehr Schilddrüsenhormone im Körper kreisen, desto stärker wird der Stoffwechsel angekurbelt und desto mehr Zucker und Fette werden verbrannt.) Höchstwahrscheinlich bräuchten wir überhaupt keine Statine oder Medikamente gegen Diabetes Typ 2, wenn nur die Schilddrüsenfunktion aufgrund neuer Referenzbereiche richtig geregelt und unterstützt würde!

Mehrere Studien, darunter auch eine der Erasmus Universität in Rotterdam, bestätigen, dass Menschen mit einer subklinischen Schilddrüsenunterfunktion einem erheblich höheren Risiko unterliegen. an Diabetes Typ 2 zu erkranken.[46]

Angesichts dieser wissenschaftlichen Fakten läge es eigentlich auf der Hand, den Zuckerabbau im Körper mittels Schilddrüsenhormonen zu verbessern. Bislang wurde dies lediglich bei Tieren versucht; hier sind die Resultate vielversprechend.[47]

Wie sehr Schilddrüsenhormone auch für den Abbau von Fetten notwendig sind wurde schon im TSH-Kapitel dargelegt.

Sich an die vergangenen Errungenschaften der Medizin zu erinnern ist manchmal von Vorteil. Das zeigt z. B. das folgende internationale Forschungsprojekt, an dem Wissenschaftler u. a. aus Holland, Singapur, den USA und Australien teilnahmen: Hier wurde bei männlichen Patienten mit einer nicht-alkoholischen Fettleber durch Gabe von niedrig dosierten Schilddrüsenhormonen eine eindeutige Besserung erlangt. Das Besondere an dieser Studie ist, dass sich diese Männer laut aktuell gültiger Grenzwerte einer normalen gesunden Schilddrüse erfreuten. Trotzdem wurde ihnen ein Schilddrüsenhormon verabreicht, um die Fettverbrennung anzukurbeln (was übrigens in der Vergangenheit üblich war!). Ziel war, das TSH dieser Leberpatienten bei einem oberen Grenzwert zwischen 0,3 und 1,7 mlU/L zu stabilisieren. Innerhalb von nur vier Monaten hatte sich der Leberfettgehalt reduziert, und die Studienteilnehmer hatten gleichzeitig abgenommen.[48]

Eine weitere Bestätigung dafür, dass bei Blutwerten »normal« nicht unbedingt »normal« bedeutet und dass wir viele der sogenannten Zivilisationskrankheiten erfolgreicher in den Griff bekommen könnten, wenn die Schilddrüsenhormone besser reguliert wären. Warum dies nicht in Angriff genommen wird, lässt Fragen aufkommen. Nun ... man geht davon aus, dass die Pharmaindustrie bis zum Jahr 2020 schätzungsweise 1000 Milliarden (!) US $ durch den Verkauf von Statinen einnehmen wird.[49]

Würde man den oberen TSH-Grenzwert herabsetzen, könnten die Gesundheitskassen enorm viel Geld sparen, denn für die Therapie mit Schilddrüsenhormonen wäre nur ein Bruchteil der Milliarden aufzuwenden, die heute für Statine und Co. anfallen.

All dies sollte die medizinischen Gremien doch eigentlich dazu veranlassen, den oberen Grenzwert von TSH endlich anzupassen, wie es zahlreiche Studien inzwischen nachdrücklich nahelegen (siehe oben).

Neue Therapie bei Autoimmunerkrankungen der Schilddrüse

Weiterhin sollten sich die Gremien bei einer subklinischen Unterfunktion und Knoten der Schilddrüse auch für ein gezieltes therapeutisches Eingreifen mit Spurenelementen und Vitaminen einsetzen und nach erfolgter Bestätigung der neuesten Forschungsergebnisse ebenso für die Therapie mit Selen und Myo-Inositol (einer Art Zucker, der sich positiv auf das Immunsystem auswirkt). Wie von italienischen Ärzten dargelegt, verspricht diese Kombination sehr gute Ergebnisse im Hinblick auf eine Reduzierung der Knoten und verbesserte TSH-Werte.[50]

Schon 2017 hatten Forscher der Universität Pisa diese therapeutische Kombination an Patienten ausprobiert, die eine subklinische Unterfunktion aufgrund einer Autoimmunerkrankung der Schilddrüse zeigten. Das Erste, was daraufhin auffiel, war eine Reduzierung der erhöhten Antikörper und später auch von TSH. Nach der Therapie bewegte sich der TSH-Wert im Blut wieder im niedrigen anstatt im hohen Normalbereich. Die Kombination von Myo-Inositol und Selen könnte eine subklinische Unterfunktion rückgängig machen sowie eine Verschlechterung der Krankheit, und somit die Progression zur manifesten Unterfunktion verhindern, so die Forscher.[51]

Bitte nicht nur T4 geben, sonst wird man depressiv …

Desgleichen wäre es an der Zeit, T4 und T3 als Kombinationstherapie einzusetzen (T3 ist das biologisch aktive Schilddrüsenhormon). Hier herrscht immer noch eine gewisse Trägheit: Man behandelt vorwiegend, wenn TSH über 10 mIU/L liegt, und ist sich noch nicht schlüssig, ob der Patient bereits beim Überschreiten von 4 mIU/L einer Behandlung bedarf.[52]

In der neuesten Leitlinie zu TSH[53] für Hausärzte wird behauptet, es gäbe momentan noch keine klaren Erkenntnisse darüber, ob die Symptome von Patienten mit einer subklinischen Schilddrüsenunterfunktion tatsächlich mit der herabgesetzten Funktion dieser Drüse zusammenhängen. (Zur Erinnerung: Eine subklinische Schilddrüsenunterfunktion liegt offiziell dann vor, wenn der TSH über 4 mIU/L liegt und fT4 sich im Normbereich befindet.)

Ein Zusammenhang zwischen Schilddrüsenunterfunktion und den Symptomen, z. B. einer Depression, war jedoch einem Artikel der Harvard University bereits vor vielen Jahren eindeutig zu entnehmen: »*Auch wenn sich die Wissenschaftler nicht ganz sicher sind, warum zwischen Schilddrüsenunterfunktion und Depression ein Zusammenhang besteht, ist doch sehr wahrscheinlich, dass einige Patienten Antidepressiva bekommen, obwohl man ihnen eigentlich Medikamente für die Schilddrüse verschreiben sollte.*«[54]

Nun, ich kann von vielen Frauen mit subklinischer Unterfunktion berichten, die ab dem Moment, da sie mit Levothyroxin (T4 – das Schilddrüsensubstitutionshormon) und insbesondere auch mit Trijodthyronin (T3) behandelt wurden, buchstäblich wieder zum Leben erwacht sind.

Wie wichtig eine korrekte und schnelle Diagnose ist, zeigt folgende Geschichte aus dem wahren Leben:

Eine hübsche und lebenslustige Frau wird scheinbar grundlos depressiv. Sie verbringt ihre Tage zwischen Bett und Sofa, hat keine Lust, das Haus zu verlassen, leidet unter leichten Angstzuständen und wird lichtscheu – versucht aber so gut es geht, für ihre beiden Kinder da zu sein.

Da sich ihre Blutwerte in der Norm bewegen und ihre Antriebslosigkeit und tiefe Lebenstristesse seit mehreren Monaten anhalten, wird sie an einen Psychiater überwiesen. Ihr werden Medikamente für eine angebliche bipolare Störung verschrieben. Sie akzeptiert die Diagnose und schluckt die Tabletten. Und dies jahrelang. Trotz (oder wegen?) dieser Therapie schneidet sie sich eines Tages die Pulsadern auf.[55] Im Krankenhaus werden die Ärzte stutzig über ihre auffälligen Schilddrüsenwerte (sie hatte kein Lithium verschrieben bekommen, was zu derartigen Veränderungen hätte führen können). Sie wird an eine Endokrinologin verwiesen, die – endlich – ihre kranke Schilddrüse behandelt. Zur klassischen Therapie mit Levothyroxin (T4) erhält die Patientin zusätzlich T3. Gleichzeitig wechselt sie den Psychiater, denn sie braucht weiterhin psychologische Unterstützung (die Schilddrüsenhormone benötigen eine gewisse Zeit, um Körper und Seele wieder auf Vordermann zu bringen). Der neue Psychiater ist der Ansicht, dass sie absolut nicht unter einer bipolaren Störung leidet, und verschreibt ihr leichte Antidepressiva, die er nach einigen Monaten ausschleichen lässt.

Tatsache ist: Die Patientin nimmt ab, kann erneut am Leben teilnehmen, beginnt wie früher in Teilzeit zu arbeiten – und kann wieder lachen. Sie selbst ist der Auffassung, dass all dies der letzten psychiatrischen Unterstützung zu verdanken sei. Ich bin wie ihre Endokrinologin eher der Meinung, dass es die Schilddrüsenhormone waren und weiterhin sind.

Wie auch immer, es geht ihr besser – so wie all den unzähligen Frauen, deren subklinische Schilddrüsenunterfunktion therapeutisch mit Substitutionshormonen behandelt wurde. Weitere echte Geschichten aus dem Leben von Frauen mit Schilddrüsenproblemen finden sich z. B. in *Women's Health*[56] und in dem Blog *feierSun*[57]. Auch der *Spiegel* brachte 2018 endlich einen bemerkenswerten Artikel mit dem Titel: *»Psyche: Depression kann mit der Schilddrüse zusammenhängen«*.[58]

Aus dem *Spiegel*-Gesundheitsforum zu diesem Thema seien zwei Beiträge zitiert, die für sich sprechen:

rosenstein_marianne 04.05.2018, 17:58
7. Große Unwissenheit …

… herrscht leider bei vielen Ärzten und ich selber kenne einige Frauen, bei denen nach Jahren [der Therapie] mit Antidepressiva erst festgestellt wurde, dass die Schilddrüse zu klein ist oder nicht funktioniert.

Nach Einstellung des ganzen hatte sich dann alles erledigt. Für Betroffene ist das einfach nur sehr schlimm.

reichsvernunft 04.05.2018, 18:23
8. Lange bekannt…

… selten verwandt. Gut, dass es hier mal publiziert wird. Wenn mir jemand sein depressives Leid klagt, jage ich den auch erstmal zum Arzt, Schilddrüse, Blutzucker, Entzündungswerte, et cetera. Allein die Option, dass man nicht subjektiv ›ein Versager‹ ist, der sein Leben nicht auf die Reihe kriegt, sondern vielleicht schlicht ein organisches Leiden [hat], *hilft vielen, den ersten Schritt zur Besserung zu tun, anstatt sich zu verkriechen. Danke für diesen Beitrag.«*

Richtigerweise betont auch Dr. med. Peter Strauven auf seiner Webseite unter »*Verdacht auf Schilddrüsen-Unterfunktion: Referenzwerte mit Vorsicht zu genießen*«, es sei keinesfalls ausreichend, »*bei Patienten mit gestörter Schilddrüsenfunktion den Laborwert TSH zu bestimmen und anschließend nach Referenzwert zu behandeln. Denn ohne weitere klinische Informationen drohen hier Unter- oder Übertherapien. Zur* ***Diagnostik*** *von* ***Schilddrüsen-Funktionsstörungen*** *ist die Bestimmung des TSH (Thyreoidea Stimulating Hormone) sehr gut geeignet. Liegt der Wert im guten Mittelbereich der allgemein angegebenen Norm (0,4–3 mU/ml für Erwachsene), also zum Beispiel bei 1,0–2,0 mU/ml, dann ist die Schilddrüsenfunktion meist gesund.*«[58a]

Bereits 2017 hatten iranische Forscher in einer Studie festgestellt, dass der obere Grenzwert für TSH vermutlich am besten bei 2,5 mU/ml anzusetzen ist: Dieser Wert erlaubt es, einen gesunden Menschen von einem zu unterscheiden, der z. B. an einer durch Schilddrüsenunterfunktion verursachten Depression leidet.[58b]

2,5 mU/ml, und dies gilt es zu wiederholen, ist übrigens der TSH-Wert, den Ärzte bei Frauen anpeilen, die sich ein Kind wünschen, aber nicht schwanger werden.

BIOTIN FUNKT DAZWISCHEN

Blutwerte sollten immer nur als Orientierungshilfe dienen und Ärzte nicht dazu verleiten, diese schwarz auf weiß gedruckten Zahlen als die ultimative Wahrheit über den Gesundheitszustand eines Patienten anzusehen – denn nicht nur die Referenzbereiche selbst können falsch definiert worden sein, auch die Bluttests als solche können falsche Ergebnisse liefern. Schon die Einnahme bestimmter Produkte oder Genussmittel – ja, selbst Vitamine – können die Testergebnisse beeinflussen.

Hier wäre zunächst das wasserlösliche **Biotin** zu nennen [auch als Vitamin B_7 und als Vitamin H bekannt], eines der B-Vitamine, die häufig in Nahrungsergänzungsmitteln enthalten sind, die Frauen gerne einnehmen, um Haut, Haare und Nägel zu verbessern oder zu stärken. Aber gerade dieses der Schönheit zuträgliche Vitamin kann mit wichtigen Bluttests interferieren, zum Beispiel mit dem **TSH-Wert** der Schilddrüse oder mit dem **Troponin-Wert**, der den Ärzten in der Notaufnahme sagen kann, ob gerade ein Herzinfarkt vorliegt.[58c] Mit letzterem Blutwert hat sich das Bundesinstitut für Arzneimittel und Medizinprodukte (BfArM) bereits 2018 befasst. Erhöhte Troponin-Werte sind ein klares

Zeichen für Herzinfarkt oder Herzmuskelschädigung. Wer allerdings täglich 150 Mikrogramm (μg) Biotin einnimmt, kann einen Herzinfarkt erleiden und trotzdem keine erhöhten Troponin-Werte aufweisen! Biotin kann den Labortest auf Troponin dergestalt beeinflussen, dass der erhöhte Wert, wie er typischerweise bei Herzinfarkt oder Herzschädigungen auftritt, gar nicht erst angezeigt wird – mit der Folge, dass unter Umständen keine entsprechenden lebensrettenden Behandlungen eingeleitet werden.[58d]

Ein Arzt, der seine Diagnose ausschließlich auf Bluttests stützt und sich nicht mit den Symptomen befasst, riskiert somit eine gravierende Fehleinschätzung des Krankheitszustandes des Patienten – insbesondere dann, wenn auch das Elektrokardiogramm (EKG) unauffällig ist, weil es den Infarkt entweder nicht registriert oder weil es fehlinterpretiert wird (was ja, wie schon vor Jahren nachgewiesen, in 30 Prozent der Fälle geschieht[58e]). Der Patient wird dann nach Hause geschickt – trotz Herzinfarkt.[58f]

Obwohl das FDA bereits 2019 eine Warnung in Bezug auf die Labortest-Interferenz durch Biotin herausgebracht hatte[58g], mangelt es in der letzten Leitlinie (2020) der Europäischen Gesellschaft für Kardiologie (ESC) für das »Management des akuten Koronarsyndroms bei Patienten ohne persistierende ST-Strecken-Hebung« trotzdem an Hinweisen darüber: Es ist darin leider kein Wort zu finden über Biotin und den Einfluss dieses Vitamins auf den Herzinfarkt-Testwert Troponin (der aufgrund seiner Wichtigkeit in dieser Leitlinie allerdings mehrfach genannt wird).[58h]

Wie oben bereits angedeutet, kann Biotin auch mit anderen Bluttestwerten interferieren, so zum Beispiel mit **TSH** (dem bekannten Parameter von Schilddrüsenerkrankungen), aber auch mit **FT3** und **FT4** (weitere Parameter, die einem Hausarzt oder einem Endokrinologen aufzeigen, ob eine Fehlfunktion dieser wichtigen Drüse vorliegt).[58i] Es ist bekannt, dass diese Werte bei einer regelmäßigen Biotin-Einnahme als erhöht angezeigt werden und

TSH dementsprechend erniedrigt ausfällt.[58j] Das bedeutet, dass hohe Einnahmedosen von Biotin eine Überfunktion der Schilddrüse vortäuschen können – oder, sollte die betreffende Person an einer Unterfunktion leiden, diese Unterfunktion maskieren, weil im Blut anstelle der eigentlich erniedrigten FT3- oder FT4-Werte fälschlicherweise Normwerte angezeigt werden – was für viele Ärzte leider bedeutet: Kein Therapiebedarf.

Auch **Parathormon** kann bei einem Bluttest falsch angezeigt werden bei Patienten, die Biotin in diversen Vitaminpräparaten/Nahrungsergänzungsmitteln hochdosiert einnehmen.[58k] Das Gleiche gilt für weitere Parameter wie **FSH** (follikelstimulierendes Hormon), **LH** (luteinisierendes Hormon), **SHBG** (Sexualhormon-bindendes Globulin), **Östradiol, Progesteron, Testosteron, Cortisol, Vitamin** B_9 und B_{12} sowie **Ferritin.**[58l]

All dies zeigt uns, wie anfällig Bluttests sind – und dass die angezeigten Resultate oftmals nichts mit der **tatsächlich vorhandenen Menge einer dabei gemessenen Substanz** im Körper des Patienten zu tun haben.

Nicht umsonst wird eine diesbezügliche Arbeit der Universität Calgary in Kanada wie folgt betitelt: *»Biotin-Interferenz – Unterschätztes Risiko für die Patientensicherheit bei Labortests«*.[58m]

Solche oder ähnliche Unzulänglichkeiten und Unsicherheiten begleiten allzu oft eine große Anzahl von Bluttests. Auch der D-Dimer-Wert (der besonders wichtig gerade in Covid-Zeiten war) ist ein unsicherer Parameter.

DER D-DIMER-WERT – FALSCH HOCHGEDIMMT?

Ich möchte noch kurz darauf eingehen, was die »unsicheren« Bluttestergebnisse für all diejenigen bedeuten können, die aufgrund einer Covid-Erkrankung und/oder infolge der SARS-CoV-2-Impfungen leidvolle Erfahrungen mit Thromben und Embolien (Blutgerinnsel/Gefäßverschluss) gemacht haben und/oder noch machen können.[58n] Einer der wichtigsten Parameter, die hierbei gemessen werden, ist der D-Dimer (siehe dazu auch eine wichtige Studie der Universität Tübingen[58o]): Schießt dieser Wert über den Normwert hinaus, zeigt er mögliche Embolien oder Thrombosen an (aber auch andere Erkrankungen, siehe weiter unten). Da solche Ereignisse lebensbedrohlich sein können, muss schnell gehandelt werden. Das Universitätsklinikum Tübingen stellt dazu auf seiner Webseite fest: »*Mit der wachsenden Zahl der Impfungen gegen SARS-CoV-2 gingen Berichte über sehr seltene, aber schwerwiegende Nebenwirkungen der Impfung einher. In einigen der schwersten Fälle kam es zu lebensbedrohlichen thrombotischen Ereignissen an ungewöhnlichen Stellen.*«[58p]

Venöse Thromboembolien, arterielle Thromboembolien und zerebrale Sinus- und Venenthrombosen wurden nicht nur infolge von *AstraZeneca*-Impfungen, sondern auch nach *BioNTech-Pfizer*-Impfungen nachgewiesen; bei Letzteren besteht zusätzlich ein erhöhtes Risiko von Schlaganfällen, wie im *BMJ* veröffentlicht.[58q] Bei einigen Betroffenen ist der D-Dimer-Wert um ein Vielfaches erhöht, und zwar oft über die Werte hinaus, die man üblicherweise bei venösen Thromboembolien sieht.[58r]

Allerdings ist auch der D-Dimer-Wert kein verlässlicher Blutparameter. Die Schulmedizin ist nämlich gerade dabei, den Grenzwert, der Gesunde von Kranken trennt, zu erhöhen, weil einige Studien darauf hindeuten, dass insbesondere bei Verdacht auf

Lungenembolie aufgrund einer erhöhten Grenze unnötige Lungen-CTs mit Kontrastmittel vermieden und somit Geld gespart werden könnte. Dies wurde auch durch eine griechische Analyse nachgewiesen (wonach der Wert von 0,5 mg/l auf 0,74 mg/l erhöht werden sollte).[58s]

US-amerikanische Ärzte gehen davon aus, dass bezüglich der Diagnose Lungenembolie dieser Wert sogar auf 0,89 mg/l angehoben werden sollte.[58t] Andere, wie eine Forschergruppe aus Genf, plädieren für mehrere Cut-off-Werte, also unterschiedliche altersangepasste D-Dimer-Grenzwerte.[58u]

Das Problem besteht darin, dass dieser Test nicht nur etwas über das Vorhandensein oder Nichtvorhandensein von Thromben aussagt, sondern auch ein »inoffizieller« Parameter für Entzündungen ist. So wurden bei vielen Covid-Patienten, die im Krankenhaus behandelt wurden, hohe D-Dimer-Werte gefunden, obwohl diese Menschen an keiner nach den üblichen Kriterien nachgewiesenen thrombotischen Krankheit litten. Und diese hohen D-Dimer-Werte blieben – selbst noch Monate nach ihrer Entlassung.[58v] Das ist ein ziemlich klares Zeichen dafür, dass SARS-CoV-2 unseren Körper einer starken Entzündung aussetzt, ebenso wie es auch die Impfung gegen dieses Virus tut. Genau dies hat das US Center for Disease Control and Prevention (CDC) auf seiner Webseite dargelegt und eindeutig betont, dass mRNA-Impfungen u. a. eine Entzündung des Herzmuskels und des Herzbeutels (Perikard) hervorrufen können.[58w]

Dass viele Patienten, die an chronischen Entzündungen leiden, hohe D-Dimer-Werte aufweisen, ist bekannt[58x] – so zum Beispiel beim Morbus Wegener, einer Entzündung der Blutgefäße. Weniger bekannt ist vielleicht, dass der D-Dimer-Wert auch bei akuten Entzündungen (z. B. der Bauchspeicheldrüse) in die Höhe schnellt und, wie eine im *AMJ* veröffentlichte chinesische Studie aufzeigt, selbst bei einer Leberzirrhose steigen kann.[58y]

Umso wichtiger wäre es, die Grenze, die Gesunde von Kranken trennt, zu diversifizieren, um z. B. eine Höchstgrenze für mögliche Thrombenbildung und eine andere zu haben, die Entzündungen aufzeigt.

Zu diesen Unzulänglichkeiten, die den D-Dimer-Bluttest begleiten, kommen leider noch weitere. So betonte zum Beispiel die *Apotheken-Umschau* bereits 2017 folgende Aspekte in Bezug auf den D-Dimer-Test: »***Wichtig:*** *Die Referenzwerte sowie die ermittelten Werte können sich von Labor zu Labor stark unterscheiden. Weiterhin gibt es unter Umständen starke tageszeitliche und (saisonale) jahreszeitliche Schwankungen ohne Krankheitswert. Bevor Sie sich durch abweichende Ergebnisse verunsichern lassen, bitten Sie daher Ihren Arzt oder Ihre Ärztin, Ihnen Ihre persönlichen Daten zu erklären. Einzelne Laborwerte alleine sind zudem meistens nicht aussagekräftig. Oft müssen sie im Zusammenhang mit anderen Werten und im zeitlichen Verlauf beurteilt werden.*«[58z]

Wie so oft muss man sich bei einigen Labors bedanken für die wichtigen Informationen, die sie auch hierzu im Netz bringen. Das Labor Schenk/Ansorge zum Beispiel betont auf seiner Webseite: »*Bitte beachten: erhöhte Werte dürfen nicht als beweisend für thromboembolische Ereignisse angesehen werden, da sie bei einer Vielzahl von Erkrankungen erhöht sein können:*

> *schwere Entzündungen, Sepsis*
> *Malignome, Operationen, Traumen*
> *große Hämatome, Gefäßaneurysmen, portokavaler Shunt, Gefäßmissbildungen (Hämangiome)*
> *Erhöhung von Rheumafaktoren >50 IU/ml, Erhöhung anderer Antikörper, Schwangerschaftskomplikationen.*«[58aa]

Angesichts all dieser sehr unterschiedlichen Krankheitsbilder sollten differenzierte Höchstgrenzen für D-Dimer erarbeitet werden, die nicht automatisch und ausschließlich mit der Bildung von venösen oder arteriellen Thrombosen in Verbindung zu bringen sind.

PROBLEME BEI DER PARATHORMON-MESSUNG (PTH)

Dass man als Patient weiterhin einem leider sehr unzulänglichen Blutanalyseverfahren ausgeliefert ist, wird auch durch neuere wissenschaftliche Forschungsergebnisse eindeutig belegt. Vor einigen Monaten haben sich holländische Wissenschaftler erneut mit dem Problem der PTH-Bestimmung befasst. Auf dieses von den Nebenschilddrüsen ausgeschüttete Parathormon soll angesichts seiner Wichtigkeit für den Kalziumhaushalt und somit für die Knochen hier kurz eingegangen werden.

Die Messung von PTH ist hochkomplex, denn die Labore verwenden unterschiedliche Labortests (Assays). Es wurde festgestellt, dass die Assays der dritten Generation die Behandlungserfolge im Blut schneller nachweisen als die der zweiten Generation. Das bedeutet, dass unterschiedliche Testgenerationen unterschiedliche Blutergebnisse liefern. Was passiert, wenn einem Arzt diese Tatsache nicht bekannt ist – oder wenn ihm vom Labor nicht mitgeteilt wird, dass es noch mit einem Messverfahren einer älteren Generation arbeitet?

Die niederländischen Forscher sind der Ansicht, die Ärzte sollten über die jeweils verwendete Testgeneration informiert werden oder selbst nachfragen, da diese Messunterschiede ihre ärztlichen Entscheidungen erheblich beeinflussen können. Weniger diplomatisch ausgedrückt: Ein Arzt kann bezüglich des Parathormons und der Therapie eine Fehlentscheidung treffen – ggf. mit nachteiligen Konsequenzen für den Patienten.[59]

Auch beim Parathormon korrelieren die Normalwerte nicht immer mit dem tatsächlichen Gesundheitszustand eines Patienten – mit der Folge, dass Überfunktionen unentdeckt bleiben. Laut einer italienischen Studie haben Ärzte junge Patienten operiert, deren Nebenschilddrüsen *de facto* zu viel PTH produzierten, was aus ihren Blutbefunden aber nicht ersichtlich war (PTH lag im Normalbereich). Die OP-Entscheidung fiel allein aufgrund der Symptome und eines erhöhten Kalziumspiegels. Die Studie hat festgestellt, dass dies bei 3 % aller Nebenschilddrüsen-Operationen der Fall war.[60]

Es geht aber nicht nur um Überfunktionen oder Unterfunktionen, die im Blut unentdeckt bleiben, sondern in erster Linie darum, dass wahrscheinlich auch im Hinblick auf das Parathormon (PTH) die Referenzbereiche schlecht gewählt wurden.

Um die Überfunktion der Nebenschilddrüsen durch Feststellung der Werte bei gesunden Patienten besser zu diagnostizieren, wurde in Brasilien vor Kurzem erneut versucht, den Referenzbereich von PTH anzupassen. Dabei hat sich als oberer Grenzwert 52 pg/mL (bzw. 5,51 pmol/l) ergeben. Somit liegt schon bei Überschreiten dieses Wertes eine Überfunktion der Nebenschilddrüse vor. Der von den medizinischen Gremien festgelegte und auch in Deutschland gültige obere PTH-Grenzwert liegt bei 65 pg/mL (d. h. 6,89 pmol/l).

Hätten sich die Brasilianer an diesen offiziellen und nicht an den in der Studie ermittelten Grenzwert gehalten, wären viele an Nebenschilddrüsen-Überfunktion leidende Menschen nicht erfasst worden.[61]

MAGNESIUM – EIN WEITERER BEWEIS FÜR FALSCHE MEDIZINISCHE VORSTELLUNGEN

Inzwischen dürfte klar geworden sein, dass das Blut nicht immer das beste Medium ist, um Krankheiten aufzudecken. Es macht nur ca. 8 % des Gesamtgewichts des Körpers aus und tut sein Bestes, um die verschiedenen Substanzen innerhalb strikter Grenzen zu halten und Mängel bzw. Anhäufungen zu puffern und zu korrigieren – zur Not auf Kosten anderer Gewebe (das anschaulichste Beispiel hierfür ist Kalzium: Selbst bei einer starken Osteoporose können die Kalziumwerte im Blut im Normalbereich liegen!).

Tatsache ist, dass die von den Fachgremien festgelegten Referenzbereiche ein großes Problem darstellen. Hinzu kommt, dass sich die meisten Ärzte heute allzu sehr auf die Blutergebnisse verlassen – trotz ihrer längst erwiesenen Unzulänglichkeiten. Dies führt oft zu einen »medizinischen Irrweg« zum Nachteil der Patienten und der Krankenkassen. Wie sehr man sich auf Blutanalysen verlässt, zeigt folgende Arbeit von Walter Georg Guder (Technische Universität München): »*Die Zahl der pro Krankenhausaufenthalte durchgeführten Laboruntersuchungen ist während der letzten 40 Jahre auf das 12-Fache angestiegen*«.[62] Viele davon waren und sind unnötig, wie in der Studie nachzulesen ist.

Dass die Menge einer im Blut untersuchten Substanz sehr oft nicht mit der Menge korreliert, die von dieser Substanz in Organen und Geweben vorhanden ist, ist hinlänglich bekannt.

Auch wenn die Blutbefunde einen normalen Magnesiumwert zeigen, kann man sich nicht darauf verlassen, denn dieses für unsere Gesundheit unverzichtbare Mineral kann trotzdem in den Organen und Geweben fehlen.[63]

Einige US-Kardiologen beschreiben genau diese Problematik sehr detailliert in einer Abhandlung mit dem Titel: »*Subklinischer Magnesiummangel: Ein wesentlicher Treiber von Herzkreislauf-Erkrankungen und einer Krise der Volksgesundheit*«.[64] Die Zusammenfassung möchte ich hier mit eigenen Worten wiedergeben, weil sie die Thematik treffend auf den Punkt bringt:

Da die Blutergebnisse einer Serum-Magnesium-Analyse das intrazelluläre Magnesium nicht widerspiegeln (eine medizinisch bekannte Tatsache), werden die meisten Fälle von Magnesiummangel nicht erkannt, so die amerikanischen Wissenschaftler. Sie betonen weiterhin, dass in den modernen Gesellschaften der Großteil der Bevölkerung aufgrund von vielerlei Faktoren – chronische Krankheiten, Medikamente, Minderung des Magnesiumgehalts in den Nutzpflanzen, zunehmender Konsum verarbeiteter Nahrungsmittel – einen Magnesiummangel riskiert. Subklinischer Magnesiummangel erhöht das Risiko zahlreicher Herz-Kreislauf-Erkrankungen (u. a.), führt zu unkalkulierbaren Kosten für das Gesundheitssystem und zu großen Leiden bei den Patienten weltweit und sollte deshalb als eine Krise des Gesundheitssystems betrachtet und angegangen werden. Die Tatsache, dass es eine einfache kosteneffektive Strategie gibt, um einem subklinischen Magnesiummangel vorzubeugen bzw. ihn zu therapieren, sollte die Gremien auf dringende Weise dazu bewegen, endlich zu handeln, so die Autoren.[65]

Wie hilfreich Magnesium sein kann – und zwar bei vielen gesundheitlichen Problemen! –, ist den Menschen sehr wohl bewusst. Man braucht nur einen Blick in die unterschiedlichen Gesundheitsforen zu werfen, wie z. B. im *Spiegel*. In diesem Forum melden sich viele Patienten zu Wort, die aufgrund von Magnesium gesundheitliche Probleme erfolgreich allein behandeln konnten – insbesondere Muskelkrämpfe. Unter den zahlreichen Postings ist der folgende Beitrag besonders hervorzuheben:

»reverend.speaks 18.01.2017, 23:14
20. Nahrung

Die Theorie, dass wir mit der Nahrung alles Wichtige aufnehmen, ist richtig. Das gilt aber in der Praxis nur, wenn alles im Leben wie im Bilderbuch läuft. Das ist eigentlich nicht der Fall: Unsere Nahrung enthält weniger Nährstoffe als vor 100 Jahren, Folge einer extensiven Landwirtschaft mit auf Ertrag gezüchteten Sorten. Wir belasten uns mit mehr Umweltgiften und Stress als jemals zuvor. Wir nehmen mehr Medikamente als jemals zuvor. Wir bewegen uns weniger. Durch Stoffe, die nicht oder nicht in der Menge in die Nahrung gehören (Stichwort ATI-Getreide, Gluten, Konservierungsmittel, Aromen, Farbstoffe u. Ä.) belasten wir den Darm und vermindern die Aufnahmefähigkeit. Ich habe mal eine Mineralstoffanalyse machen lassen; es wurde festgestellt, dass ich einen starken Natrium-, Magnesium- und Kaliummangel hatte. Das war die Ursache mehrerer gesundheitlicher Probleme. Klassischerweise wollte der Arzt vorher mir Medikamente gegen die Symptome verschreiben, unter anderem eins, das als Nebenwirkungen Kaliummangel verursachen konnte. Ohne Worte.«[66]

Wahrscheinlich hat *reverend.speaks* eine Mineralstoffanalyse anhand von EDTA-Vollblut machen lassen, weil diese in Bezug auf Kalium aussagekräftiger ist als die normalerweise im Serum durchgeführte Analyse (mehrere Labors in Deutschland bieten diese Variante an).

Kalium ist eine der 10 Substanzen, die vom Arzt für die Laboranalyse am häufigsten angekreuzt wird. Dass dieser Analyt sehr anfällig ist und das Messergebnis daher durch vielerlei Faktoren beeinflusst werden kann, haben Wissenschaftler der *Jewish School of Medicine* in New York einmal mehr betont. Laut ihren Untersuchungen zeigen die Laborergebnisse für Kalium anhand einer Serum-Untersuchung sehr oft eine höhere Menge an, als von diesem Mineralstoff tatsächlich im Körper vorhanden ist. Wenn dieser angezeigte, gewissermaßen »falsche« Wert zufällig im Normalbereich liegt, bleibt ein bestehender Kaliummangel oftmals unentdeckt. Deshalb, so schreiben die Wissenschaftler in ihrem Fazit, sollten Ärzte bezüglich Kalium Zweifel an den Serum-Blutergebnissen hegen – insbesondere dann, wenn diese weder mit den vom Patienten geschilderten Symptomen noch mit seinem klinischen Bild übereinstimmen.[67]

In einigen Studien wurde z. B. im Muskelgewebe ein Mangel sowohl an Kalium als auch an Magnesium festgestellt, obwohl die Resultate der Serum-Untersuchungen allesamt im Normalbereich lagen.[68] Wie lange will man Blutbefunden weiterhin blindlings glauben?

NEUES ZU VITAMIN D

Wie bereits dargelegt, ist Vitamin D aufgrund seiner vielfältigen Wirkungen eher als ein Neurohormon denn als ein Vitamin einzustufen. Für unseren Körper ist es von fundamentaler Bedeutung, und zwar nicht nur für Knochen oder Zähne.

Angesichts der Tatsache, dass es schon vor ca. 500 Millionen Jahren evolutionär vom Phytoplankton und vom Zooplankton produziert wurde, das meiste Plankton aber kein Skelett hat, liegt der Gedanke nahe, dass dieses »Hormon« ursprünglich womöglich für ganz andere Lebensvorgänge eine wichtige Rolle spielte.[69]

Vitamin D erfüllt viele Funktionen, die wie in einem verwickelten Kriminalfall erst nach und nach aufgedeckt wurden. In vielen Bereichen hat man Zusammenhänge und Wechselwirkungen aufgespürt. Nachgewiesen wurde z. B.: Je weniger Vitamin D im Blut, desto höher das Risiko von Depressionen[70], von Herz-Kreislauf-Erkrankungen, von Diabetes Typ 2[71], von vorzeitigem Samenerguss bei Männern[72] sowie von Thrombose.[73]

Schon vor Jahrzehnten wurde die Blutgerinnsel-auflösende Wirkung von Vitamin D festgestellt, die in den letzten Jahren durch Studien mit Krebspatienten und weitere Forschungsarbeiten erneut bestätigt wurde.[74] Vitamin D hat somit auch eine Art blutverdünnenden Effekt.

Man könnte sich demnach fragen, wozu man teure und manchmal auch gefährliche Blutverdünner einnehmen soll, wenn es doch körpereigene Substanzen gibt, die man einfach mal gezielter auf ihre blutverdünnende Wirkung hin untersuchen könnte?

Einer der wahrscheinlich wichtigsten Aspekte dieses Vitamins betrifft aber seine Rolle im Immunsystem. Ich kenne eine Patientin, die ihre Vaskulitis (eine systemische Gefäßentzündung) mit Vitamin D in den Griff bekommen hat und bislang auf Cortison sowie auf Methotrexat (ein Krebsmittel) verzichten konnte (!), obwohl dieses leitliniengetreu verschrieben werden müsste. Die positive Wirkung von Vitamin D auf die Vaskulitis wurde *in vitro* in einer chinesischen Studie bestätigt.[75]

Vor kurzem haben Forscher der italienischen Universität Palermo die eindeutige Wirkung von Vitamin D auf das Immunsystem nachgewiesen: Es kann u. a. die Synthese von entzündungshemmenden Faktoren begünstigen und somit Entzündungen lindern. Aus diesem Grund sind sie der Auffassung, dass der aktuell gültige untere Grenzwert von Vitamin D unbedingt geändert werden sollte, denn bislang sei dieser anhand des Parathormons festgesetzt worden, das eine Rolle im Knochenumbau spielt. Dieser untere Grenzwert, so die Wissenschaftler, gilt somit für die Mindestmenge an Vitamin D im Körper, die für die Knochen wichtig ist – nicht aber für die Mindestmenge an Vitamin D, die für das Immunsystem von Bedeutung ist. Der untere Grenzwert für Vitamin D sollte aber sinnvollerweise die Mindestmengen sowohl für gesunde Knochen als auch für ein gut funktionierendes Immunsystem abdecken – und sollte somit viel höher liegen als der momentan festgelegte Wert:

»Die Neubestimmung der Vitamin D-Referenzwerte scheint somit ein entscheidendes bzw. dringendes Problem zu sein. […] Man ist davon ausgegangen, dass die optimale Menge von Vitamin D im Serum dann vorhanden ist, wenn diese zu keiner Erhöhung des PTH (Parathormons) führt. Dieses Kriterium beruht aber eindeutig auf einer unvollständigen Kenntnis der biologischen Wirkungen und Funktionen von Vitamin D, sodass man es zumindest als veraltet erachten kann«.[76]

Bei der Festsetzung eines neuen unteren Grenzwerts für Vitamin D sollte man daher nicht nur PTH als Regulierungsfaktor in Betracht ziehen (und somit nicht nur an die Knochen denken!), sondern eher darauf achten, ab welcher Menge Vitamin D im Blut überwiegend keine Entzündungen oder Autoimmunerkrankungen in der Bevölkerung auftreten. Nur so ließe sich endlich der richtige untere Vitamin D-Grenzwert festsetzen.

Nebenbei: Das gleiche Problem tritt bei Vitamin B_{12} auf. Hier wurde der untere Grenzwert aufgrund der perniziösen Anämie festgelegt, wobei die neurologischen Probleme aber schon viel früher eintreten. Auch hier ist also im Hinblick auf neurologische Ausfälle aufgrund Vitamin-B_{12}-Mangels der heute gültige untere Grenzwert für B_{12} absolut falsch angesetzt.

Kurzer Hinweis: Es besteht inzwischen wissenschaftlich eine ziemlich große Übereinstimmung darüber, dass Vitamin D womöglich doch wichtig ist, um Krebs vorzubeugen. Mehrere Studien haben bestätigt, dass Vitamin D bei der Apoptose (dem vom Körper selbst programmierten Zelltod) eine wesentliche Rolle spielt.

In *Cancer Research* (2019) beschreiben polnische Forscher der Medizinischen Universität Warschau die molekularen Mechanismen hinter der Anti-Krebs-Wirkung von Vitamin D: »*Vitamin D, oder besser sein aktiver Metabolit Calcitriol (1,25-(OH)2D3), spielt eine fundamentale Rolle […] In den letzten Jahrzehnten wurde die Rolle von Calcitriol in den Prozessen entdeckt, welche die Zelldifferenzierung, die Zellproliferation sowie die Angiogenese und die Apoptose regulieren. All dies schafft das Potenzial für zahlreiche therapeutische Einsätze von Vitamin D bei Krankheiten, die mit einer autoaggressiven Immunreaktion oder mit Krebs zu tun haben.*«[77]

Da eingangs die Wirkung von Vitamin D auf die Knochen erläutert wurde, sei an dieser Stelle auch eine Studie der Universität Toulouse erwähnt, die meines Erachtens von enormer Bedeutung ist: »*Durch Medikamente verursachter Knochenschwund: Ein schwerwiegendes Sicherheitsproblem in Europa*«.

Laut der Ergebnisse dieser Studie ist der durch Medikamente verursachte Knochenschwund die Hauptursache von Wirbelbrüchen und Hüftfrakturen. Nicht nur kortisonhaltige Präparate (Glukokortikoide) greifen die Knochen an, obwohl sie nach wie vor zu den bekanntesten Verursachern von Osteoporose zählen. Die Anzahl der Medikamente, die die Knochensubstanz nachweislich attackieren, ist ziemlich lang: Antidepressiva (vom Typ SSRI), Heparin (Blutverdünnung), harntreibende Medikamente (Schleifendiuretika), orale Antikoagulanzien (gerinnungshemmende Arzneien), Schilddrüsenhormone (falls zu viele gegeben) sowie Protonenpumpenhemmer (auch bekannt als Magensäureblocker) etc.

In dem Wissen, dass die oben aufgelisteten Medikamente ein hohes Risiko für die Entwicklung oder Verschlechterung der Osteoporose darstellen, sollten Ärzte versuchen, die Medikamentengabe auf die niedrigst mögliche Dosis zu reduzieren und die Therapie so kurz wie nur möglich zu halten. Gleichzeitig sollte als begleitende Maßnahme versucht werden, die betroffenen Patienten mit Vitamin D und Kalzium zu therapieren, um den Knochenschwund so weit wie möglich einzugrenzen.[78]

WICHTIGE NEUIGKEIT ZU FERRITIN UND EISEN

In einer Welt, in der immer mehr Eltern ihre Kinder vegan ernähren und viele Jugendliche aus ethischen oder ideologischen Gründen auf Fleisch verzichten, ist eine korrekte Eisenmessung im Blut von fundamentaler Bedeutung, denn Eisen ist schließlich Hauptbestandteil des Hämoglobin-Moleküls, das in unserm Körper den Sauerstoff transportiert.

Ferritin gehört nach wie vor zu den wichtigsten Parametern, um die im Körper vorhandene Eisenmenge nachzuweisen. Wie anfällig dieser Test ist, wurde bereits erörtert (siehe »*Kapitel 3 – Eisen, Burn-out & Co*«). Neueste Forschungen bestätigen die dort aufgelisteten Probleme und weisen darauf hin, dass die Feststellung eines Eisenmangels für die Medizin noch immer eine Herausforderung darstellt.

In einer finnischen Fallstudie von 2018 wird betont, dass im Körper durchaus ein Eisenmangel (selbst ein gravierender!) vorliegen kann, ohne dass er sich im Blutbild bemerkbar macht.[79] Das bedeutet: Das Blut enthält genügend rote Blutkörperchen, und die untersuchte Person leidet nachweislich nicht an einer Blutarmut – und trotzdem mangelt es ihr de facto an Eisen, und sie fühlt sich erschöpft und wie ausgelaugt.

Es ist also im Grunde unverantwortlich, sich nur auf Ferritin als Messparameter für Eisen zu verlassen. Die o. g. Fallstudie beschreibt Patienten, bei denen Ferritin im Normbereich lag, im Knochenmark jedoch keine Spur von Eisen zu finden war (!).

Um zumindest einen Teil der Unzulänglichkeiten dieses Tests aufzuwiegen, sollte auch bei Ferritin der untere Grenzwert stark angehoben werden, wie im einschlägigen Buchkapitel betont. Bei einer eindeutigen Eisenmangeldiagnose empfiehlt die finnische Fallstudie, so lange Eisen zu substituieren, bis das Ferritin 100 ng/ml (entspricht 100 µg/L) erreicht hat: Bei diesem Wert verschwinden die meisten Symptome, und der Patient fühlt sich wieder wohl. Was uns wiederum sagt, dass der heutige untere Grenzwert von 15 ng/ml absurd niedrig angesetzt ist – mit der damit verbundenen Einschränkung von Lebensqualität und Arbeitsleistung, was letztlich auch dem Gemeinwesen schadet.

GLUKOSE – GRENZWERT SENKEN, UM GESUND ZU LEBEN OHNE MEDIKAMENTE

Aus den im Kapitel »*Cholesterin – Kriminelle Machenschaften*« dargelegten Gründen geht es nicht darum, die Grenzwerte der Blutfette (LDL, HDL, etc.) anzupassen, sondern vielmehr den oberen Grenzwert von Glukose – dem eigentlichen »Herzensbrecher«. Dies wird von israelischen Wissenschaftlern übrigens schon seit Jahren gefordert.

Ich schließe mich dieser Forderung an, denn je schneller wir unsere Ess-, aber auch unsere Bewegungsgewohnheiten soweit zum Positiven ändern, dass wir ohne Medikamente gute Blutzuckerwerte erzielen, desto weniger laufen wir Gefahr, irgendwann an Herz-Kreislauf-Beschwerden zu leiden.

> Wir müssen verstehen, dass unser Nüchternzucker nicht bei 100 mg/dl liegen sollte, sondern höchstens bei 80/90 mg/dl. Sobald der Wert 90 mg/dl übersteigt, sollten wir unsere persönlichen Lebensgewohnheiten ernsthaft überdenken.

Der springende Punkt ist hier die Vorbeugung, um unseren Körper ohne Medikamente wieder so weit auf Trab zu bringen, dass sich unser Nüchternzuckerspiegel bei 80/90 mg/dl einpendelt und nicht zunehmend dem offiziellen oberen Grenzwert von 100 mg/dl nähert – in der Gewissheit, dass wir uns mit diesem vorbeugenden Verhalten zudem weniger dem Risiko eines Diabetes Typ 2 oder einer Herz-Kreislauf-Erkrankung aussetzen.

Prädiabetes ohne Medikamente in den Griff bekommen und der Pharmalobby einen Streich spielen

Obwohl wissenschaftlich eindeutig bewiesen ist, dass ein Diabetes Typ 2 schon vor Erreichen des heute gültigen oberen Normalwerts eintritt, wird an den Referenzbereichen von Nüchternzucker und HbA1c nichts geändert. Man spricht dann lieber von *Prä*diabetes.

Der Prädiabetes hat eine große Debatte darüber entfacht, ob er zur Vorbeugung behandelt werden sollte oder nicht. Schaut man sich die Stellungnahmen der ADA (American Diabetes Association) und des CDC (Center for Disease Control) an, könnte man vermuten, dass es hier wieder darum geht, Medikamente unter die Leute zu bringen.[80] Die Pharmaindustrie hat jedenfalls bereits mehrere Prädiabetes-Präparate entwickelt … obwohl Studien deren Wirkung nicht untermauern.[81]

Der Prädiabetes braucht keine medikamentöse Therapie, sondern nur Vernunft und Kenntnisse der Physiologie.

Über eins muss man sich im Klaren sein: Je höher die Werte innerhalb des Normalbereichs von Nüchternglukose und/oder von HbA1c sind, desto stärker setzen wir unseren Körper einer Störung des Säure-Basen-Haushalts aus, das heißt einer »Übersäuerung« der Gewebe. Da der pH-Wert des Blutes einer strengen Kontrolle durch den eigenen Körper unterliegt, macht sich diese Übersäuerung zwar im Blut zunächst nicht bemerkbar, kann aber sehr wahrscheinlich bereits verschiedene Organe befallen haben. Im Blut erkennbar wird die Übersäuerung erst, wenn sie lebensbedrohlich geworden ist (dann wird sie medizinisch als Azidose bezeichnet).

Apropos Organe: Beim Diabetes Typ 2 geht man davon aus, dass die Bauchspeicheldrüse ein eher alkalisches Milieu benötigt, um gut zu funktionieren. Je mehr Zuckerhaltiges wir jedoch verschlingen, desto mehr hat der Körper zu schuften, um diese ständige Zufuhr an säurebildenden Nahrungsmitteln zu kompensieren. Ab irgendeinem Zeitpunkt kann er nicht mehr hundertprozentig mithalten.

In einer japanischen Studie (u. a. Universität Kyoto) über Diabetes Typ 2 und den pH-Wert stellten die Forscher fest, dass die Flüssigkeit zwischen Gewebezellen immer leicht basisch sein muss, damit die wesentlichen Körperfunktionen aufrechterhalten werden. Laut den Wissenschaftlern ist dieser pH-Wert leider stark von äußeren Faktoren abhängig – Entgleisungen (z. B. durch zu hohen Zuckerkonsum/Diabetes) können vom Körper nicht so gut korrigiert werden wie Entgleisungen des Blut-pH-Werts (7,35–7,45).

Diese bahnbrechende Studie weist nach, dass bei diabetischen Patienten der pH-Wert der Flüssigkeit zwischen Gewebezellen niedriger (und somit weniger alkalisch) ist als bei gesunden Probanden. Dies zeigt unmissverständlich, dass der Körper aufgrund des Zuckerüberschusses nicht mehr so gut puffern und korrigieren kann wie bei Gesunden.[82]

John Yudkin (der 1945 Professor an der Universität London war) schrieb sein berühmtes Buch über Zucker *(»Pure, White and Deadly«)* in den 1970er-Jahren. Aus diesem Titel, der klar besagt, dass Zucker tödlich ist, wurde in der deutschen Fassung *»Süß und gefährlich«*. Sollte Zucker also nur gefährlich, aber nicht tödlich sein?

Ältere wie neueste Studien kommen jedenfalls immer wieder zu dem Schluss, dass Zucker wohl der eigentliche Feind ist (und nicht das Cholesterin – siehe entsprechendes Kapitel): Bei einem Überschuss ist unser Körper gezwungen, den leicht alkalischen Bereich der Flüssigkeit zwischen den Zellen bzw. im Blut (hier als Priorität, da sonst lebensbedrohlich) aufrechtzuerhalten … eine ständige unterschwellige Arbeit, die unseren Körper fortwährend beansprucht. Zucker vermittelt uns ein trügerisches Wohlbefinden, indem er uns über so manche stressige Situation hinwegtrösten kann. Unsere Zellen setzt er jedoch unter Dauerstress, was gravierende gesundheitliche Folgen haben kann, auch wenn diese schleichend eintreten und lange nicht bemerkbar bleiben.

DIE LEBER – EIN MOLEKULARER ZAUBERKASTEN

Dieses Organ, das mit Leichtigkeit Moleküle wie z. B. Zucker in Glykogen verwandelt, kann irgendwann einmal vor allzu viel harter Arbeit kapitulieren.

Unter den Stoffen, die routinemäßig im Blut untersucht werden, sind auch solche, die die Funktion unserer Leber widerspiegeln. Die zwei wichtigsten sind ALT (Alanin-Aminotransferase) und AST (Aspartat-Aminotransferase). Anhand der ALT lassen sich Leberprobleme eindeutiger erkennen.

2016 hat das *American College of Gastroenterology* (entspricht der Deutschen Gesellschaft für Gastroenterologie) den oberen Grenzwert für ALT herabgesenkt. Auf diese Weise wurden in den USA quasi über Nacht viel mehr Patienten »leberkrank« als vor 2016.

Wenn jetzt bei Blutuntersuchungen der ALT-Wert bei einem Mann die Grenze von 33 U/L und bei einer Frau die Grenze von 25 U/L übersteigt, muss der Arzt davon ausgehen, dass die Leber nicht mehr richtig funktioniert, und weitere Untersuchungen in die Wege leiten. Dieser Vorgabe sind Studien vorausgegangen, wonach diese neugewählten oberen Grenzwerte es erlauben, insbesondere die nicht-alkoholische Verfettung der Leber angehen zu können.

Europäische Ärzte und Wissenschaftler sowie chinesische Mediziner haben sich diesem Vorgehen nicht nur nicht angeschlossen, sondern es scharf kritisiert.

In den meisten europäischen Ländern liegt der obere ALT-Grenzwert für Männer bei 50 U/L und für Frauen bei 35 U/L – also bei ungefähr den gleichen Werten, wie sie für US-Amerikaner vor 2016 gültig waren. Es liegt somit ein gewaltiger Unterschied vor.

Was bedeutet dies alles? Nun, man könnte einerseits befürchten, dass das drastische Herabsenken der ALT-Grenzwerte in den USA zu einer Überdiagnostizierung führt[83] und somit nicht nur zu unnötigen weiteren Untersuchungen, sondern auch zu überflüssigen Medikamentenverschreibungen. Andererseits könnte man argumentieren, dass diese Herabsenkung eine korrekte Maßnahme darstellt, die der Prävention dienlich ist. In einem in *Clinical Chemistry* veröffentlichten Kommentar betonen Wissenschaftler aus Italien, Kanada, Norwegen und Australien jedoch, dass sie *»einige Vorbehalte gegen die universelle Anwendung dieser Herabsenkung der oberen ALT-Werte haben«.*[84] Hier sieht man wieder einmal, wie sehr wir gewohnt sind, medizinische Entscheidungen aus den Staaten zu übernehmen – andernfalls hätte es eines solchen Satzes nicht bedurft.

Die o. g. Experten weisen darauf hin, dass in anderen Ländern der obere ALT-Grenzwert bei gesunden Männern (Body Mass Index unter 25) bei 49 U/L und bei gesunden Frauen bei 33 U/L liegt. Nun – wem soll man recht geben: den Amerikanern, die wahrscheinlich aufgrund ihrer Übergewichtsepidemie versuchen, eine zusätzliche Messmöglichkeit einzuführen, um ihre Landsleute zum Abnehmen zu bewegen? Oder den Wissenschaftlern der anderen Länder, die auf die herkömmlichen Grenzwerte pochen?

Eine schwierige Entscheidung, denn Prävention sollte in der

Medizin nach wie vor höchste Priorität haben. In diesem Fall haben die Zielgruppen in den einzelnen Ländern unterschiedliche Probleme. Daher ist die Festlegung unterschiedlicher Referenzbereiche – je nach Zielgruppe – durchaus angebracht.

Ich würde mir nur wünschen, dass es diese gleiche Differenzierung (USA/Europa) auch bei anderen Grenzwerten gäbe – insbesondere bei TSH, B_{12}, Glukose und Cholesterin.

KAPITEL 2

CHOLESTERIN – KRIMINELLE MACHENSCHAFTEN

Und nun zum Cholesterin: Diese Problematik würde eigentlich ein ganzes Buch füllen … der reinste Krimi. In der ersten Auflage hatte ich dieses wichtige Thema nur kurz gestreift, aber angesichts der neuesten Erkenntnisse möchte ich doch kurz darauf eingehen und auch auf die Korruption im Medizinsystem. Die kriminelle Energie, die bei einigen Ärzten und Wissenschaftlern entgegen ihrem Berufsethos und ihrer Wahrheitsverpflichtung geweckt wurde, ist nach wie vor erschreckend.

Die entscheidende Frage lautet: Wurde das Cholesterin (an sich ein für unseren Körper unverzichtbares hochwertiges Fett und die Grundlage für den Aufbau von Zellmembranen und wichtigen Hormone) nur deswegen verteufelt, weil die amerikanische Zuckerindustrie einen »Schuldigen« brauchte, um den eigentlichen Verursacher von Herz- und Kreislauferkrankungen zu verschleiern?

Diesen Eindruck gewinnt man jedenfalls beim Lesen der 2016 von zwei mutigen Wissenschaftlern aufgefundenen und publizierten Dokumente aus den 1950er-Jahren.

In einem Beitrag im *Ärzteblatt.de* ist deren Inhalt verkürzt nachzulesen unter dem Titel: »*Wie die US-Zuckerindustrie den Fetten die Schuld gab*«. Aus diesen Dokumenten geht hervor, dass führende Wissenschaftler in den 1960er-Jahren Geld bekamen, um Studien dahingehend zu manipulieren, dass am Ende das Cholesterin und nicht der Zucker – wie Professor John Yudkin in den 1950er-Jahren nachgewiesen hatte – der Verursacher von Herzinfarkten war.[85]

Die größten Leidtragenden dieser allzu lange aufrechterhaltenen Manipulation sind seit Jahrzehnten die Patienten. Sie werden mit Statinen behandelt – also mit Medikamenten, die für ihre gravierenden Nebenwirkungen bekannt sind: von der Auflösung des Muskelgewebes bis hin zu kognitiven Beeinträchtigungen und Autoimmunerkrankungen.[86]

Die Frage ist: Wie viele Ärzte sind sich der Problematik überhaupt bewusst? Einige sicherlich schon, wie auch einem Artikel der *Süddeutschen Zeitung* zum Thema Cholesterin und Statine (blutfett-reduzierende Medikamente) zu entnehmen ist: »*Wir wissen ja, wie manche Leitlinien gerade im Bereich der Fettstoffwechselstörungen entstanden sind«, sagt Andreas van de Loo, Chef der Kardiologie am Hamburger Marienkrankenhaus, und spielt damit auf den starken Einfluss der Pharmaindustrie im Bereich der Lipidsenker und der damit befassten Ärztegremien an. (…) Van de Loo erinnert sich an etliche Patienten, die mit einer als Rhabdomyolyse bezeichneten schweren Muskelschädigung und Nierenversagen zu ihm in die Klinik kamen, wobei für sie Lebensgefahr bestand: »Viele haben die Medikamente gar nicht nötig gehabt, da wurden Menschen mit geringem Risiko therapiert – mit teilweise starken Nebenwirkungen.«*[87]

Und was, wenn die Cholesterin-Hypothese überhaupt falsch und die Zuckerhypothese von John Yudkin richtig wäre? Dann wäre Zucker die eigentliche Ursache des erhöhten Herzinfarktrisikos. Allerdings wird es schwierig sein, Gelder zu bekommen, um diesen Zusammenhang zu erforschen, wie Wissenschaftler der University of California 2016 betonten.[88]

Allmählich scheint sich in der Medizinwelt aber doch etwas in Bewegung zu setzen, um die Cholesterin-Hypothese zu entkräften. Einer der meistgelesenen wissenschaftlichen Artikel auf

PubMed im Juli 2019 war eine Abhandlung vom Oktober 2018 darüber, dass das »böse LDL-Cholesterin« *nicht* die Ursache von Herz-Kreislauf-Erkrankungen sein kann.

Die Liste der beteiligten (nicht von der Pharmabranche finanzierten) Institutionen und Forscher ist länger als die Zusammenfassung. Hier haben sich Experten aus Schweden, Frankreich, Japan, den USA, Irland, Italien und Großbritannien zusammengetan, um eine Art *J'accuse* zu verfassen gegen Kollegen, die die unhaltbare Hypothese von einer ursächlichen Verbindung zwischen Cholesterin und Herzkrankheiten aufrechterhalten wollen. So trocken und wissenschaftlich sich dieses *J'accuse* auch liest – die Lektüre dieser Zusammenfassung lohnt sich:

»Seit einem halben Jahrhundert wird ein hoher Blutwert von Gesamtcholesterin (TC) oder von Lipoproteinen niederer Dichte (LDL-C) als Hauptursache von Atherosklerose und von Herz-Kreislauf-Erkrankungen (CVD) angesehen und die Therapie mit Statinen zur Vermeidung von kardiovaskulären Erkrankungen in breitem Umfang gefördert.

Es besteht jedoch zunehmend die Erkenntnis, dass die Mechanismen komplizierter sind und dass die Therapie mit Statinen, insbesondere wenn diese als primäre präventive Maßnahme erfolgt, von zweifelhaftem Nutzen ist.

Abgedeckte Bereiche: Die Autoren von drei großen Reviews, die vor Kurzem von Statin-Befürwortern publiziert worden sind, haben versucht, das gegenwärtige Dogma zu bestätigen. Dieser Artikel beschreibt die gravierenden Fehler in diesen drei Reviews sowie andere offensichtliche Fälschungen in Bezug auf die Cholesterin-Hypothese. Expertenkommentar: Unsere Suche nach Falsifikationen in der Cholesterin-Hypothese bestätigen, dass diese Hypothese außerstande ist, auch nur eines der Bradford Hill-Kriterien für Kausalität zu erfüllen, und dass die Schlussfolgerungen der Autoren dieser drei Reviews auf irreführende Statistiken, auf der Weglassung erfolgloser Testläufe sowie auf dem Ignorieren zahlreicher widersprüchlicher Beobachtungen beruht.«[89]

Es handelt sich hier um einen Skandal unglaublichen Ausmaßes, betrifft er doch die Gesundheit von Abermillionen Patienten, deren Schicksal und das ihrer Familien. Menschen vertrauen ihren Ärzten, und Ärzte vertrauen den Kollegen, die Leitlinien und Studien veröffentlichen. Was aber, wenn dieses Vertrauen ungerechtfertigt wäre – wenn unser aller Vertrauen in die Medizin verraten wurde?

Seit vielen Jahren steigt die Empörung unter den Medizinern, die sich ihrem Eid verpflichtet fühlen und nun endlich bereit sind, Klartext zu reden und ihre Auffassung auch schriftlich kundzutun. Es sind viele – und es werden hoffentlich immer mehr.

Der Sumpf, in dem sich die Medizin hier befand und befindet, war schon viele Jahre zuvor Dr. Marcia Angell aufgefallen (die erste Frau, die den Posten der Chefredakteurin des *New England Journal of Medicine* innehatte). Verbittert gab auch sie ihrer Enttäuschung über diese fast strafrechtlich relevante Entwicklung in der Medizin Luft: »*Einem großen Teil der veröffentlichten klinischen Forschungen kann man einfach nicht mehr glauben, und auch auf das Urteil vertrauenswürdiger Ärzte oder auf die maßgeblichen medizinischen Leitlinien kann man sich nicht mehr verlassen. Es macht mir keine Freude zu diesem Schluss zu kommen, zu dem ich während der zwei Jahrzehnte meiner Tätigkeit als Redakteurin des* New England Journal of Medicine *nur langsam und widerwillig kam.«*[90]

Was ist seitdem geschehen? Nicht viel – und dies weitgehend zum Nachteil der Patienten. In einem Artikel über die Korruption der Institutionen durch die Pharmabranche und den Mythos von »sicheren« und »wirkungsvollen« Medikamenten betont u. a. Donald W. Light, Professor für medizinische Soziologie und Psychiatrie in Princeton, einer der weltweit angesehensten Universitäten: »*In den letzten 35 Jahren haben die Patienten unter einer größtenteils versteckten Epidemie von Nebenwirkungen aufgrund von Medikamenten gelitten, die in der Regel wenig wettmachende Vorteile haben. Die pharmazeutische Industrie hat die Medizinpraxis korrumpiert, und zwar durch ihren Einfluss darauf, welche Medikamente entwickelt werden, wie diese getestet werden und wie medizinisches Wissen erschaffen wird. […] Gebietet man dieser Korruption der ordnungspolitischen Maßnahmen nicht Einhalt, wird sich die Situation noch weiter verschlechtern«.*[91]

Nun, insbesondere im Hinblick auf Cholesterin bestehen obskure Machenschaften schon seit über einem halben Jahrhundert. Gerade in diesem Bereich geht es ja um enorm viel Geld, denn der anfänglich mit Geldern der Zuckerindustrie erkaufte Zusammenhang »hohe Blutfette/erhöhtes Herzinfarktrisiko« ist der Grund, warum seit Jahrzehnten so viele Statine verschrieben und verkauft werden (bis Ende 2020 wird mit einem Umsatz von ca. 1000 Milliarden US-Dollar gerechnet).

In einem sehr langen und mutigen australischen Artikel, veröffentlicht 2017 in einer Fachzeitschrift der BMJ-Gruppe, wird auf die dubiosen Praktiken der Pharmabranche in Bezug auf Statine eingegangen: »*Krieg um die Statine: Sind wir über die wissenschaftlichen Beweise irregeführt worden?*« Das Fragezeichen im Titel ist berechtigt, denn wichtige Informationen werden von der Pharmabranche zurückgehalten. Dank der akribischen Arbeit der Verfasserin können in diesem Artikel trotzdem einige Fakten und Namen genannt werden. In der Kurzfassung ist zu lesen:

»[…] die Rohdaten über die Wirksamkeit und die Arzneimittelsicherheit der Statine werden geheim gehalten und sind nicht von externen Wissenschaftlern überprüft worden. Diese fehlende Transparenz hat das öffentliche Vertrauen untergraben. Ärzte und Patienten werden über den echten Nutzen und Schaden von Statinen

irregeführt, und es ist nun von höchster Dringlichkeit, dass die Rohdaten der klinischen Studien öffentlich zugänglich gemacht werden.«[92]

Was verschweigt uns die Pharmaindustrie? Warum werden Daten nicht transparent gemacht? Hat es vielleicht mit den Nebenwirkungen dieser Medikamente zu tun?

Gerade über Statine wurden vor 2004 sehr fragwürdige klinische Studien durchgeführt. In einer davon (publiziert im Lancet)[93] wurden allen Probanden bereits vor Studienbeginn wochenlang Statine verabreicht. In diesem Zeitraum entschieden sich mehrere Teilnehmer, die Medikamente nicht weiter einzunehmen. Sie wurden dann aus der darauffolgenden Studie ausgeschlossen. Man vermutet, dass es sich dabei um Teilnehmer handelte, denen schwere Nebenwirkungen zu schaffen machten – jedenfalls wurden die Daten über diese »Aussteiger« bis heute nicht öffentlich gemacht. Auf diese Weise wurden Resultate erzielt, die diesen Medikamenten zur Verbreitung verhalfen (denn die Nebenwirkungen waren ja »gezielt« minimiert worden). Es waren eben vermutlich schlicht manipulierte Ergebnisse auf Kosten der Wahrheit und letztlich des Wohlbefindens Tausender von Patienten.[94]

Die o. g. *Lancet*-»Studie«, vom *arznei-telegramm* damals als »Meilensteinstudie« vorgestellt,[95] wurde in über 7000 wissenschaftlichen Abhandlungen zitiert; dabei wurden die gefälschten Resultate in den meisten Fällen kritiklos übernommen.

Der skandalöse Umgang mit Daten, der für Patienten unter Umständen folgenschwer gewesen war, veranlasste die Behörden daraufhin, den Aufbau von Studienprotokollen anderweitig zu regeln, um Manipulationen zu erschweren (wenngleich sich diese nicht gänzlich ausschließen lassen).

Erst viele Jahre später (siehe weiter unten) hat die US-Arzneimittelbehörde *FDA (Food and Drug Administration)* die Liste der

Nebenwirkungen auf dem Beipackzettel dieser Blutfettsenker erweitert und hinzugefügt, dass diese Arzneien kognitive Beeinträchtigungen hervorrufen (wie im Kapitel »*TSH – nicht erfasste Schilddrüsenkranke*« bereits dargelegt) und das Diabetes Typ 2-Risiko erhöhen können.[96]

Gegen diese Entscheidung der US-Arzneimittelbehörde ging die Pharmabranche auf die Barrikaden und führte ihren üblichen Krieg, der anhand von »wissenschaftlichen Studien« geführt wird. So versuchte 2015 eine in der amerikanischen Ärztezeitung *JAMA* (die Bibel der US-Ärzte) publizierte Studie den Zusammenhang zwischen Statinen und kognitiven Einschränkungen (die in Einzelfällen bis zu einer retrograden Amnesie, also bis zum Gedächtnisverlust führen können) zu verharmlosen. Die Ergebnisse dieser Studie (Leiter: Brian L. Strom, *Rutgers University*) wurden auch in der Online-Fachzeitschrift *Ärzteblatt.de* veröffentlicht – mit folgendem Hinweis: »*Strom und seine Mitautoren geben Interessenkonflikte mit mehreren Herstellern von Statinen an.*«[97]

Ein wichtiger Hinweis, der in einer deutschen Fachzeitschrift übernommen wurde, damit Ärzte sich vielleicht ein Bild machen konnten. Ein Krieg wird aber nicht nur mit einer einzigen Studie geführt (der Waffeneinsatz muss Wirkung entfalten), und so kam im selben Jahr (2015) eine weitere Studie heraus, die ähnliche Ergebnisse lieferte wie die erste. Auch hier wurde der Hinweis der US-Arzneimittelbehörde *FDA* als unberechtigt dargestellt und betont, dass keine kognitiven Beeinträchtigungen durch Statine auftreten würden. Im letzten Abschnitt dieser Abhandlung, in der die Autoren mögliche Interessenkonflikte angeben müssen, ist zu lesen: »*In den vergangenen 36 Monaten lagen bei den Autoren keine Interessenkonflikte vor, die für diese Studie relevant wären. Dr. Ott* (der Leiter der Studie – Anm. der Autorin) *erhielt Zuwendungen für klinische Studien zur Alzheimerkrankheit von Lilly, Avid, Roche, Baxter, TauRx, Merck, Pfizer und Jannsen […]*«[98]

Seit 36 Monaten gab es also keine Interessenskonflikte, die nach eigenen Angaben der Autoren für diese Studie von Relevanz gewesen wären ... und was war davor? Wer entscheidet, welche Interessenskonflikte von Relevanz sind? Der Autor? Und welche Tragweite hat die Tatsache, dass der Hauptverfasser für seine anderweitigen Forschungsarbeiten ständig von der Pharmabranche finanziert wurde – und zwar von Firmen, die auch Statine vermarkten? Was bedeutet dies alles für uns Patienten?

Die Fragen häufen sich: Wie viele Studien, die den Einsatz von Statinen und Co. befürworten, enthalten überhaupt Hinweise über Interessenskonflikte? Und was tut die Presse, unsere vierte Gewalt im Staat, die eigentlich als Kontrollinstanz agieren sollte? Wie geht sie mit all diesen Fakten um?

Die o. g. Studie (Leiter: Dr. Ott) wurde international von den meisten Medien übernommen, ohne auf mögliche Interessenskonflikte hinzuweisen.[99] Dagegen wurde der australische Beitrag über die fehlende Transparenz bei den Rohdaten für Statine weltweit von gerade einmal 11 Nachrichtenmedien übernommen.[100]

Nach der Veröffentlichung kritischer Beiträge wird seitens der Statin-Verfechter immer der Vorwurf laut, man würde Patienten über die Wirksamkeit dieser Medikamente verunsichern und deren Absetzung befürworten – und sich somit mitschuldig am Tod Tausender machen.[101]

Es wird also mit allen Mitteln gekämpft: Statine gehören nun einmal zu den am meisten verschriebenen Medikamente weltweit.[102]

Auch unter den Fachleuten und den Fachzeitschriften, wie von *Zeit Online* 2017 dargelegt, eskalierte der Kampf um die Statine (in diesem Fall geht es um ihren präventiven Einsatz). Ein Krieg, der selbst unter solch wichtigen und traditionellen Fachzeitschriften wie *The Lancet* und dem *BMJ* (vormals *British Medical Journal)* ausgetragen wird – mit einem erstaunlichen medizinischen Florettgefecht über die Art und Weise, wie wissenschaftliche Studien durchgeführt werden sollten.[103]

Zeit Online ist der Auffassung, diese Streitereien würden die Patienten nur noch mehr verunsichern. Meiner Meinung nach ist die fundamentale Debatte darüber, wie Forschung heute betrieben wird, eigentlich nur zu begrüßen – denn Manipulationen und Fakes haben in der Gesundheitsbranche nichts zu suchen. Die Entscheidungen der ärztlichen Gremien und somit die der Ärzte, die uns behandeln, basieren nämlich – und dies muss betont werden – auf Forschungsergebnissen.

Selbst die Befürworter der Statine, in diesem Fall der Lancet, sind der Auffassung, dass ein Tribunal eingerichtet werden sollte, um manipulierte Studien besser unter die Lupe nehmen zu können und manipulierende Wissenschaftler dementsprechend zu sanktionieren.[104]

Der oben erwähnte Artikel der *Zeit-Online* (2017) brachte erfreulicherweise eine Zusammenfassung der Probleme in Bezug auf Statine und wissenschaftliche Forschung:

»*Fiona Goodlee vom BMJ* [vormals *British Medical Journal*, Anm. d. Autorin] *und ihre Kollegen bemängelten vergangenen September, dass viele Patienten, die Nebenwirkungen spüren, früh aus den Studien ausscheiden und deswegen nicht mehr in die Auswertung einbezogen werden. Und sie unterstellen Voreingenommenheit der Experten. Die meisten Forscher bekämen Gelder aus der Pharmaindustrie und hätten deshalb ein Interesse, die Daten besonders gut aussehen zu lassen. Auch seien die Rohdaten noch immer nicht für andere Wissenschaftler öffentlich zugängig. Solange das nicht geschieht, werden die Kritiker wohl keine Ruhe geben.*«[105]

Können sie auch nicht, denn es geht hier um die Gesundheit der Menschen und die Zukunft unserer Kinder. Die Käuflichkeit von medizinischen Studienergebnissen ist wahrscheinlich eines der verwerflichsten ethischen Probleme unserer Zeit. Aber man kann Hoffnung schöpfen – siehe die englische Plattform EBMLive oder die deutsche Webseite[106], wo sich Wissenschaftler, die sich ihre Ethik erhalten haben, gegen die weitverbreiteten Missstände in der medizinischen Forschung stemmen.

Im Februar 2020 fand in Basel die 21. Jahrestagung des EbM-Netzwerks statt zum Thema »*Nützliche patientenrelevante Forschung – Wie bekommen wir die Evidenz, die wir brauchen?*«[107]

Es gibt also einen wachsenden Pool von Ärzten und Wissenschaftlern, die die unethischen Vorgehensweisen in der Forschung missbilligen und sich mutig auf die Seite der Patienten und der Wahrheit stellen.

Zu diesen zählt auch Robert DuBroff von der University of New Mexico (USA). Seiner Ansicht nach ist die Cholesterin-Hypothese sehr wahrscheinlich falsch und Statine sind nicht in der Lage, die von ihnen erhoffte Wirkung zu erzielen. Im *American Journal of Medicine* wiederholte er 2018, was er bereits früher einmal publiziert hatte: dass mehrere Studien zum Thema cholesterinsenkende Medikamente vor 2004 von Skandalen überschattet waren. Danach zeigten wichtige randomisierte Studien zwar die blutfettreduzierende Wirkung der Statine – allerdings hatten die Medikamente in nur 2 (!) der 29 überprüften Studien einen positiven Einfluss auf das Sterblichkeitsrisiko, während zwei Drittel dieser Forschungen überhaupt keine positive Wirkung auf das Risiko von Herz-Kreislauf-Erkrankungen ergaben. *»Diese ungünstigen Verläufe sowie die widersprüchlichen Ergebnisse weisen darauf hin, dass die Blutfett-Hypothese gescheitert ist.«*[108]

Warum also weiterhin routinemäßig Statine verschreiben? Warum gerade diese höchst umstrittenen Medikamente, die seit Jahrzehnten (!) viele unterschiedliche Nebenwirkungen verursachen können? Und zwar nicht nur Muskelprobleme (obwohl diese immerhin bei einem Drittel der mit Statinen behandelten Patienten auftreten[109]), sondern auch kognitive Beeinträchtigungen. Letzteres wurde erst kürzlich (2019) wieder von einer australischen Studie bestätigt.[110]

Wie oben erwähnt, hatte die *Food and Drug Administration (FDA)* bereits 2012 den Beipackzettel für Statine ändern und darin hinzufügen lassen, dass diese Medikamente eine Erhöhung des Blutzuckers und des HbA1c hervorrufen können. (Nachzulesen auf der von der FDA für Patienten eingerichteten Internetseite.)[111]

Daraufhin sah sich der US-Pharmariese *Pfizer* 2014 einer Klagewelle von Abertausenden Frauen ausgesetzt, die die Entstehung ihres Diabetes Typ 2 auf Atorvastatin (eines der meistverschriebenen Statine) zurückführten.[112]

Dieses Statin wird in den USA unter dem Namen *Lipitor*, in anderen Ländern unter den Namen *Sortis* und *Atorvalan* verkauft. Von den US-Richtern wurde entschieden, die Klagen gegen *Pfizer* zu einer einzigen Sammelklage zu vereinen. Der Gerichtsprozess ist noch im Gange, aber man geht davon aus, dass der Pharmariese am Ende eine hohe Summe an die statingeschädigten Frauen auszahlen wird.[113]

Auf der Webpage der John Foy Kanzlei (diese US-Anwälte sind auf Körperverletzungen spezialisiert und vertreten die Patienten in der o. g. Sammelklage) ist zu lesen, dass bei Frauen alle (!) Statine das Risiko von Diabetes Typ 2 erhöhen – und das Erkrankungsrisiko bei Frauen in den Wechseljahren laut Studien sogar bis zu 50 % ansteigt.[114]

Nicht alle Ärzte sind auf dem Pharma-Auge blind: Es gibt einige, die sich couragiert weigern, den Leitlinien zu folgen, und die ihren Patienten trotz erhöhter Blutfettwerte dieses Medikament ersparen – zumal es unter anderem das Parkinsonrisiko erhöhen könnte.[115]

Vielleicht ist die Medizin dabei, sich nach Jahrzehnten des Wegduckens vor der Macht der Pharmariesen und ihrer Gelder wieder ihrer eigentlichen Rolle bewusst zu werden, auch was Forschung und Wissenschaft anbelangt (siehe hierzu die ausführlichen Darlegungen des Netzwerks *Evidenzbasierte Medizin*). Die korrekt durchgeführten Studien zu implementieren würde auch bedeuten, die Anpassung der Referenzbereiche für die Blutwerte endlich richtig anzugehen.

Im Fall des schilddrüsenstimulierenden Hormons TSH bräuchte man vielleicht nur den oberen Grenzwert nach unten zu verlagern, um Diabetes Typ 2 und erhöhte Blutfette bereits im Vorfeld (und zwar schon ab einem TSH-Wert von 2,5 mU/l) durch einfache Gabe von niedrigdosierten Schilddrüsenhormonen zu reduzieren. Welche Rolle die Schilddrüse bei der Bekämpfung dieser Erkrankungen spielt, wurde bereits in den entsprechenden Abschnitten und Kapiteln erörtert (siehe dazu auch Kapitel 1). Hier sei nur kurz erwähnt, dass bei einem hohen Cholesterinwert auch Jod von Vorteil ist – insbesondere für Frauen, die diesbezüglich einen Mangel aufweisen oder übergewichtig sind (und somit im Grunde genommen bereits an einer Schilddrüsenunterfunktion leiden).[116]

Solange jedoch diese TSH-Anpassungen nicht erfolgen, werden wir aufgrund unerkannter Schilddrüsenprobleme weiterhin mit erhöhten Blutfetten und erhöhtem Zucker im Körper kämpfen. Einige Wissenschaftler sind der Auffassung, dass Insulin-Resistenz (also eine Zuckerproblematik) für Herzinfarkte verantwortlich ist – und eine wachsende Anzahl von Ärzten und Forschern deklariert öffentlich, dass die Cholesterin-Hypothese (denn um nichts anderes als eine Hypothese handelt es sich dabei) endlich begraben werden sollte.[117]

Wie die Forschung aufzeigt, können wir mit einem gesunden Lebenswandel (also mehr Bewegung, mehr Gemüse, etc.) sehr viel mehr für unsere Herzgesundheit tun als mit dem Schlucken von Statinen.[118]

Die Kontroverse um die Wirkung der Statine wird aber wohl erbittert weitergeführt und die zweifelhafte und inzwischen von zahlreichen Wissenschaftlern als falsch erkannte Cholesterin-Hypothese aufrechterhalten werden – und die Statine werden als einer der erfolgreichsten Verkaufsschlager der Pharmabranche in die Geschichte eingehen.

KAPITEL 3

EISEN, BURN-OUT & CO.

Wie wichtig Mineralstoffe für das Leben sind, wissen seit eh und je bereits unsere nächsten Verwandten, die Schimpansen.

Wissenschaftler der Universität Oxford beobachten seit 1990 eine Gruppe dieser Primaten im Budongo-Wald, einem Wildschutzgebiet in Uganda. In den letzten Jahren haben sie eine absonderliche Verhaltensweise festgestellt: Diese Schimpansen fressen vermehrt Tonerde und/oder trinken Wasser aus Lehmgruben. Der Grund dafür ist vermutlich die zunehmende Zerstörung der lokalen Raphia-Palmen, deren Mark den Schimpansen bisher als Mineralstoffquelle gedient hatte. Seit diese versiegt, haben sie instinktiv nach neuen Möglichkeiten gesucht, um Mangelerscheinungen auszugleichen (diese Verhaltensweise ist bei Schimpansen bekannt). In der Tonerde, die reichlich Mineralstoffe wie Eisen, Mangan, Magnesium und Kalium enthält, fanden sie eine neue Quelle.[119]

Sie werden sich nun sicher fragen, was Schimpansen und das Essen von Ton und Lehm mit diesem Kapitel zu tun haben. Nun, Sie werden es im Laufe der Lektüre entdecken. So viel sei vorweggenommen – es hat indirekt mit dem »falschen« Blutparameter Eisen zu tun, aber auch mit den willkürlich und »falsch« gesetzten Normbereichen für Ferritin (einen Eiweißstoff, der zur Speicherung des Eisens in den Zellen dient). Viele Menschen, die gravierend unter einem unentdeckten Eisenmangel leiden, verhalten sich genauso wie die Budongo-Schimpansen und stecken sich Lehm und Erde in den Mund.[120]

In der Fachsprache bezeichnet man diese Essstörung als Geophagie. Wie etlichen Fallbeschreibungen auf *PubMed* zu entnehmen ist[121], kommt sie in unserer wohlhabenden, zivilisierten westlichen Welt nachweislich bis heute vor (u. a. in den USA und der Schweiz). Der Grund: Auch im 21. Jahrhundert wird Eisenmangel in den meisten Fällen immer noch nicht richtig diagnostiziert. [122] (Mehr über dieses bemerkenswerte Phänomen finden Sie in dem Kapitel »*Geophagie – Appetit auf Erde*«.)

KURZE EINFÜHRUNG – EISEN UND SEINE BEDEUTUNG

Eisen wird als Spurenelement bezeichnet, da es im menschlichen Körper nur in winzigen Mengen vorliegt (3 bis 5 g). Trotzdem spielt dieser Mineralstoff in unserem Körper die Hauptrolle schlechthin, denn er bindet und transportiert Sauerstoff.

Je weniger Eisen, desto weniger Sauerstoff. Die Folgen: Zunehmende Müdigkeit, Antriebslosigkeit, Depression, Lethargie, Burnout[123] und Kurzatmigkeit – bis hin zu Unfruchtbarkeit und gravierender Herzinsuffizienz. [124]

Gut verpackt als Zentralatom eines Proteinmoleküls, bildet Eisen das uns bekannte Hämoglobin, den roten Blutfarbstoff. Vielleicht erinnern Sie sich aus der Schulzeit, dass das in den Pflanzen enthaltene Chlorophyll, der grüne Blattfarbstoff, dem Hämoglobin sehr ähnlich ist – mit dem Unterschied, dass bei Pflanzen nicht Eisen, sondern Magnesium das Zentralatom bildet. Fehlt einer Pflanze Magnesium, bilden sich auf ihren kraftlos werdenden Blättern helle Flecken. Bei einem Menschen, der unter Eisenmangel leidet, zeigen sich Haut und Schleimhäute zunehmend fahl und blass, und seine Energie schwindet. Die Natur hat hier also ähnliche Strategien entwickelt für Tiere und Pflanzen – zwei Lebensformen, die wohl kaum unterschiedlicher sein könnten.

Trotz ihres gewaltigen Unterschieds steht eine der beiden Lebensformen der anderen zu Diensten: Das Magnesium im Chlorophyll der Pflanzen hilft, das Sonnenlicht zu absorbieren und die Photosynthese in Gang zu setzen, die schließlich mit der Produktion von Sauerstoff endet. Und genau dieser Sauerstoff wird beim Einatmen durch den Menschen dann an die Eisenatome in unserem Hämoglobin gebunden – und erhält uns am Leben.

Eisen übernimmt aber nicht nur den lebensnotwendigen Sauerstofftransport in unserem Körper, sondern ist auch für viele wichtige Stoffwechselprozesse unabdingbar (man geht davon aus, dass es an 180 Körperfunktionen beteiligt ist).[125] Für die Schilddrüse ist beispielsweise nicht nur Jod unerlässlich, sondern auch Eisen – und auch das Herz verdankt seine stählerne Schlagkraft diesem Mineralstoff.

Eine Unterversorgung, aber auch eine Überladung mit diesem Element kann schlimme Folgen für unsere Gesundheit haben. In diesem Kapitel werden wir uns aber ausschließlich mit dem Eisenmangel und den Unzulänglichkeiten des aktuellen Medizinbetriebes beschäftigen, denn wie auch die Ärzte des Universitätsklinikums Hamburg-Eppendorf auf ihrer Webseite betonen: »*Eisenmangel ist medizinisch gesehen weltweit immer noch ein ungelöstes Problem.*«[126]

Bevor wir uns tiefer mit der fundamentalen Bedeutung von Eisen für Gesundheit und Wohlbefinden befassen, vorab kurze Erläuterungen zu einigen Blutparametern, wie sie häufig verwendet werden.

Um einen Mangel bzw. einen Überschuss an Eisen im Körper festzustellen, ordnet der Arzt eine Blutuntersuchung an. »*Bei der*

Eisenbestimmung wird der Blutwert für Eisen und für Substanzen, die im Eisenstoffwechsel eine große Rolle spielen, gemessen. Dies sind im Wesentlichen frei verfügbares Eisen (Fe^{2+}), Ferritin (ein Eisenspeicher-Eiweiß) und Transferrin (Eisentransport-Eiweiß). Durch die Eisenbestimmung kann unter anderem ein Eisenmangel nachgewiesen werden, der zu den Hauptursachen von Blutarmut (Anämie) gehört.« Diese zum Teil veraltete Information steht nach wie vor auf dem Chirurgie-Portal, obwohl diese Webseite 2013 insgesamt aktualisiert wurde.[127]

Aus dem vorgehenden Zitat lässt sich ersehen, dass viele Ärzte immer noch den Parameter »Eisen« messen lassen – dabei steht bereits seit 2005 fest (*ÄrzteBlatt*)[128], dass dieser zur Ermittlung eines Eisenmangels nicht verlässlich ist. Auch die *Leitlinie der Deutschen Gesellschaft für Hämatologie und Onkologie* 2011 betrachtet Eisen als Parameter zur Bestimmung des Eisens als »*obsolet*«, weil dieser Analyt (fachsprachlich: der zu bestimmende Stoff) zu hohen Tagesschwankungen unterliegt und somit ungeeignet ist, einen Eisenmangel festzustellen.

Um die Eisenkonzentration im Blut des Patienten zu messen, stehen dem Arzt tatsächlich noch andere und womöglich viel bessere Parameter zur Verfügung (Liste siehe Abschnitt »*Eisenmangel – Laborparameter und Labordiagnostik*«).

Wie vielen aus der Praxis bekannt sein dürfte, lässt der Arzt aber üblicherweise nur Eisen und/oder Ferritin vom Labor checken. Da zur Feststellung eines Eisenmangels die Messung der Eisenkonzentration ausscheidet, werden hier nur die Normbereiche für Ferritin angeben, wie sie in der o. g. Leitlinie aufgeführt sind:

Frauen: 15–150 µg/l, Männer: 30–400 µg/l.

Wird der untere Grenzwert von Ferritin unterschritten, besteht ein Eisenmangel. Beim Überschreiten des oberen Grenzwertes wird eine Eisenüberladung diagnostiziert.

Der untere Grenzwert, der an Eisenmangel leidende Patienten von angeblich gesunden unterscheidet, ist seit Jahren unter Beschuss, wird selbst von Ärzten und Medizinprofessoren in Zweifel gestellt und teilweise auf das Schärfste kritisiert.

Auch bei sogenannten normalen Eisenwerten leiden nämlich viele Patienten an mannigfachen Symptomen, die mit einer Eisenunterversorgung im Zusammenhang stehen und die Lebensqualität stark einschränken können. Da der untere Grenzwert von Ferritin jedoch viel zu niedrig angesetzt ist, werden diese Menschen sehr oft ohne Diagnose und entsprechende Therapie nach Hause geschickt.

Ein Eisenmangel kann zu Blutarmut (Anämie) führen, deshalb werden zur Feststellung dieser Erkrankung auch noch andere Werte überprüft, z. B. das bekannte Hämoglobin. Für diesen Stoff gelten folgende Normbereiche:

Frauen 12,3–15,3 g/dl, Männer 14,0–17,5 g/dl.

Und nun zum ausführlicheren Teil, der Ihnen hoffentlich weiterhelfen wird, Ihre Gesundheit besser zu schützen.

In dieser Welt, die tagtäglich von Informationen (nützlichen wie nutzlosen) überflutet wird, gibt es bekanntes (weit verbreitetes) und (weitgehend) unbekanntes Wissen. Denkt man an das Eisberg-Modell, würde die Masse der unbekannten Informationen sicherlich den größten und somit den verborgenen Teil dieser Informationswelt bilden. Einem mündigen Patienten bleibt somit gar keine andere Wahl, als sich selbst aktiv Wissen anzueignen, will er die Entscheidungen über seine Gesundheit und sein Leben nicht völlig anderen überlassen.

DIFFUSER EISENMANGEL IN EUROPA UND IN DEN USA

Laut WHO leiden 30 % der Weltbevölkerung an einer Blutarmut (Anämie), die in den meisten Fällen durch Eisenmangel verursacht wird.[129] Der Eisenmangel ist somit die weltweit häufigste Mangelerkrankung des Menschen. Der Glaube, dass dieser Mangel nur in den Entwicklungsländern vorherrsche und es in Europa und den übrigen Industrieländern keine Eisenunterversorgung gäbe, ist ein großer Irrtum. In den USA ist der Prozentsatz der Patienten, die an Eisenmangel leiden, immer noch hoch, aber geringer als in Europa,[130] vermutlich aufgrund des stärker verbreiteten Konsums von Nahrungsergänzungsmitteln oder aufgrund lokaler politischer Entscheidungen, die zu einer Eisenanreicherung des Weizenmehls geführt haben.[131] Letztere Maßnahme wird übrigens auch von der Weltgesundheitsorganisation (WHO) empfohlen.

In Europa stellt Eisenmangel demnach ein größeres Problem dar als in den USA. Nach Schätzungen leiden in den europäischen Ländern bis zu 10 % der Menschen an Eisenmangel, davon gut 20 % der Frauen im gebärfähigen Alter. Bei immerhin 4–8 % der europäischen Jugendlichen im Alter zwischen 13 und 15 besteht ein Eisenmangel ohne Blutarmut, also ohne Anämie.[132]

Von dieser Unterversorgung sind aber auch noch Jüngere betroffen, denn »*Eisenmangel gehört in der westlichen Welt zu den häufigsten Mangelerscheinungen bei Säuglingen und Kleinkindern. In einer Studie von Male et al. (2001) betrug bei einjährigen Kindern aus elf Regionen Europas die Prävalenz eines Eisenmangels 7,2 % und die einer Eisenmangelanämie 2,3 %.*«[133]

Obwohl all diese Daten in der Leitlinie der Deutschen Gesellschaft für Hämatologie und Onkologie sowie in den Veröffentlichungen der Deutschen Gesellschaft für Ernährung nachzulesen sind und somit die Ärzte zu einer gezielten Anamnese und eine sorgfältige Diagnostik veranlassen sollten, müssen viele Patienten ihre Ärzte erst darum bitten, ihre Eisenwerte checken zu lassen.[134]

Wahrscheinlich kursiert in den Köpfen vieler Ärzte die irrige Annahme, dass die Menschen in Europa gut ernährt seien und in unseren Breiten somit kaum ein signifikanter Eisenmangel auftreten könne (höchstens bei bestimmten Krankheiten wie Niereninsuffizienz, Krebs oder chronisch entzündlichen Darmerkrankungen).

Ein weiterer gravierender Denkfehler, der die niedergelassenen Ärzte dazu verleitet, das Problem Eisenmangel weder zu erkennen noch zu diagnostizieren, ergibt sich daraus, dass sie sich häufig mit den Befunden des Blutbildes zufriedengeben. Sind die Anzahl der roten Blutkörperchen und die Konzentration von Hämoglobin in Ordnung, wird davon ausgegangen, dass der Patient diesbezüglich gesund ist. Hier wird aber Blutarmut mit Eisenmangel verwechselt, denn nicht nur Blutarmut, sondern auch Eisenarmut kann uns krank machen. Wie wir später erkennen werden – und wie es auch eindeutig die oben erwähnte Leitlinie besagt –, ist Eisenmangel nämlich nicht mit einer Anämie gleichzusetzen, die anhand festgelegter Hämoglobinwerte definiert wird.

Bevor wir detaillierter auf verschiedene Aspekte eingehen – welche Probleme bei den Laborbestimmungen auftreten können, welche Stoffe untersucht werden sollten, um einen Eisenmangel aufzudecken, und welche Normbereiche für Ferritin korrekt wären –, sollten wir uns kurz einmal anschauen, wie eine Eisenunterversorgung überhaupt entstehen kann.

URSACHEN FÜR EISENMANGEL

Warum gerade Frauen in gebärfähigem Alter von Eisenmangel stark betroffen sein können, dürfte bekannt sein. Junge und nicht mehr so junge Frauen, die mit besonders lange andauernden oder sehr starken Menstruationen kämpfen, sollten diese eigentlich »unnatürlichen« Regeln ihren Ärzten mitteilen, denn sie könnten u. a. ein Zeichen für Schilddrüsen- oder andere Hormonprobleme sein. Sicher ist, dass solche Perioden das Risiko eines Eisenmangels massiv erhöhen.

Da Eisen notwendig ist für das Wachstum, kann ein möglicher Mangel speziell bei Kindern gravierende Folgen haben (insbesondere für das Gehirn) – umso mehr, wenn sie phosphathaltige Fertignahrung und Getränke zu sich nehmen oder wenn in der Familie auf eine strikte Reduzierung des Fleischkonsums geachtet wird. Weniger bekannt ist, dass auch männliche Jugendliche in der Wachstumsphase nicht vor einem Eisenmangel gefeit sind.

Eine Unterversorgung kann sich ergeben, wenn nicht genügend Eisen mit der Nahrung aufgenommen wird oder die Resorption dieses Mineralstoffes durch Fertigprodukte oder (insbesondere koffeinhaltige) Getränke gehemmt wird. Bestimmte Polyphenole, wie sie u. a. in Tee, Kaffee, Energydrinks und Schokolade vorkommen, binden das mit der Nahrung aufgenommene Eisen und machen es somit für den Körper unverwertbar. Auch Ausdauersport kann die Eisenreserven massiv verbrauchen, ebenso wie Schlankheitsdiäten und andere einseitige Ernährungsweisen.

Einige Gruppen sind besonders anfällig für eine Unterversorgung mit Eisen, darunter Veganer, Menschen mit Essstörungen (Anorexie oder Bulimie) sowie all diejenigen, die sich falsch ernähren.

Die moderne Armut, die vor allem Kinder, Jugendliche und ältere Personen betrifft, schafft eine neue Gruppe Menschen, deren Eisenreserven schnell verbraucht sind. Wissenschaftlichen Schätzungen zufolge riskieren bis zu 30 % der älteren Menschen eine Unterversorgung, weil sie zu wenig Eisen aus den Nahrungsmitteln resorbieren[135] oder wenn sie Medikamente gegen Magensäure, Sodbrennen und Reflux nehmen.[136]

Wenn man bedenkt, dass sich entzündliche Erkrankungen des Magen-Darm-Trakts negativ auf die Eisenaufnahme auswirken, dann muss man sich fragen, wie viele Menschen – insbesondere Jugendliche, die an Zöliakie, Morbus Crohn oder Colitis ulcerosa leiden – wohl kaum ausreichende Eisenreserven bilden können. Tatsache ist, dass es bei Patienten mit Darmentzündungen sehr oft zu einem schwerwiegenden Eisenmangel bis hin zu einer manifesten Anämie kommen kann. Dies wurde jedenfalls von diversen wissenschaftlichen Studien und während eines europäischen Kongresses zu dieser Thematik (2014) konstatiert.[137]

Dann gibt es noch die Schar derer, die an einer unentdeckten Magenschleimhaut-Atrophie leiden, sowie diejenigen, bei denen eine reduzierte Säureproduktion vorliegt (wie etwa Patienten mit Schilddrüsenunterfunktion) – und auch jene, die z. B. besonders viel Milchprodukte (Kalzium) und Sojaprodukte (Phytinsäure) zu sich nehmen. All dies verhindert die vollständige Verwertung aufgenommenen Eisens im Körper.

Durch Eisenmangel gefährdet sind auch Menschen, die häufig Blut spenden, die an chronischen Entzündungen, Polypen, Hernien oder Autoimmunkrankheiten leiden – ebenso all diejenigen, die naturgemäß einen erhöhten Eisenbedarf haben (neben Kindern im Wachstum auch Schwangere, Hochleistungssportler, Marathonläufer, etc.).

All diese Menschen könnten womöglich eine Verbesserung ihrer Lebensqualität erreichen, wenn der Eisenmangel bei ihnen korrekt festgestellt würde. Dazu bedürfte es aber der (längst fälligen) Anhebung des untersten Grenzwerts für Ferritin, außerdem müssten neue Blutparameter hinzugezogen werden wie »ZPP« (siehe o. g. Leitlinie) oder »% HRC« (siehe Appendix B der überarbeiteten europäischen evidenzbasierten Leitlinie für die Behandlung der Anämie in Patienten mit chronischer Niereninsuffizienz).[138]

Einen Versuch wäre es jedenfalls allemal wert – auch angesichts der Tatsache, dass Medizin nun einmal keine exakte Wissenschaft ist, wie selbst Professoren dieser Disziplin immer wieder nachdrücklich betonen.[139]

WAS SAGEN DEUTSCHE EXPERTEN ZU FERRITIN?

Wichtig ist zu wissen, dass in der entwickelten Welt die Anzahl der Menschen, deren Eisenreserven unzureichend sind, viel größer ist als die Anzahl derer, die an einer manifesten Eisenmangelanämie leiden. Der britischen Ärzte-Webseite *Patient* ist zu entnehmen, dass es vermutlich dreimal so viele sind.[140]

Wohl auch aus diesem Grund werden in der Leitlinie der Deutschen Gesellschaft für Hämatologie und Onkologie (2011) drei unterschiedliche Phasen des Eisenmangels beschrieben.

Wird das ausgeschiedene Eisen durch das mit der Nahrung aufgenommene Eisen nicht ausreichend ersetzt (aus welchen Gründen auch immer – siehe oben), dann muss man davon ausgehen, dass die Eisenbilanz irgendwann nicht mehr stimmt.

Im Anfangsstadium wird das Eisen in den dafür vorgesehenen Speicherorganen (z. B. in der Leber) lediglich reduziert sein.

Im nächsten Stadium entsteht ein funktioneller Eisenmangel, weil dem Körper für die Blutbildung im Knochenmark nicht mehr genügend Eisen zur Verfügung steht:e»*Im Stadium II … ist die Versorgung der erythropoetischen Vorstufen im Knochenmark nicht mehr ausreichend, das Hämoglobin liegt jedoch noch im Normbereich.*«[141]

Mit den üblicherweise untersuchten Stoffen wird dieser funktionelle Eisenmangel in den Blutbefunden *nicht sichtbar*, denn der Hämoglobinwert bleibt ja im Normbereich. Ab diesem zweiten Stadium aber »*wird der Eisenmangel zur Erkrankung, indem die Zellen nicht mehr ausreichend mit Eisen versorgt werden können*«. [142]

Es liegt also eine Erkrankung vor, die jedoch im Blutbild und somit in den Blutbefunden (wenn keine anderen Parameter gemessen wurden) *nicht erkennbar* ist.

Zur Erinnerung: Ein Blutbild gibt Auskunft über die Menge an Hämoglobin sowie über die Anzahl und Beschaffenheit verschiedener Zellen des Blutes. Ein Blutbefund beinhaltet üblicherweise die Ergebnisse des Blutbildes sowie die Messwerte weiterer Parameter, die nicht über den Zustand des Blutes als solches, sondern (nach offizieller Leseart) über den Zustand von Organen sowie anderen Geweben Auskunft geben.

Im dritten Stadium, also sobald im Blutbefund der Hämoglobinwert zu niedrig ist, spricht man von einer Eisenmangelanämie. Die Verfasser der oben erwähnten Leitlinie schreiben dazu: »*Im Stadium III ist die mangelhafte Eisenversorgung der Körperzellen bereits so ausgeprägt, dass die Hämoglobin-Normwerte unterschritten wurden.*«[143]

Die Ärzte und Professoren, die diese deutsche Leitlinie erarbeitet haben, schreiben also eindeutig und unmissverständlich, dass Hämoglobin völlig im Normbereich liegen kann, obwohl der Eisenmangel bereits die Blutbildung beeinträchtigt und somit eindeutig eine Erkrankung vorliegt. Das bedeutet im Klartext, man kann schon lange krank sein, obwohl die Hämoglobinwerte »in Ordnung« sind.

Es gibt also doch Ärzte, die weiterdenken und, wenn auch indirekt, einräumen, dass einige Blutbefunde nicht aussagekräftig genug sind. (Ähnliches erfahren wir übrigens bei Kalzium. Auch hier können die Werte im Blut völlig »im Normbereich« liegen, obwohl jemand vielleicht schon seit Jahren Kalzium aus dem Knochengewebe verliert und an einer Osteoporose leidet – siehe Kapitel: *Kalzium, Osteoporose …*)

Die Frage, die man sich als Arzt hier eigentlich unwillkürlich stellen müsste, ist folgende: Inwieweit machen sich womöglich auch die anderen wichtigen Blut-, Organ- und Gewebeparameter »viel zu spät« in den Blutbefunden bemerkbar? In der Konsequenz bedeutet das nämlich, dass Menschen bereits krank sind, *lange bevor* in ihren Blutbefunden auffällige Werte auftauchen, das heißt, sie erhalten weder eine Diagnose noch eine entsprechende Therapie – in jedem Fall nicht rechtzeitig.

Dies sei in der Praxis tatsächlich häufig der Fall, wie mir ein Professor für Endokrinologie an der Universität La Sapienza in Rom hinter vorgehaltener Hand bestätigte – insbesondere bei Schilddrüsenpatienten (siehe Kapitel: *TSH – nicht erfasste Schilddrüsenkranke*).

EISENMANGEL – FALSCHE NACHWEISSTOFFE, FALSCHE NORMBEREICHE

Um festzustellen, ob eine Eisenunterversorgung besteht, wurde den Ärzten in den letzten Jahrzehnten nahegelegt, das *Ferritin* messen zu lassen.

Wie einem wissenschaftlichen Artikel im *Ärzteblatt* 2005 und der Leitlinie der Deutschen Gesellschaft für Hämatologie und Onkologie von 2011 zu entnehmen ist[144], hatte man erkannt, dass die Bestimmung von Eisen (das jahrelang als Hauptparameter galt und verwendet wurde!) keine zuverlässigen Befunde abgab.

Laut einer Aufstellung der Gesetzlichen Krankenkassenvereinigung (GKV) aus dem Jahre 2014 wurden aber – fast 10 Jahre später! – immer noch über 11 Millionen Blutproben eingereicht, bei denen Eisen untersucht wurde. Nur bei 7 Millionen Blutproben wurde die Analyse von *Ferritin* angeordnet. Um einen Eisenmangel festzustellen, verwenden viele Ärzte also immer noch den falschen und (offiziell eigentlich) ungültigen Parameter »*Eisen*«.

Wie den o. g. Zahlen zu entnehmen, wird auch Ferritin gemessen in der Annahme, dieser neue heilige Gral der Eisenmangeluntersuchung ergebe zuverlässigere Blutbefunde. Dem ist aber nicht so, denn leider hat auch die Ferritin-Messung ihre Tücken. Laut einer US-amerikanischen Studie hat Ferritin »*… eine begrenzte prognostische Relevanz und ist großen Schwankungen unterworfen aufgrund der im Labor benutzten Assays …*«[145] Unterschiedliche Nachweismethoden ergeben demnach sehr unterschiedliche Blutbefunde.

Das größte Problem aber sind die gewählten Normbereiche für Ferritin, die selbst unter Fachleuten seit fast einem Jahrzehnt vehement umstritten sind.

Die Leitlinie der Deutschen Gesellschaft für Hämatologie und Onkologie scheint aber trotz der heftigen Debatte momentan noch keinen Handlungsbedarf zu sehen und gibt für Ferritin folgende Normwerte an: Frauen: 15–150 µg/l; Männer: 30–400 µg/l (Mikrogramm pro Liter)

Ähnliche Referenzbereiche für Ferritin sind auch in Österreich, der Schweiz und anderen Ländern Europas zu finden.

Hinweis: Diese Werte werden manchmal auch in ng/ml (Nanogramm pro Milliliter) angegeben; die Zahl davor ändert sich dadurch nicht.

Viele Ärzte und Forscher in der Schweiz sind allerdings der Auffassung, dass die gewählten Bereiche gerade für Frauen viel zu niedrig angesetzt seien. Nicht umsonst empfehlen auch US-amerikanische Hausärzte in ihrer Leitlinie, nicht nur bei Männern, sondern auch bei Frauen einen unteren Grenzwert von 30 µg/l anzusetzen.

Dieser US-Leitlinie ist weiterhin zu entnehmen, dass bei Menschen mit einer chronischen Entzündung wahrscheinlich schon bei 50 µg/l eine Eisenmangelanämie besteht.[146]

Die Leitlinie der European Crohn's and Colitis Organisation [ECCO] für die Diagnose und Behandlung chronisch entzündlicher Darmerkrankungen geht sogar noch viel weiter – sie besagt nämlich, dass bei diesen Patienten bereits ein Eisenmangel vorhanden ist, sobald die Ferritinwerte 100 µg/l unterschreiten.[147]

Psychische Symptome wie Abgeschlagenheit, Lethargie, Depressionen, Konzentrationsschwierigkeiten, Burn-out und andere beginnen bei einem Ferritinwert von 50 µg/l oder sogar schon bei 75 µg/l, desgleichen physische Krankheitszeichen wie Kopf- und Nackenschmerzen.

Bereits 2008 haben Schaub et al. in einer Studie aufgezeigt, dass Patienten, die man trotz vorhandener »Normal«werte (Ferritin lag zwischen 25 und 50 µg/l) mit Eiseninfusionen therapierte, sich in den folgenden Monaten erheblich besser fühlten (und auf Antidepressiva bzw. Schmerzmittel verzichten konnten).

Dr. med. Beat Schaub ist einer der großen Pioniere auf diesem Gebiet. Er vertritt die Auffassung, dass – was Eisen betrifft – die menschliche Wohlfühlzone mit einem Ferritinwert von 200 µg/l korreliert. Wie wir später sehen werden, steht er mit dieser Auffassung durchaus nicht allein.

Nach Dr. Schaubs Meinung sollten sich Ärzte wieder mehr Fragen stellen, insbesondere in Bezug auf die Normwerte. Diese Ansicht basiert auf den Resultaten seiner oben erwähnten Studie: *»Die Tatsache, dass nur 14 Prozent der 873 Eisenmangelpatienten* *als anämisch identifiziert wurden, beweist, dass die Diagnose Eisenmangel auf keinen Fall von einer Anämie abhängt. Dies ist nur bei der Eisenmangelanämie der Fall. Auch bei einem Ferritinwert von 25 ng/ml liegt bei 86 Prozent der Patienten der Durchschnittswert des Hämoglobins im normalen Bereich, obwohl viele Patienten unter Beschwerden leiden – auch ohne Anämie.*

Die Resultate dieser Anwendungsbeobachtung weisen eindeutig darauf hin, dass die Normwerte für Ferritin zu überdenken beziehungsweise neu zu definieren sind.

Der bis heute anerkannte und offiziell gelehrte untere Normwert für Ferritin genügt in den meisten Fällen, eine Anämie zu verhindern. Subjektive Befindlichkeitsstörungen wie depressive Verstimmungen, Konzentrationsstörungen, Schlafstörungen können aber schon bei Ferritinwerten unter 75 ng/ml auftreten. Angesichts der Tatsache, dass nicht nur eine Anämie verhindert werden soll, sondern die Patienten auch ein Anrecht auf eine Heilung der anderen durch Eisenmangel verursachten Symptome haben, schlagen wir vor, den unteren Normwert für Ferritin auf mindestens 50 ng/ml anzuheben.«[148]

In seiner Studie über Eisen-Anwendungsbeobachtungen plädierte Dr. Schaub schon 2006 und erneut 2008 dafür, dass an den Universitäten Zürich und Basel endlich diesbezügliche Forschungsarbeit geleistet werden sollte. In Zürich wurde man daraufhin schließlich aktiv.

Nun, die Geschichte dieser Studie könnte fast Thema eines abendfüllenden Films werden: Die Forschungsarbeit über Eisentherapie trotz normaler Ferritinwerte wurde begonnen, nach einiger Zeit aber wieder abgebrochen: Angeblich hatten sich zu wenige Patientinnen zur Teilnahme bereit erklärt. Diese Aussage widerspricht aber dem Ansturm, den die Eisenzentren in der Schweiz erlebt haben und weiterhin erleben: Immerhin lassen dort jährlich über 30 000 Frauen ihre Eisenvorräte wieder auffüllen.[149] Trotz Abbruchs wegen »Mangels an Probanden« führte diese Züricher Studie dennoch zu einigen Erkenntnissen: Bei fast 70 % (!) der Patienten stellte sich eine Besserung der Depressionssymptome ein, sobald sie mit Eisen therapiert wurden. Und das, obwohl ihre Ferritinwerte vor der Behandlung bei 50 µg/l lagen, also völlig im Norm(al)bereich!

Trotzdem beteuerte der Leiter der Studie in den Massenmedien und in den Fachblättern, dass eine Eisentherapie bei Frauen nur dann angebracht sei, wenn ihr Ferritinwert unter dem heute gültigen unteren Grenzwert von 15 µg/l läge …

Viele Kollegen stellten sich daraufhin konsterniert die Frage, warum er und die Universität Zürich es so eilig hatten, die Resultate der eigenen, wenngleich abgebrochenen Studie zu widerlegen. Einige der Schweizer Kollegen gingen in ihrem Unmut sogar so weit, dass sie ihrer Kritik und Verwunderung in einem (lesenswerten!) offenen Brief Ausdruck verliehen: »*Eine Studie wird missbraucht.*«[150]

ERFOLGREICHE EISENTHERAPIE TROTZ NORMALER FERRITINWERTE – WAS SAGT UNS DAS?

Tatsache ist, dass Dr. Schaub mit seiner klaren Forderung nach einer Änderung bzw. Anhebung der Normbereiche für Ferritin nicht allein dasteht. Auch US-amerikanische Ärzte sind dieser Auffassung und beschreiben die hervorragenden Resultate bei Patienten, die trotz ihrer Ferritin-Normwerte von 50 µg/l die typischen Symptome einer Eisenunterversorgung aufweisen.[151]

Auch deutsche Ärzte haben in Studien an verschiedenen Universitäten die Krankheitssymptome von Patienten mit normalen

Ferritinwerten erfolgreich mit Eisen therapiert (bei Schilddrüsenpatienten und bei solchen, die am Restless-Legs- Syndrom litten).

Eine Eisenunterversorgung kann nämlich auch die Schilddrüsenhormonproduktion als solche hemmen, wie Gernot J. Lorenz in einer diesbezüglichen Studie an der LMU München 2009 aufgezeigt hat: »... *Neue Erkenntnisse zeigen, dass ein Eisenmangel ... Schilddrüsenfunktionsstörungen verursachen könnte.*« [152] Um einen Eisenmangel festzustellen, so Lorenz, wurde in seiner Untersuchung nicht von dem üblichen unteren Ferritin-Standardgrenzwert von 15 µg/l, sondern von 30 µg/l ausgegangen. Auch hier konnte nachgewiesen werden, welche bedeutsame Rolle das Eisen spielt: Bei Kropf-Patienten konnte durch Verabreichung von Jod und Eisen eine weitaus deutlichere Besserung erzielt werden als mit Jod allein.

BEISPIEL: DAS RESTLESS-LEGS-SYNDROM (RLS)

Die meisten Krankheitszeichen einer unzureichenden Versorgung mit Eisen sind vielfältig und unspezifisch. Eines davon, das Restless-Legs-Syndrom (RLS oder Ruhelose-Beine-Syndrom) ist inzwischen, wie einige Studien belegen, fast ausschließlich auf einen Eisenmangel zurückzuführen.[153] Folgt man den geltenden Normbereichen, sollte man Patienten, die an diesem Syndrom leiden (üblicherweise ältere Menschen, die aufgrund der unwillkürlichen Beinbewegungen nachts kaum mehr schlafen können) nur dann therapieren, wenn im Blutbefund ein Ferritinwert von unter 15 µg/l steht.

Schon 2008 hatte die Neurologin und Privatdozentin Ilonka Eisensehr (*Nomen est omen*) in einem Interview in der *ÄrzteZeitung* dargelegt, dass man bei Patienten mit dem RLS einen Ferritinwert von über 50 µg/l anpeilen sollte, und dass in vielen dieser Fälle die Standardtherapie mit L-Dopa (Hauptwirkstoff der Parkinson-Medikamente, die auch bei diesem Krankheitsbild immer noch angewandt werden) entfallen könne.[154]

Mehrere Studien über das RLS beweisen eindeutig und unmissverständlich, dass Blutbefunde kaum etwas über unseren Körperzustand aussagen. Selbst bei Menschen mit erhöhten Ferritinwerten (Hämochromatose) kann eine Eisenunterversorgung der Zellen vorliegen: 2005 wurden RLS-Patienten mit *erhöhten* Blut-Eisenwerten einer Magnetresonanzuntersuchung unterzogen, bei der ein Eisen*mangel* im Gehirn festgestellt wurde. Dieser zelluläre Eisenmangel war für das RLS-Syndrom verantwortlich.[155]

Dies verdeutlicht: Man kann hohe Werte eines Stoffes im Blut, aber gleichzeitig einen Mangelzustand dieses Stoffes in den Zellen von Organen und Geweben haben – mit entsprechenden Folgen.

Vermutlich in Anlehnung an die bahnbrechenden Studien von Dr. Schaub sowie an die Leitlinien der Deutschen Gesellschaft für Neurologie[156] haben im Jahr 2015 Ärzte des Universitätsklinikums Köln bei Patienten mit »ruhelosen Beinen« bereits bei einem Ferritinwert von 50 µg/l eine Eisen-Infusionstherapie begonnen (also bei einem Wert, der noch im Normbereich liegt) – und damit sehr gute Resultate erzielt.[157]

Dies zeigt uns, dass sich in der Ärzte-Community diesbezüglich etwas bewegt, wenn auch nur auf rein wissenschaftlicher Ebene. Wie lange es brauchen wird, bis sich die Ärzte diesem Vorgehen auch in ihrer alltäglichen Praxis anschließen und trotz »normaler«

Ferritinwerte eine im Grunde vorhandene Eisenunterversorgung (unter 50 oder 75 µg/l) therapieren – z. B. wenn ein Patient depressiv ist, an Trägheit und Motivationslosigkeit leidet oder dem Burnout-Syndrom ausgeliefert ist –, lässt sich nicht sagen.

Wünschenswert wäre es jedenfalls, denn es kann nicht angehen, dass man nur Patienten mit »ruhelosen Beinen« therapiert und Menschen, die andere Symptome aufweisen, keine Eisensubstitution bekommen.

Möglicherweise haben die Eisenzentren, die in den letzten Jahren in Deutschland, Österreich und der Schweiz wie Pilze aus dem Boden geschossen sind, ja deswegen einen so großen Erfolg. Dort werden Eisenunterversorgungen auch bei sogenannten Normwerten therapiert, meistens sogar mit Infusionen (mehr darüber siehe unten).

Auch wenn Eisenmangel-Patienten in diesen Praxen geholfen werden kann, muss betont werden, dass zumeist nur Privatpatienten in den Genuss solcher Behandlungen kommen. Kassenpatienten, sofern sie überhaupt angenommen werden, müssen einen Teil der Kosten oft selbst tragen. Was aber tun Menschen, deren Ferritinwert im Normbereich liegt, die sich aber keine Therapie für ihre Krankheitssymptome leisten können? Schon aus diesem Grund wäre es dringend erforderlich, die Normbereiche neu zu definieren und den unteren Grenzwert von Ferritin anzuheben, damit eine Eisenversorgung und die sich daraus ergebenden physischen wie psychischen Probleme endlich bei allen Patienten behandelt werden könnten.

In diese Richtung geht eine im *American Journal of Clinical Nutrition* 2015 veröffentlichte französische Studie. Hierin wurden 29 von den 127 Leitlinien analysiert, die sich in verschiedenen Ländern mit der Problematik des Eisenmangels befassen. In einigen dieser Leitlinien werden Ferritinwerte von 100 µg/l, in anderen sogar von 200 µg/l in den Blutbefunden als erstrebenswert angesehen. Letzterer Wert würde mit dem von Dr. Schaub ermittelten Wohlfühlwert übereinstimmen.

In ihren Schlussfolgerungen sind sich die französischen Wissenschaftler jedenfalls einig und fordern zur Diagnose eines Eisenmangels einen Cut-off-Wert von 100 µg/l für die Ferritinkonzentration – ein Wert, der weit über den heute üblichen 15 µg/l liegt[158] und sogar über den von Dr. Schaub empfohlenen hinausgeht.

(Anmerkung: Ein Cut-off-Wert entspricht jeweils dem oberen bzw. unteren Grenzwert des Normbereichs, bezeichnet also die Schwelle zwischen »gesund« und »krank«.)

Nun, das ist eben Wissenschaft, und ihr sei Dank – insbesondere, wenn sich einige wenige Forscher gegen Dogmen und unbefriedigende, wenngleich mehrheitsfähige Ideen stemmen. Leider haben diese Studien lediglich Informationscharakter: Bis ein Hausarzt oder Facharzt diese jüngsten Erkenntnisse in die Praxis umsetzt oder bei ihm zumindest gewisse Zweifel an der rein routinemäßigen Versorgung seiner Patienten aufkommen, können Jahre, wenn nicht sogar Jahrzehnte vergehen, wie mir ein Kardiologe mit einiger Verzweiflung mitteilte.

Die Leidtragenden sind in diesem Fall die Patienten, denn nicht nur Blutarmut, sondern schon ein Eisenmangel kann den Herzmuskel und seine Tätigkeit beeinträchtigen. Prof. Dr. med. Johannes B. Dahm vom Herz- und Gefäßzentrum der Universität Göttingen hat diesen Zusammenhang in einer Publikation über »funktionellen« Eisenmangel und Herzinsuffizienz eindrucksvoll dargelegt.[159] Damit steht er übrigens nicht alleine; viele seiner amerikanischen Kollegen sind zu ähnlichen Ergebnissen gekommen.[160]

EISENMANGEL – LABORPARAMETER UND LABORDIAGNOSTIK

In der Leitlinie der Deutschen Gesellschaft für Hämatologie und Onkologie ist zu lesen: »*Bei der Interpretation der Ferritinwerte ist immer zu berücksichtigen, dass das Ferritin bei entzündlichen und malignen Erkrankungen, in der Schwangerschaft sowie bei Lebererkrankungen falsch normale oder erhöhte Werte aufweisen und damit einen bestehenden Eisenmangel maskieren kann.*«[161]

Auch in der britischen Leitlinie für die Diagnose des funktionellen Eisenmangels wird darauf verwiesen[162], dass ein Patient an einem Eisenmangel leiden kann, selbst wenn seine Ferritinwerte hoch und sogar extrem hoch sind (1200 µg/l), den oberen Normwert also weit überschreiten.

Damit steht in beiden Leitlinien schwarz auf weiß, dass Ferritin eigentlich kein hundertprozentig sicherer Analyt ist, um einen Eisenmangel festzustellen.

Bei Entzündungen verweist man auf den zusätzlichen Messparameter CRP (C-reaktives Protein), der dem Arzt helfen sollte zu verstehen, dass sich hinter einem hohen Ferritinwert in Wirklichkeit ein Eisenmangel verbirgt. Das Problem ist aber, dass selbst CRP nur eine begrenzte Aussagekraft hat – insbesondere was chronische entzündliche Erkrankungen anbelangt.[163]

Aus diesem Grund empfehlen Wissenschaftler, ergänzend noch weitere Parameter zu untersuchen, z. B. (optional) Hepcidin, Transferrin, Transferrin-Sättigung, Zink-Protoporphyrin (ZPP), die löslichen Transferrinrezeptoren (sTfR) und den Transferrinrezeptoren-Index (TfR-Index).

Besonders aussagekräftig sind zwei weitere Stoffe, die bereits 2004 in der »Überarbeiteten europäischen evidenz-basierten Leitlinie für die Behandlung der Anämie bei Patienten mit chronischer Niereninsuffizienz« erwähnt werden und in einigen deutschen

Labors bereits Verwendung finden: Die hypochromen Erythrozyten (%HYPO-H) und das Retikulozyten-Hämoglobin (RET-H).[164]

Wirklich ärgerlich ist, dass zur Feststellung eines funktionellen Eisenmangels nicht zumindest einer dieser Parameter (z. B. ZPP, %HYPO-H oder RET-H) routinemäßig zusammen mit Ferritin gemessen wird – angesichts der selbst in der deutschen Leitlinie dargelegten Zweifel an der Zuverlässigkeit von Ferritin im Falle von Entzündungen im Körper, der o. g. US-Studie über die allgemeine Unzuverlässigkeit von Ferritin und der britischen Leitlinie über den funktionellen Eisenmangel. Wenigstens gibt es einige deutsche Labors, die die Ärzte von sich aus diesbezüglich informieren.[165]

Bei Eisenmangeluntersuchungen müsste einer dieser »neuen« Parameter sofort, also bereits bei der Erstuntersuchung und nicht erst als »zweite Wahl«, eingesetzt werden, insbesondere angesichts der dringend notwendigen, aber noch nicht erfolgten Anhebung der unteren Grenzwerte für Ferritin. Nur so bestünde die Chance, einen Eisenmangel korrekt festzustellen und den betreffenden Patienten wirklich zu helfen – was ja das Anliegen jeden Arztes sein sollte.

Wie sehr die Bestimmung von Ferritin in Verruf geraten ist, lässt sich daran erkennen, dass einige Wissenschaftler öffentlich die Meinung vertreten, Ferritin sei eigentlich gar kein Parameter für Eisenmangel, sondern eher ein Stoff zur Ermittlung von Entzündungen. In einem interessanten Brief an das angesehene *British Medical Journal* stellen Prof. Kell (Universität Manchester/UK) und Prof. Pretorius (Universität Pretoria/Südafrika) Folgendes fest: »*Während man in der Vergangenheit davon ausging, dass die Menge an Serum-Ferritin den Eisenspeicherstatus der Leber wiedergibt, ist nach unserem heutigen Verständnis (und nach den Modellen der Systembiologie) inzwischen zu erkennen – und auch Koperdanova und Cullis sind dieser Ansicht – dass [Ferritin] eher ein*

Entzündungsmarker ist. […] Wir denken, es ist an der Zeit für eine Neubewertung, was Serum-Ferritinbestimmungen uns tatsächlich sagen.«[166]

Mit anderen Worten: Als Parameter zur Bestimmung des Eisenspeichergehalts im Körper ist Ferritin nach Ansicht dieser Wissenschaftler eigentlich untauglich.

ERFAHRUNGEN DER PATIENTEN

Dass Ferritin nicht gerade der beste Parameter ist, um Eisenmangel festzustellen, lässt sich auch den Threads einiger Frauen entnehmen, die sich auf einem Internetforum über ihre Gesundheit austauschen.[167]

Crystallee berichtet 2013 über ihre Erfahrung mit Blutbefunden und Eisenmangel. (Wie üblich stammen Hervorhebungen und Kürzungen von der Autorin):

»… Mein Arzt hat mir vor vier Monaten Eisentabletten verschrieben, weil meine Werte (Hb, MCV, MCH etc.) alle recht niedrig waren. Ferritin lag sogar nur bei 6,4. Letzte Woche wurde mir dann Blut abgenommen, um die Werte zu kontrollieren. Ich habe mir die Ergebnisse heute abgeholt und bin nun etwas verwirrt. Die Werte sind alle deutlich besser, bis auf den Ferritinwert. Dieser ist nicht nur nicht gestiegen, sondern er ist sogar noch weiter gesunken. Auf dem Blatt steht nur ›< 5‹.

… Sollte ich mir Sorgen machen? Ist das egal, solange die anderen Werte im Normalbereich sind?…«

Die Antwort von *Dexter.Morgan* ist klar und deutlich:

»… Das Speichereisen müsste langsam steigen (und sollte auf keinen Fall weiter fallen) …«

Eigentlich hat *Dexter.Morgan* recht! Wäre Ferritin, wie die Ärzte behaupten, der Parameter schlechthin, weil er mit dem Eisenspeicher im Körper korreliert, dann hätte angesichts der Tatsache, dass die Eisentherapie bei *Crystallee* angeschlagen hatte, auch *Crystallees* Ferritinwert steigen müssen (alle anderen Blutwerte im Zusammenhang mit der Blutarmut waren ja gestiegen). Aber nein, laut Laborbericht ist Ferritin bei ihr sogar weiter gesunken. Dieser Befund wäre Wasser auf die Mühlen der oben zitierten Wissenschaftler, die dafür plädieren, dass Ferritin eher als ein Entzündungsmarker und nicht als ein Eisenspeicher-Parameter zu betrachten sei. Nur dann ließe sich nämlich dieser merkwürdige Eisenbefund von *Crystallee* erklären (vorausgesetzt, es lag kein schwerer Laborfehler vor).

In solchen Foren kommt es sehr oft zu einem nützlichen Erfahrungsaustausch. *Dexter.Morgan* berichtet nun ihrerseits über ihre Geschichte in Bezug auf Eisenmangel und Ferritin und versucht, *Crystallee* mit Rat zur Seite zu stehen:

»Bei mir waren die anderen Werte okay. Irgendwann wurde MCH etwas niedriger (also die Größe der roten Blutkörperchen). Ich hatte seit einer Ewigkeit ein eher niedriges Speichereisen von 22, doch dann ist es auf 8 gefallen, und es ging mir furchtbar (ständig müde, schnelles Schwitzen, Blutdruckprobleme …). Ich habe die Tabletten gar nicht vertragen, und sie haben mir auch nicht viel gebracht. Niedergelassene Ärzte geben nicht gern intravenös Eisen (es gibt seltsame Horrorgeschichten über Nebenwirkungen im Netz). Ich habe die erste Infusion ambulant im Krankenhaus bekommen, und das Eisen war sofort auf 50 … dann fühlt man sich wie neugeboren. Man kann vom Eisenmangel auch Haarausfall bekommen (der Körper spart überall), daher unbedingt dranbleiben. Entweder wird dein Arzt die Werte weiter engmaschig beobachten (es fragt sich ja auch, ob du eine Erklärung für niedriges Eisen hast) oder je nach Krankheitssymptomen weitere Untersuchungen empfehlen […].«

Der Austausch ist rege und zeigt uns, wie sehr ärztliche Befunde einen Patienten verwirren können. *Chrystallee* schreibt weiter:

»... Mich verunsichert das ganze Thema, da es von den Ärzten, bei denen ich bisher war, immer heruntergespielt wurde. Bei der Ärztin, bei der ich zuerst war, hieß es auch, dass ein Ferritinwert von 6,4 nicht weiter problematisch sei. Deshalb bin ich noch zum Internisten gegangen, der mir dann zumindest die Tabletten verschrieben und eine Kontrolluntersuchung angeordnet hat.

Laut meiner Blutwerte dürfte ich mich eigentlich gar nicht mehr schlecht fühlen. Nur diese Motivationslosigkeit und die Konzentrationsprobleme werde ich nicht so ganz los [...] *inzwischen kann ich aber auch nicht mehr einschätzen, ob das krankhaft ist oder ob ich einfach dumm bin ... Ich weiß nicht, hier in Deutschland nimmt einen mit niedrigen Eisenwerten niemand ernst, aber z. B. in der Schweiz bekommt man direkt Infusionen. Da weiß man gar nicht, wer jetzt recht hat.«*

All dies führt zu einer Verunsicherung, die es erschwert, Entscheidungen zu treffen, die für die eigene Gesundheit von Vorteil wären. Vielleicht wäre es in solchen Fällen manchmal ratsam, den Arzt zu wechseln, wie *Dexter.Morgan* vorschlägt:

»Viele Ärzte machen einen Eisenmangel nur am Hb [Hämoglobin, Anm. d. A.] fest und sind beruhigt, wenn dieser im Normbereich liegt. Ich würde aber wirklich nochmals einen Arzt aufsuchen, um der Frage nachzugehen, ob das Ferritin nach vier Monaten Substitution nicht höher liegen müsste.

Mir hat lange Jahre niemand gesagt, dass es überhaupt problematisch ist. Dann bin ich wegen einer anderen Sache in einer Uni-Klinik gelandet, und das Erste, das ich bekommen habe, war eine Eiseninfusion. Die Ärzte dort hatten eine etwas andere Meinung zu Eisen/Ferritin. U. a. war ich auch bei einem Dermatologen, der mir sagte, dass es schon bei einem niedrigen Ferritin zu Haar-

ausfall kommen kann. Der Körper spart dann lieber an den Haaren als an der Blutbildung.

Ich denke, du solltest weiter Eisen nehmen, am besten mit einer Infusion, um das Ferritin schnell steigen zu lassen. [...] Da brauchst du einen guten und engagierten Internisten [...] Ich kann aus eigener Erfahrung sagen, dass sich ein Eisenmangel extrem auf die Konzentrationsfähigkeit auswirkt. Als Psychologin kann ich dir sagen, das hat nichts mit Dummheit zu tun. Wenn ich nochmals bei einem Arzt darum feilschen muss, dass es mir mit niedrigem Ferritin schlecht geht, werde ich ihn direkt wechseln [...] Mein Ferritin liegt immer noch bei 50, das hätte ich mit Tabletten nie geschafft.«

Dexter.Morgan, eine Psychologin, hat hier gleich mehrere Probleme angesprochen. Demnach ist es ein häufig erlebtes Problem, dass sehr viele Ärzte der Meinung sind, ihren Patienten würde eigentlich nichts fehlen, solange der Hämoglobinwert (Hb) in Ordnung ist. Dies aber ist ein gravierender Trugschluss, denn selbst in der bereits zitierten Leitlinie der Deutschen Gesellschaft für Hämatologie und Onkologie wird darauf hingewiesen, dass auch bei einem normalen Hämoglobinwert ein Eisenmangel vorliegen kann.

Erstaunlich ist, dass sogar Internisten, die auf Hämatologie und Onkologie spezialisiert sind, diese Leitlinie offenbar nicht gut genug kennen, denn vor Kurzem wurde einer Freundin von mir von solch einem Facharzt gesagt, dass bei ihr anhand der Blutbefunde die Eisenspeicher zwar nicht in Ordnung seien, sie aber nichts zu befürchten habe, da ihr Hämoglobinwert ja im Normbereich läge und sie daher kein Eisenpräparat zu nehmen bräuchte. Na toll.

SELBST DIE ZEICHEN EINES EISENMANGELS VERSTEHEN

Man kann es nicht oft genug wiederholen: Eisenmangel kann schwerwiegende Krankheitssymptome verursachen, auch wenn aus dem Blutbild keine Anämie ersichtlich ist (das heißt, wenn sich das Hämoglobin im Normbereich bewegt).

Eine Eisenunterversorgung kann die Lebensqualität eines Menschen schon lange vor einer manifesten Eisenmangelanämie auf extreme Weise beeinträchtigen. Es geht hier nicht nur um Haarausfall und brüchige Nägel, sondern darum, dass Menschen sich wie ausgelaugt fühlen und/oder ständig an sich zweifeln, dass Gedächtnis- und Konzentrationsschwierigkeiten ihnen das Lernen, das Studium oder den Arbeitsalltag vermiesen und Depressionen oder Lethargie ihnen die Lebenslust nehmen. Darüber hinaus kann Eisenmangel u. U. zu Unfruchtbarkeit und Herzschwäche führen.

Die Liste der möglichen Symptome, die durch einen Eisenmangel oder eine Eisenunterversorgung verursacht werden können, ist lang und enthält viele sogenannte unspezifische Symptome, wie sie auch bei anderen Krankheiten oder Mangelerscheinungen vorkommen können. Ein Beispiel von vielen: Ein verlangsamtes Haar- und Nagelwachstum kann ein frühes Symptom von Eisenmangel sein – aber auch von Kalzium- oder Vitamin-D-Mangel. Das Gleiche gilt für Depressionen.

Die folgende Aufstellung ist der Webpage »Internisten im Netz«[168] entnommen und enthält einige Zeichen für Eisenmangel:

- Blasse Haut und Schleimhaut
- Kurzatmigkeit
- Ermüdbarkeit
- Schwindel

> Kopfschmerzen
> Leistungsabfall
> Vergesslichkeit
> Konzentrationsstörungen
> Nervosität, innere Unruhe
> Appetitlosigkeit
> Magen-Darm-Beschwerden
> Schwächeanfälle
> Störungen der Wärmeregulation: Kältegefühl
> Erhöhte Infektanfälligkeit
> Hauttrockenheit
> Brennende Zunge
> Rissige Lippen
> Schluckbeschwerden
> Sodbrennen
> Starker Haarausfall, stumpfes, gespaltenes Haar
> Brüchige Nägel

Zu diesen Symptomen können noch weitere hinzukommen; bei älteren Menschen beispielsweise das bereits angesprochene Restless-Legs-Syndrom (RLS). Bei jüngeren Menschen treten (in Verbindung mit einem Vitamin-B_6-Mangel) zuweilen Panikattacken auf, wie eine japanische Studie feststellte.[169] Bei Erwachsenen zeigt sich ein Eisenmangel auch oft in dem berüchtigten Burn-out-Syndrom, das allzu oft als rein »psychische Erkrankung« eingestuft und dementsprechend therapiert wird. Dabei ist, wie Dr. med. Schaub betont, ein Eisenmangel die häufigste Ursache für diesen Zustand.[170]

Auch die Haut kann eine Unterversorgung dieses Spurenelements auf extreme Art zu spüren bekommen, wie der nachgewiesene Zusammenhang zwischen Psoriasis (Schuppenflechte) und Eisenmangel beweist.[171]

In einer besonderen Form zeigt sich ein Eisenmangel in den Augen – je bläulicher die weiße Bindehaut, desto weniger Eisen ist im Körper vorhanden.[172] Sobald der Eisenmangel zu einer Blutarmut führt, können auch Ohrgeräusche, Sehprobleme, Atemnot, Herzrasen, Ausbleiben der Menstruation und Herzschwäche auftreten.

EISENRÄUBER

Um sicherzugehen, dass dem Körper genügend Eisen zugeführt und dieses auch optimal aufgenommen und verwertet wird, sollten eisenreiche Mahlzeiten wenn möglich von Gemüse oder Vitamin-C-reichen Getränken begleitet sein, denn Vitamin C hilft bei der Aufnahme dieses Mineralstoffes. Aber wer genießt ein saftiges Steak schon mit einem frisch gepressten Orangensaft? Da greift man doch lieber zu einem samtigen Rotwein. Nur, was viele von uns nicht wissen – Rotwein hemmt die Eisenaufnahme.

Zu den Eisenräubern zählen aber nicht nur Rotwein, sondern auch Tee und insbesondere … Kaffee. Alles Fakten, die schon sehr lange bekannt sind, wie eine Studie (2004) des Bundesinstituts für Risikobewertung (BfR) zeigt:

»Eisenbindende Polyphenole wie beispielsweise Tannine kommen in zahlreichen Lebensmitteln und Getränken wie Kaffee, schwarzem Tee oder Rotwein vor.«[173]

Diese Tannine (auch bekannt als Gerbsäure) bilden mit Eisen Komplexe und verhindern so dessen Aufnahme.

Leider gibt es noch einige andere Lebensmittel, die der Eisenaufnahme alles andere als förderlich sind, z. B. Sojaprodukte (wie Tofu), aber auch Käse und Eier (insbesondere das Eiweiß)[174] – nicht zu vergessen Fertiggerichte sowie Cola- und Sportgetränke, die als Konservierungsmittel Phosphate enthalten (einen weiteren bekannten Eisenräuber).

EISEN-VERWERTUNGSHELFER: DIE VITAMINE A, B_2, C UND D

Kommen wir aber nun zu Stoffen, die die Aufnahme und Ausnutzung von Eisen im Körper begünstigen. Hierzu zählt wie oben erwähnt das uns allen wohlbekannte Vitamin C, aber auch die Vitamine A und D spielen hier eine wesentliche Rolle – und überraschenderweise auch das weniger bekannte Vitamin B_2.

Wie der Webseite des Instituts des Nobelpreisträgers Linus Pauling zu entnehmen ist, scheint Vitamin A die Mobilisierung von Eisen aus den Speicherorganen zu erleichtern, sodass dieser Mineralstoff im Hämoglobin der sich neu bildenden roten Blutkörperchen besser eingebaut werden kann.[175] (Also öfter mal geschmorte Karotten essen – und im Herbst/Winter in Kürbissuppen schwelgen, natürlich selbstgemacht!)

Nach neuesten Studien hat sogar Vitamin D eine eisenrelevante Funktion. Um diese zu erläutern, richten wir unser Augenmerk kurz auf eine für die Eisenregulation sehr wichtige Substanz: Hepcidin. Dieses Protein wird in der Leber gebildet und hemmt u. a. die Eisenaufnahme im Darm. Da es bei chronischen Entzündungen jeder Art vermehrt ausgeschüttet wird, kann es bei Patienten, die an einer langwierigen entzündlichen Krankheit leiden, einen Eisenmangel bzw. eine Eisenmangelanämie verursachen.[176]

Und nun zu Vitamin D. Laut neuesten Studien kann sich Vitamin D in die Eisenregulation einschalten, indem es die Ausschüttung von Hepcidin vermindert und es dem Körper somit ermöglicht, ungehindert Eisen durch den Darm aufzunehmen. Also je mehr Vitamin D, desto besser die Eisenversorgung und desto geringer das Risiko eines manifesten Eisenmangels.[177] (Ein weiterer Grund, häufig in die Sonne zu gehen.)

Aber was hat Vitamin B_2 (Riboflavin) mit dem Eisenvorrat in unserem Körper zu tun? Nun, eine ganze Menge. Laut einer 2011 veröffentlichten Studie der Sheffield University kann der Eisenhaushalt schon durch eine geringe Unterversorgung dieses Vitamins negativ beeinflusst werden. Im Rahmen dieser Untersuchung wurde Patientinnen Vitamin B_2 verabreicht, wobei deren Ernährungsgewohnheiten unverändert blieben. Ergebnis: Die Hämoglobinkonzentrationen stiegen an. Dies bestätigte bereits früher durchgeführte Studien, nach denen Vitamin B_2 die Eisenaufnahme im Körper unterstützt und verbessert.[178] (Riboflavin ist übrigens reichlich in Erbsen, gelber Paprika, Fleisch, Fisch und Milch vorhanden.)

Kleiner Exkurs: Wie bereits angesprochen, ist die Mehrheit der Ärzte leider der Auffassung, dass Vitamin-Mangelerscheinungen und Eisenunterversorgung eher Probleme der Dritten Welt seien und in den reichen Industrienationen kaum eine Rolle spielen.

Ein absolut falsches Dogma, wie die vielen auf *PubMed* berichteten Fälle beweisen. Hier sei nur einer davon angeführt, der sich 2015 in Frankreich ereignete: Die Ärzte des Universitätskrankenhauses von Saint-Étienne berichteten über zwei Jungen, die mit Knochenschmerzen, Zahnfleischentzündungen und -blutungen sowie Hautflecken an den Beinen zur Untersuchung eingeliefert wurden. Es wurde festgestellt, dass sich beide unausgewogen ernährten. Die Bestimmung von Vitamin C, D und der Parameter für Eisenmangel ergaben bei allen drei Stoffen Werte unter dem unteren Grenzwert. Anhand der Hautkrankheitszeichen, der radiologischen Befunde und der Mangelerscheinungen (zu wenig Vitamin C, D und Eisen) wurde die Diagnose Skorbut gestellt. Diese berüchtigte Krankheit, zumeist mit Todesfolge, trat bis ins 18. Jahrhundert sehr häufig bei Seefahrern auf; Grund war die einseitige Ernährung auf den Schiffen, die kaum frisches Gemüse oder Obst an Bord hatten. Die französischen Ärzte schreiben hierzu: »*Die Existenz dieser vergessenen historischen Krankheit dürfte bei solchen dermatologischen und rheumatologischen Krankheitszeichen nicht übersehen werden, denn somit könnten unnötige wie übermäßig belastende Untersuchungen vermieden werden.«*[179]

Eisenmangel darf einfach nicht übersehen werden, insbesondere bei Kleinkindern und bei Jugendlichen, und zwar aus einem ganz einfachen Grund.

EISEN – AUFBAUQUELLE FÜR DAS GEHIRN

Eisen ist, wie eingangs erwähnt, von größter Bedeutung für unser Leben, da es den Sauerstoff im Körper transportiert und an vielen seiner biochemischen Reaktionen beteiligt ist. Aber nicht nur das – Eisen hat auch maßgeblich mit der Entwicklung unseres Gehirns zu tun, es spielt somit auch eine wichtige Rolle für unsere kognitiven Fähigkeiten und unsere emotionale Welt. So ist es z. B. am Stoffwechsel von Serotonin beteiligt (das ist der berühmte Botenstoff, dessen Mangel bekanntlich Depressionen auslöst), aber auch an den Stoffwechselvorgängen von Dopamin (ein Mangel dieses Stoffes wird mit dem Aufmerksamkeitsdefizitsyndrom, aber auch mit Parkinson in Verbindung gebracht).[180]

Die Studien über die führende Rolle des Eisens für unser Gehirn könnten ganze Bände füllen, daher möchte ich an dieser Stelle nur auf einige der neuesten verweisen.

So haben Wissenschaftler der Universität von Sevilla darauf aufmerksam gemacht, dass in Europa 2 bis 6 % der Kinder an Eisenmangel und an Eisenmangelanämie leiden. In ihrer Studie zeigen sie erneut auf – was übrigens schon längst festgestellt wurde –, welche wichtige Rolle das Eisen für die ungestörte Entwicklung kognitiver Fähigkeiten spielt: Ein Mangel an diesem Spurenelement kann sich auf die Aufmerksamkeitsspanne, die Intelligenz, die sensorische Wahrnehmung, aber auch auf Emotionen und

Verhalten negativ auswirken und somit die Zukunft dieser Kinder beeinflussen.

Die spanischen Wissenschaftler unterstreichen noch einen weiteren, sehr wichtigen Aspekt: Die kognitiven Fehlentwicklungen, die sich in der Kindheit und Jugend im Gehirn aufgrund von Eisenmangel vollziehen, werden diese jungen Patienten vermutlich ein Leben lang begleiten.[181] Viele Forscher sind übrigens davon überzeugt, dass selbst ADHS mit einem Eisenmangel im Zusammenhang stehen könnte.[182]

All dies könnte durch eine simple Eisensubstitutionstherapie oder durch eine gezielte Ernährung wettgemacht werden. Früher haben Mütter aufgrund von Erfahrungswerten und einer von Generation zu Generation, von Mutter zu Tochter weitergegebenen Gesundheitskultur all dies nahezu instinktiv »gewusst«: Fiel ihnen auf, dass ihre Kinder eine blasse (Schleim-)Haut hatten, kam Leber auf den Tisch.

Damals konnte man das noch unbesorgt tun, denn bis in 1950er-Jahre ging es in der Tierzucht weitaus natürlicher zu als in unseren Tagen. Aber auch heute bräuchte man nur zu einem Bio-Metzger zu gehen, um sein Kind (fast) sorgenfrei mit natürlichen Eisenquellen zu versorgen. Wer den Fleischkonsum in der Familie reduzieren will, kann auch auf andere Eisenquellen zurückgreifen und seinen Kindern regelmäßig Linsen, Nüsse oder Trockenfrüchte (Bio-Pflaumen, Bio-Aprikosen etc.) schmackhaft machen.

Auch wenn unter den Medizinern noch keine einhellige Meinung darüber besteht, ob sich bei einer manifesten Unterversorgung durch eine Eisensubstitution auch die kognitiven Fähigkeiten verbessern lassen, so ist doch festzustellen, dass immer mehr dokumentierte Einzelfälle wie auch Studien diesen Ansatz bestätigen. Etliche davon stammen von der berühmten US-amerikanischen Mayo-Klinik und wurden auf *PubMed* veröffentlicht.[183]

Auch iranische Forscher haben nachgewiesen, dass Eisen für die Lernaufmerksamkeit wichtig ist: Nach 16-wöchiger Eisengabe wurde bei Studentinnen eines iranischen Gymnasiums im Vergleich zur Kontrollgruppe nicht nur ein höherer Hämoglobingehalt, sondern auch eine extrem gesteigerte Lernaufmerksamkeit festgestellt.[184]

Da insbesondere Frauen unter Eisenmangel leiden, möchte ich abschließend über eine Studie berichten, die 2016 in den USA publiziert wurde: Hier wiesen diejenigen Frauen, die höhere Eisenwerte hatten als ihre Mit-Probandinnen, auch erhöhte Hirnleistungen auf (bessere Konzentrationsfähigkeit/Aufmerksamkeit, bessere Planungsfähigkeit) und verfügten über eine stärkere emotionale Selbstkontrolle.[184a]

EISENSUBSTITUTION – TABLETTEN ODER INFUSIONEN?

Um das Problem eines »undiagnostizierten« – oder eher »fehldiagnostizierten« – Eisenmangels endlich in den Griff zu bekommen, gibt es seit einigen Jahren u. a. in Deutschland, Österreich und der Schweiz immer mehr Praxen (Eisenzentren), die sich auf weiterreichende Blutuntersuchungen spezialisiert haben, um eine Eisenunterversorgung festzustellen und gezielt auf die Krankheitssymptome zu reagieren – und eben nicht nur auf die Ferritin- und Hämoglobinwerte. Eine vorbildliche Handlungsweise von Ärzten, die ihre(n) Beruf(ung) wirklich ernst nehmen und Patienten mit unerkanntem Eisenmangel helfen wollen. Sie tun das mittels Eisentabletten oder mithilfe von Infusionen.

Da diese Eisenzentren inzwischen von sehr vielen Patienten aufgesucht werden, könnten die folgenden Abschnitte von besonderem Interesse sein.

Am 22.10.2013 wurde von verschiedenen Pharmafirmen ein Rote-Hand-Brief über Eiseninfusionen veröffentlicht, in dem u. a. Folgendes zu lesen ist: »*Intravenöse (i. v.) Eisen-Präparate werden bei der Behandlung von Eisenmangelzuständen eingesetzt, wenn oral applizierte Eisenpräparate nicht eingesetzt werden können oder unwirksam sind. Jedoch können alle intravenösen Eisenpräparate schwere Überempfindlichkeitsreaktionen mit tödlichem Ausgang verursachen.* [...] *Die Patienten sollen während und nach der intravenösen Gabe der Eisen-Präparate auf Überempfindlichkeitsreaktionen überwacht werden.* [...]

Die Patienten sollen über die Risiken der intravenösen Eisen-Präparate informiert werden.«[185]

Sehr viele Patienten insbesondere aus Deutschland, die dank des intravenös verabreichten Eisens wieder ein halbwegs normales Leben führen durften, wurden dadurch zutiefst verunsichert, wie zahlreiche verzweifelte Kommentare im Internet zeigen.

Ähnliche Warnhinweise wurden auch in der Schweiz veröffentlicht. Probleme gab es auch in den USA: Nach der Zulassung des neuesten Eisen-Infusionswirkstoffs Eisencarboxymaltose hat die US-amerikanische Lebensmittelüberwachungs- und Arzneimittelzulassungsbehörde (FDA) dem betreffenden Hersteller einen Warnbrief zugestellt, in dem eine Richtigstellung der über diesen Wirkstoff behaupteten Sachverhalte verlangt wird.[186]

Die ganze Angelegenheit ist nicht ohne: In der Schweiz wurden über 300 Fälle von schwerwiegenden Nebenwirkungen registriert, und mehrere Studien konstatierten, dass dieser intravenös verabreichte Wirkstoff zu Bluthochdruck, Phosphormangel, Kopfschmerzen, Schwindel, Übelkeit, Bauchschmerzen und weiteren Reaktionen führen könne.[187]

Aparterweise wird auch darauf hingewiesen, dass Eiseninfusionen nur von Ärzten verabreicht werden dürften, die in ihrer Praxis über eine »Reanimationsmöglichkeit« verfügen. In den Fachinformationen von Vifor Pharma ist zu lesen: »*Parenteral verabreichte Eisenpräparate können Überempfindlichkeitsreaktionen einschließlich anaphylaktoider Reaktionen mit möglicher Todesfolge verursachen (siehe Abschnitt 4.8). Deshalb müssen Vorrichtungen für eine kardiopulmonale Reanimation verfügbar sein. Wenn während der Verabreichung allergische Reaktionen oder Anzeichen einer Unverträglichkeit auftreten, muss die Behandlung sofort beendet werden.*«[188]

Zu all dem ist anzumerken, dass bereits seit Jahren Abertausende von Eiseninfusionen durchgeführt werden und bei der weit überwiegenden Anzahl der Patienten nichts Dramatisches passiert – abgesehen davon, dass es ihnen danach zumeist sehr viel besser geht …

Für Patienten mit Entzündungen im Magen-Darm-Trakt ist das Einfließen von Eisen direkt in die Blutbahn sicherlich die beste Lösung (Eisentabletten können unter Umständen recht unverträglich sein). Aber auch für andere Eisenmangelpatienten ist eine solche Infusion von Vorteil, da sie die Eisenspeicher nun einmal schneller füllt.

Ambulante Eisenzentren sind eine begrüßenswerte medizinische Entwicklung. Um die möglicherweise mit einer Eiseninfusion verbundenen Risiken zu vermeiden, sollte jedoch darauf geachtet werden, dass das behandelnde Zentrum über eine Reanimationsmöglichkeit verfügt. Falls nicht, wäre ein kurzer Aufenthalt in einem Krankenhaus der sicherste Weg.

FAZIT

Eisen ist das Spurenelement schlechthin, das uns am Leben erhält. Es ist verantwortlich für den Sauerstofftransport in unserem Körper und für die Funktion wichtiger Organe wie Herz und Schilddrüse. Aber auch für unsere mentale Gesundheit ist ein ausreichender Eisenspiegel unerlässlich – und somit für ein Leben ohne Depressionen, Konzentrationsschwierigkeiten, quälende Lethargie oder Burn-out-Syndrom.

Um Krankheitssymptome behandeln zu können, die möglicherweise durch einen Eisenmangel verursacht wurden, bedarf es jedoch einer richtigen Diagnose, und die kann nur zuverlässig erstellt werden, wenn weitere Blutparameter untersucht und die aktuell geltenden Normbereiche wie z. B. für Ferritin einer schon längst fälligen Korrektur und Anhebung unterzogen werden.

So gibt es z. B. die Möglichkeit, die Transferrin-Sättigung und das ZPP zu untersuchen. Beide Parameter bieten zumindest die Chance, im Blutbefund präzisere Ergebnisse zu erhalten. Um eindeutig und unmissverständlich festzustellen, ob bei einem Patienten – trotz seiner normgerechter Ferritinwerte – nicht vielleicht doch ein funktioneller Eisenmangel vorliegt, könnte ein Arzt zur Sicherheit auch noch die hypochromen Erythrozyten (%HYPO-H) und das Retikulozyten-Hämoglobin (RET-H) messen lassen. Wenn sein Patient unter Symptomen leidet, die mit einem Eisenmangel in Verbindung gebracht werden können, sollte er diese Möglichkeiten zumindest nicht außer Acht lassen.

Meint Ihr Arzt bei Verdacht auf Eisenmangel, dass Sie trotzdem gesund sind, nur weil Ihr Hämoglobinwert in Ordnung ist, oder stimmt er einer Eisentherapie nur dann zu, wenn sich Ihr Ferritinwert den derzeit gültigen unteren Grenzwert von 15 µg/l unterschreitet, bleibt Ihnen wohl nichts anderes übrig, als entweder den Arzt zu wechseln, ein Eisenzentrum aufzusuchen oder gleich einen Termin in der Hämatologischen Ambulanz eines Krankenhauses zu vereinbaren.

Aber Sie können auch selbst einiges tun, um Ihre Gesundheit zu schützen und einer Eisenunterversorgung bereits im Vorfeld Paroli zu bieten.

Wenn Sie als Mädchen/Frau eine auffällig lang andauernde oder sehr starke Regel haben, sollten Sie das Ihrem Arzt mitteilen.

Mütter und Väter sollten darauf achten, dass ihre Kinder mit der Nahrung nicht allzu viele Eisenräuber aufnehmen, und nicht vergessen, dass die Vitamine A, C, D und B_2 die Speicherung und Verwertung von Eisen im Körper tatkräftig unterstützen.

Ratsam wäre auch, sich einmal die Auflistung der möglichen Eisenmangel-Symptome anzuschauen und bei Kindern insbesondere auf Augenringe und Blässe der Haut und Augenschleimhäute zu achten.

Erwachsene und ältere Menschen sollten sich bewusst machen, dass Eisenmangel auch durch zu viel Sport/körperliche Bewegung, durch Entzündungen, durch die Einnahme bestimmter Medikamente und aufgrund der im Alter zunehmend verminderten Eisenresorption entstehen kann.

Als mündige Patienten wissen wir – zumindest seit Cholesterin erst nach Strich und Faden verteufelt und dann auf einmal rehabilitiert wurde –, dass die Medizin keine exakte Wissenschaft ist. Deshalb ist es fundamental wichtig, sich niemals einreden zu lassen, heftiges Unwohlsein, beeinträchtigende Krankheitszeichen oder ein Burn-out lägen sicher nur am »Stress« oder ließen sich auf »psychische Probleme« zurückführen. Auch dann nicht, wenn diese Erklärung von einem Arzt kommt, nur weil die Blutbefunde in Ordnung sind.

Betrachtet man die Eisenproblematik vom gesellschaftlichen Standpunkt aus, lässt sich zusammenfassend feststellen:

Die Kassen zahlen eine Eisensubstitution in der Regel wie folgt: Tabletten nur, wenn eine labortechnisch gesicherte Eisenmangelanämie vorliegt; Infusionen schon bei einem labortechnisch gesicherten Eisenmangel[189], aber vorwiegend nur dann, wenn der Ferritinwert unter den unteren Grenzwert absinkt. Inzwischen ist aber schon längst bekannt (und sogar in der deutschen Leitlinie vermerkt), dass die momentan gültigen Normbereiche unzulänglich sind und ein funktioneller Eisenmangel – und somit Krankheitszustände – bei Patienten schon vor dem Unterschreiten solcher unteren Grenzwerte zu beobachten ist.

Weiterhin ist durch internationale Studien nachgewiesen, dass dieser untere Grenzwert für Ferritin schleunigst angehoben werden sollte und dass er mindestens bei 50 µg/l, wenn nicht sogar bei 100 µg/l anzusetzen wäre – nicht nur, um den wissenschaftlichen Erkenntnissen Rechnung zu tragen, sondern hauptsächlich im Interesse der Patienten.

Solange der untere Grenzwert bei 15 µg/l bleibt, wird das Gesundheitssystem weiterhin zahllose Patienten ohne eine korrekte Therapie nach Hause schicken – Patienten, die aufgrund eines Eisenmangels ständig kränkeln, depressiv sind, nur mit Mühe arbeiten oder studieren können, sich mit Kopfschmerzen herumplagen oder unter Panikattacken, Magen- und Darmbeschwerden, Herzrasen und Herzschwäche leiden. So mancher wird sich von einem Arzt zum anderen schleppen, und unter Umständen wird bei Folgeuntersuchungen dann entweder auf sündhaft teure diagnostische Verfahren zurückgegriffen, oder es werden inadäquate Medikamente verschrieben (u. a. Antidepressiva), die gar nichts mit den Ursachen zu tun haben.

Eiseninfusionen kosten zwischen 100 und 200 Euro, Tabletten erheblich weniger. Aber wie hoch sind die Kosten für spätere unnötige diagnostische Untersuchungen oder Medikamentenverschreibungen? Wer verdient daran, dass die Referenzbereiche für Ferritin nicht schon längst angepasst worden sind?

Das folgende Kapitel vermittelt einen kurzen Einblick in das Phänomen der Geophagie (das Essen von Erde und Lehm) und ihre Bedeutung für Eisenmangel im Verlauf der Medizingeschichte. Auf diesen wenigen Seiten wird erkennbar, welch wunderbare Leistungen unsere Vorfahren erbrachten, welch immenses Erfahrungswissen sie sich zunutze machten und wie gut die Ärzte der Vergangenheit (Krankheits-)Zeichen zu interpretieren vermochten – ganz ohne Apparatemedizin und Blutbefunde.

KAPITEL 4

GEOPHAGIE – APPETIT AUF ERDE

»Ich bin bereits in der 37. SSW (dies ist meine zweite Schwangerschaft). Bisher hatte ich keinerlei besonderen Gelüste. Erst seit einer Woche könnte ich ›Erde‹(!) essen. Ich kam mir total verrückt vor. Meine Hebamme meinte allerdings, dass solche Gelüste nicht ungewöhnlich sind. Mein Körper gibt mir das Signal, dass ich Mineralstoffe brauche. So habe ich mir im Reformhaus ›grüne Mineralerde‹ besorgt, und seitdem geht es besser! Das Getränk schmeckt lecker (mein Mann schüttelt allerdings nur schmunzelnd mit dem Kopf).«[190]

Dass ihr Ehemann den Kopf schüttelt, ist verständlich, denn die atavistische Lust, Erde zu essen, ist wahrlich schwer nachzuvollziehen, und man ist schnell geneigt, den Betreffenden für nicht ganz dicht zu halten – insbesondere wenn man nicht weiß, womit diese Anwandlung in Zusammenhang steht.

Auch im 21. Jahrhundert sind solche Gelüste immer noch vorhanden – und zwar bei Frauen, Kindern und Männern, die an einem ausgeprägten Eisenmangel leiden.

Dieses Phänomen, im vorangehenden Kapitel über Eisen und Ferritin bereits angedeutet, ist auf der Welt weit verbreitet, wird aber aufgrund des sozialen Verhaltenskodex in den industrialisierten Ländern weitgehend unterdrückt.

Die Geophagie (das Essen von Lehm und Erde) gehört zum Pica-Syndrom – ein medizinischer Oberbegriff für eine Form von Essstörung, bei der Menschen Dinge essen, die gemeinhin als ungenießbar oder ekelerregend gelten.

Die Ehrlichkeit, mit der – insbesondere schwangere – Frauen diesen Heißhunger auf Erde in den Foren beschreiben, ist bemerkenswert, ebenso wie ihre Kenntnisse über die möglichen Ursachen dieser »verrückten« Gier nach Erde.

So schreibt z. B. *LG Stina* in einem einschlägigen Internet-Forum:

»Hey Mädels!

Ich bin nun in der 36 SSW und weiß nicht, ob ich vollkommen den Verstand verloren hab oder ob das auch jemand erlebt hat bzw. schon mal gehört hat.

Also zu meinem ›Problem‹:

Seit ein paar Wochen fahr ich total auf ... Erdgeruch ... ab, ...

Könnte ich das essen, würde ich das. Auch war letztens was im TV, da hat die Frau irgendwas in die Erde gepflanzt und ICH würde am liebsten diese Erde nehmen und essen ... Ich hab auch das Bedürfnis, das so richtig zu inhalieren ... zu schnüffeln sozusagen ... halte mich natürlich zurück ...

Ich weiß ja, dass manche Frauen auf saure Gurken mit Zucker oder Sahne stehen, aber was ist bitte mit mir los??? ... Kann das denn Eisen sein? Weil, ich hatte Eisenmangel und hab dieses Kräuterblut genommen ...

Danke fürs Lesen.

LG Stina«[191]

LG Stina hält sich also zurück, denn in unserer »zivilisierten Welt« könnte Erdeessen als psychologische Verhaltensstörung interpretiert und von der Gemeinschaft entsprechend »sanktioniert« werden. Doch sie verspürt eindeutig ein großes Verlangen nach Erde.

Insbesondere schwangere Frauen in Afrika oder in Asien (also Kontinenten mit weitverbreitetem Eisenmangel) gehen diesem Verlangen jedoch ganz selbstverständlich nach – sie essen seit jeher und bis heute tatsächlich Lehm und Erde. Sie wissen zwar nicht warum, weil sie den Zusammenhang nicht erkennen, beschreiben aber ihre Gier auf Erde als einen sehr starken und kaum zu bremsenden Drang, dessen Befriedigung ihnen während der Schwangerschaft hilfreich ist.

In einigen Ländern des afrikanischen Kontinents gibt es Lehmblöckchen oder -stangen sogar auf den Märkten der Großstädte zu kaufen. Wahrscheinlich erfüllt diese Tradition den gleichen gesundheitlich wichtigen Zweck wie bei uns die bekannten Eisentabletten oder -säfte.

Bislang herrscht zwar noch kein medizinischer Konsens darüber, ob Geophagie beim Menschen tatsächlich nur ein Ausdruck von Eisenmangel ist; die Mehrzahl der Ärzte und Forscher ist aber geneigt, diesen bereits in der Antike festgestellten Zusammenhang zu akzeptieren und belegt diesen wissenschaftlich bis in die heutige Zeit.

KLEINE MEDIZINGESCHICHTE

Hippokrates war der Erste, der im 4. Jh. v. Chr. Fälle beschrieb, in denen er besonders schwangere Frauen erwähnte, die Lust auf Erde verspürten. Das zeugt von einer scharfen Beobachtungsgabe, denn heute wissen wir, dass 50 % der Schwangeren an einer Eisenunterversorgung leiden, die in den westlichen Ländern natürlich meistens medikamentös behoben wird. Wir haben hier also einen Eisenmangel, der schwangere Frauen im 21. Jahrhundert noch die gleiche Gier nach Erde verspüren lässt wie vor fast 2500 Jahren![192]

Dieses in der menschlichen Geschichte gut dokumentierte Symptom sollte unsere Neugierde auf die antike und mittelalterliche Medizin wecken, um auch Folgendes eindeutig und unmissverständlich zu verstehen: Ärzte haben seit eh und je Symptome gedeutet, um Krankheiten festzustellen und gezielt zu bekämpfen.

Weder in der Antike, noch im Mittelalter, ja selbst nicht einmal noch vor einigen Jahrzehnten hatten Ärzte eine hochtechnologische Apparatemedizin oder gar ausgefeilte vollautomatisierte Labordiagnostiken zur Verfügung – und doch waren sie sehr oft durchaus in der Lage, vorhandene Krankheitszeichen richtig zu interpretieren.

Die Medizin entstand als eine Disziplin des Zeichenlesens, die sich in den Jahrhunderten nach dem Prinzip »Trial and Error«, also durch Ausprobieren verfeinerte und somit im Laufe der Zeit eine immer größere Genauigkeit erlangte. Wie sehr diese wunderbare Kunst, Symptome zu deuten, in den letzten Jahrzehnten vernachlässigt wurde, erfahren viele Patienten am eigenen Leibe. Viele Ärzte sind sich dessen bewusst, und einige unter ihnen beklagen den Verlust der sogenannten »medizinischen Semiotik« – der wissenschaftlichen Kunst, Symptome zu interpretieren: *»Heutzutage wachsen die jungen Ärzte und Medizinstudenten mit den neuen diagnostischen Methoden auf. Dadurch wird das Lernen einer guten klinischen Untersuchung und Zeicheninterpretation bisweilen vernachlässigt.«*[193]

Ganz anders war es in den Anfängen der Medizin: Damals waren Ärzte wie z. B. Hippokrates in der Lage, Phänomene wie die Geophagie mit bestimmten Krankheitsmerkmalen in Verbindung zu bringen.

Im alten Rom unter Kaiser Tiberius (14–37 n. Chr.) verfasste Aulus Cornelius Celsus eine Art medizinische Enzyklopädie *(De Medicina)*. Darin beschrieb er beispielsweise die Blässe der Gesichtshaut als ein typisches Krankheitszeichen, das insbesondere bei bestimmten Patienten auftauchte: Bei Menschen mit Kopfschmerzen und bei solchen, die Erde verzehrten.

(In diesem Zusammenhang sei darauf verwiesen, dass Kopfschmerzen eines der typischen Symptome für einen Eisenmangel sind, ebenso wie die Blässe der Haut und insbesondere der Augenschleimhaut.)

Aetius von Amida, der im 6. Jh. n. Chr. als Hofarzt von Kaiser Justinian I. in Konstantinopel bekannt wurde, beschrieb den Appetit schwangerer Frauen auf unübliche und ungenießbare Nahrungsmittel, darunter auch Erde und Asche. Er gab dem absonderlichen Essverhalten den Namen »Pica« (lat. pica = die Elster, die bekanntlich wahllos Dinge in den Schnabel nimmt), der von der Wissenschaft bis heute als Oberbegriff für qualitative Essstörungen verwendet wird.

Avicenna, das persische Universalgenie, auch als »Prinz der Ärzte« bekannt, berichtete im 11. Jh. n. Chr. ebenfalls über zahlreiche Fälle von Geophagie. Er schlug vor, diese Mangelerscheinung zu behandeln, indem man Eisen in säurehaltigen Getränke (z. B. Wein) eintauchte und diese Mischung nach einiger Zeit trank.[194]

Wahrscheinlich ging er davon aus, dass Säure die Eisenionen löst und man auf diese Weise einen Eisenmangel therapieren konnte. Noch heute wird in vielen Gesundheitsmagazinen empfohlen, einen Apfel mit Eisennägeln zu spicken und nach 24 Stunden zu essen, wenn sich das Eisen darin angereichert hat. Eine traditionelle Methode, die bei einigen Menschen offenbar bis heute sehr gut anschlägt: *»Ich spende regelmäßig Blut beim DRK. Doch Mitte der 1990er-Jahre hatte ich ein Problem mit dem HB-Wert. Er sank unter den damals vorgeschriebenen Wert von 12,5 für Männer. Da erinnerte ich mich an einen Rat unseres Hausarztes gegenüber meiner Frau, die ein Eisenpräparat verschrieben haben wollte. Er sagte ihr: ›Nehmen Sie einen Apfel, stecken Sie einen Nagel hinein und essen Sie diesen Apfel am nächsten Tag. Machen Sie das regel-*

mäßig.‹ Ich selber habe dann diesen Rat befolgt und einen durchschlagenden Erfolg erzielt. Beim nächsten Blutspendetermin erreichte ich einen HB-Wert von 15,6 – ein Wert, den ich bis dahin noch nie erreicht hatte. [...] Ich nehme diese Eisenäpfel (mit mehreren Nägeln) jetzt schon seit etwa 15 Jahren, und zwar ohne jegliche Nebenwirkungen, wie sie sonst durch die sogenannten Eisenpräparate bei Bekannten aufgetreten sind.« [194a]

Aber zurück zur Geschichte der Heilkunst: Auch in der berühmten Medizinschule von Salerno (Italien) ging man gegen Eisenmangel vor. Diese Forschungsanstalt gilt als die erste und älteste Medizinuniversität in Europa; ihre Glanzepoche reichte vom 10. bis zum 13. Jahrhundert. Frauen waren dort nicht nur als Studentinnen zugelassen, sondern auch als Lehrende (!). Die berühmteste unter den Lehrenden war Trota von Salerno, die als Ärztin etliche medizinische Abhandlungen und Bücher verfasste, wobei die historische Zuschreibung nur für das Werk *De curis mulierum* (Wie man Frauen heilt / Frauenheilkunde) gesichert ist. Darin schlägt sie bei Geophagie für Frauen folgende Therapie vor: *»Aber sollte es sie nach Lehm, Kreide oder Kohle gelüsten, dann gebt ihr Bohnen mit Zucker gekocht.«* [194b]

In diesem kurzen Satz steckt die Kunst, jahrelange Beobachtungen, in der Praxis gewonnene Erfahrungswerte und empirische Erkenntnisse miteinander zu verknüpfen und daraus Therapieansätze zu entwickeln, die dem Menschen dienlich waren.

Trota von Salerno, obwohl eine Frau des 12. Jahrhunderts, hatte erkannt, dass Erdeessen durch einen Stoffmangel verursacht wird, und als Ärztin entsprechend gehandelt, indem sie den betroffenen Frauen den Verzehr von Bohnen nahelegte. Offenbar »wusste« man schon damals, dass diese Hülsenfrüchtler bestimmte nützliche Stoffe enthalten, mit denen sich gewisse Mangelerscheinungen beheben lassen. (Unser Wissensstand erlaubt es uns, diese Inhaltsstoffe klar zu identifizieren, sodass wir heute wissen, dass Bohnen u. a. viel Eisen enthalten …)

Im 16. und 17. Jh. häuften sich die medizinischen Beschreibungen des Phänomens des Erdeessens. So empfahl auch der Arzt und Gelehrte Boetius die Geophagie mit Eisen zu therapieren. Im 18. und 19. Jh. war das Essen von Erde in Europa eine weitverbreitete Manifestation der Eisenmangelanämie junger Frauen, die an sogenannter Chlorosis litten, wie man die krankhafte Blässe der Damen damals nannte. Später erfuhr man von Anthropologen und Forschungsreisenden, dass auch in anderen Teilen der Welt die Menschen zuweilen oder gar ständig »unnatürliche« Dinge wie Erde und Lehm aßen. Auch der berühmte Alexander von Humboldt berichtete nach seinen Expeditionen durch Südamerika von diesem seltsamen Phänomen.

Selbst in Wohlstandsgesellschaften werden bis heute Fälle von Geophagie dokumentiert, so in den USA, der Schweiz oder England. Sie tritt nachweislich insbesondere bei Kindern und Frauen auf, die an einem manifesten Eisenmangel leiden und die es wie seit Urzeiten nach Erde und Lehm gelüstet.[194c]

Wissenschaftler der Universität in Witwatersrand (Südafrika) haben eine detailreiche Abhandlung verfasst, in der klar aufgezeigt wird, dass alle Versuche, die Geophagie als eine psychische Erkrankung abzutun, letztlich nicht beweiskräftig waren und auch keine plausiblen Erklärungsmuster abgeben, um diese auf der ganzen Welt verbreitete Verhaltensweise zu deuten.[195]

Vielleicht waren Hippokrates und Trota von Salerno, die Begründer und Weiterentwickler der Medizin, der Wahrheit viel näher und hatten schon damals verstanden, dass Geophagie auf einem Stoffmangel beruht.

Wir neigen dazu, Menschen als verrückt abzustempeln, wenn sie etwas essen, was nicht der üblichen Nahrung entspricht, und ihre Verhaltensweise als psychopathologisch zu bezeichnen – insbesondere, wenn sie so merkwürdige Gelüste nach Erde oder Lehm an den Tag legen.

Aber tun wir nicht letztlich das Gleiche, wenn wir, aus welchen gesundheitlichen Gründen auch immer, im Reformhaus Heil- oder Mineralerde (z. B. Löss, Bentonit, Tonerde) kaufen? Der Unterschied zu den afrikanischen Frauen oder zu denen, die in Europa oder Amerika aus Eisenmangel Erde und Lehm essen, besteht ja eigentlich nur darin, dass im Reformhaus die Erde fein pulverisiert und hübsch verpackt ist.

Übrigens wird nicht immer nur Lehm oder Erde gegessen; oft versuchen Frauen das durch Eisenmangel verursachte Brennen auf der Zunge und im Magen-Darm-Trakt zu mindern, indem sie Unmengen an Eiswürfeln verschlingen (man spricht dann von Pagophagie).[196] Der Zusammenhang zwischen diesem ungewöhnlichem Essverhalten und Eisenmangel wurde in einer 2013 publizierten Studie des US-amerikanischen Roten Kreuzes anschaulich und eindeutig dargelegt. Darin wird nachgewiesen, dass ein hoher Prozentsatz der Blutspender am Pica-Syndrom leidet – besonders dann, wenn ein Eisenmangel infolge der Blutspende eintritt.[197]

Dieser kurze historische Exkurs hat uns gezeigt, dass sich ein Eisenmangel nicht nur auf unsere physische, sondern auch auf unsere psychische Gesundheit negativ auswirkt. Geophagie und alle anderen Formen des Pica-Syndroms sind extreme Verhaltensformen, die aber eines klar aufzeigen: Eisen ist für unser geistiges und körperliches Wohlbefinden so wichtig, dass wir alles Erdenkliche tun sollten, um ausreichend davon zu uns zu nehmen. Als allerersten Schritt könnte man abstrusen Diäten und Fertigprodukten, welche die Eisenaufnahme reduzieren oder hemmen, von unserem Speiseplan verbannen und stattdessen vielleicht auch einmal an Linsen, Bohnen und getrocknete Pflaumen denken (siehe Kapitel: *Eisen, Burn-out & Co.*).

KAPITEL 5

TSH – NICHT ERFASSTE SCHILDDRÜSENKRANKE

Über die Erkrankungen der Schilddrüse könnte man eigentlich nicht nur ein Kapitel, sondern ganze Bücher schreiben; wir wollen uns hier aber hauptsächlich mit den Blutbefunden befassen, die mit diesem schmetterlingsförmigen Organ zusammenhängen. Vorab jedoch erscheinen einige Erläuterungen zu ihrer Funktionsweise angebracht, um das spätere Verständnis zu erleichtern.

Die Schilddrüse (Glandula thyreoidea) produziert u. a. die Hormone T3 und T4 (mithilfe von Jod) und zusätzlich das Calcitonin (ebenso ein Hormon und wichtig für Kalziumhaushalt und Knochen). Im gesunden Zustand ist jeder ihrer beiden »Flügel« etwa so groß wie eine Olive.

Die Schilddrüse ist eines der wichtigsten Organe des Menschen, denn sie führt das Kommando über den gesamten Energiestoffwechsel des Körpers, und ihre Hormone entfalten ihre Wirkung in fast allen Körperzellen. Zur Bildung der Hormone braucht sie außer Jod auch Enzyme und Eiweiße. Gegen letztere bilden sich manchmal Autoantikörper, welche die Schilddrüsenfunktion beeinträchtigen und verschiedene Autoimmunerkrankungen verursachen können, darunter die Hashimoto-Thyreoiditis, die in Deutschland inzwischen fast zur Volkskrankheit geworden ist.

Wenn die Schilddrüse bei einer Fehlfunktion vermehrt Hormone produziert, spricht man von einer Überfunktion (Hyperthyreose), die sich sehr oft in Aggressivität, Gewichtsabnahme, Zittern, Konzentrationsschwäche, Schlafstörungen, vermehrtem Schwitzen, Muskelschwäche, Herzrasen, Haarausfall sowie in einem Vitaminmangel äußert. Diese Symptome können vereinzelt oder kombiniert auftreten.

Drosselt die Schilddrüse dagegen ihre Hormonproduktion, das heißt bildet sie zunehmend weniger Hormone, liegt eine Unterfunktion (Hypothyreose) vor. Einige Symptome wie Haarausfall, Muskelschwäche und Vitaminmangel gleichen paradoxerweise denen der Überfunktion, viele Beschwerden aber sind anders (und teilweise mit hohen gesundheitlichen Risiken verbunden) – darunter Herz-Kreislauf-Erkrankungen, Nervosität, Panikattacken, Depression, Entzündungen, Kribbeln in Händen und Beinen, Kälteempfindlichkeit, Gewichtszunahme, erhöhte Cholesterin- und Triglyzeridwerte, um nur einige zu nennen.

Kleiner Exkurs: Früher wurden erhöhte Blutfette durch die Gabe von Schilddrüsenhormonen behandelt.[198] Das war durchaus sinnvoll, denn die hepatische Lipase – das Leber-Enzym, das dem Körper dabei hilft, Fette (Triglyzeride) abzubauen – wird von Schilddrüsenhormonen mitreguliert.[199]

Wenn ein Patient zum Arzt geht und – oft diffuse – Symptome schildert, die zum Krankheitsbild einer Schilddrüsenfehlfunktion passen könnten, wird Blut abgenommen, in der Regel aber einzig und allein das TSH (Thyreoidea-stimulierendes Hormon) gemessen. Dieses Hormon wird von der Hirnanhangsdrüse (Hypophyse) ausgeschüttet und stimuliert die Hormonproduktion der Schilddrüse. Bei Verdacht auf eine Überfunktion lassen einige Ärzte gleichzeitig die frei zirkulierenden SD-Hormone fT4 und fT3 mitbestimmen, bei Verdacht auf eine Autoimmunerkrankung zusätzlich die Antikörper. Wir werden uns in diesem Kapitel hauptsächlich der Unterfunktion widmen, da sie den Hauptanteil der Schilddrüsenerkrankungen in Deutschland ausmacht; immerhin leidet laut *ÄrzteZeitung* jeder Dritte an einer Fehlfunktion der Schilddrüse.[200] Wir sprechen also von vielen Millionen Menschen. Bei uns sind schätzungsweise (es gibt keine exakten Zahlen) 8 bis 10 Millionen Menschen von einer Schilddrüsenentzündung betroffen, die nach dem japanischen Arzt Hashimoto benannt wurde und zur Unterfunktion führt.[201]

TSH-REFERENZBEREICHE

Bei einer Überschreitung der aktuell geltenden TSH-Höchstwerte liegt bei den meisten Menschen eine schwere oder leichte Unterfunktion der Schilddrüse vor (eine solche Hypothyreose kann aber auch schon bei Normalwerten vorhanden sein, wie später erläutert wird). In der Regel gilt: Je höher der TSH-Spiegel, desto weniger T3 und T4 produziert die Schilddrüse.

Der TSH-Spiegel steigt deswegen, weil die Hypophyse ihre TSH-Produktion hochfährt, um die Schilddrüse aufzufordern, ihre Hausaufgaben zu machen und wieder genug T3 und T4 zu auszuschütten.

Die von den Fachgesellschaften festgelegten Referenzbereiche sind allerdings nicht ganz einfach zu durchblicken. Der Normbereich für TSH, wie er von der deutschen *Leitlinie zur Schilddrüsendiagnostik* empfohlen wurde, liegt zwischen 0,4 und 4,0 mU/l.[202] Man sollte meinen, dass Werte über 4,0 mU/l eine Unterfunktion diagnostizieren lassen würden. Dem ist aber nicht so. Es gibt nämlich für TSH zwei offizielle »oberste Grenzwerte«: 4,0 mU/l markiert die Trennlinie zwischen »gesund« und »leichte Unterfunktion« (= subklinische Hypothyreose). 10,0 mU/l trennt die »leichte Unterfunktion« von der »schweren Unterfunktion« (= manifeste Hypothyreose) und erfordert bei Überschreitung unverzüglich eine Substitutionstherapie, hauptsächlich mit dem Ersatzhormon Levothyroxin.

Was bedeutet das im Klartext? Nun, es bleibt jedem Arzt überlassen, ob er bei TSH-Werten, die zwischen 4,0 und 10,0 mU/l liegen, die Substitutionstherapie beginnt oder nicht. Die Fachgesellschaften empfehlen, diese Behandlung auch schon bei einer »leichten Unterfunktion« einzuleiten – aber nur, wenn der Patient eindeutige Symptome aufweist. Diese sind wiederum Interpretationssache …[203]

Was aber geschieht, wenn die TSH-Werte im Normbereich liegen (das heißt zwischen 0,4 und 4,0 mU/l) – sind wir dann tatsächlich gesund? Ist unsere Schilddrüse dann trotz mehrerer vorhandener Knoten, trotz typischer Symptome einer Unter-/Überfunktion oder einer Immunerkrankung wirklich in Ordnung? Die Antwort der meisten Patienten dazu wäre ein dröhnendes »Nein«, und einige gut informierte Ärzte und Fachärzte würden ihnen inzwischen beipflichten. Aber wie sieht die Realität in den Arztpraxen aus?

Bevor wir uns den wesentlichen Aspekten der TSH-Blutbefunde widmen, schauen wir einmal kurz in das alltägliche Leben hinein.

PATIENTENERFAHRUNGEN – AUSTAUSCH IM INTERNET

Im Internet finden sich zahllose Menschen in speziellen Foren zusammen, um dort Trost und Hilfe zu suchen angesichts eines Medizinsystems, das sie allzu häufig nicht nur in Stich lässt, sondern teilweise sogar »fahrlässig« handelt und damit ihre gesundheitliche Zukunft und Lebensqualität gefährdet. Wir haben ein Medizinsystem, dem selbst einige Ärzte skeptisch gegenüberstehen.[204]

Die in den zahllosen Blogs und Gesundheitsforen geschilderten Probleme der Patienten könnten inzwischen ganze Bibliotheken füllen. Wir werden nur einige herausgreifen, um bestimmte Aspekte besser einordnen zu können.

[Hervorhebungen sowie in eckigen Klammern hinzugefügte Erklärungen von der Autorin.]

Beginnen wir mit »*Antje36*«:

»*Hallo, ich habe seit 5 Monaten starke Symptome, die alle auf eine Schilddrüsenerkrankung hinweisen (Schlafstörungen, Unruhe, ständiges Pochen in der Brust, Konzentrationsstörungen, Depressionen). Das ist so stark, dass ich nicht mehr arbeiten kann. Die TSH Werte waren immer alle normal (im Januar war der TSH bei 1,3 und auch die fT3- und fT4-Werte waren okay). Ich hatte mich schon darauf eingestellt, dass es wohl psychosomatisch durch Stress ausgelöst ist.*«[205]

Aber »*Antje*« geht lieber doch noch einmal zum Arzt, um die Werte bestimmter Antikörper (oft mit AK abgekürzt) untersuchen zu lassen, wegen Verdacht auf eine mögliche Autoimmunerkrankung. Durch Forenmitglieder hat sie nämlich erfahren, dass dieser Abwehrmechanismus gegen bestimmte körpereigene Substanzen zu Hashimoto und anderen Erkrankungen führen kann, und sie will wissen, ob das bei ihr der Fall ist.

»*Nun habe ich noch den Antikörperwert überprüfen lassen. Im Laborbericht steht AK gg. Thyreoperoxidase* [TPO] *186 U/ml – aber in der Norm ist nur ein Wert bis 35. Am Telefon wurde mir nur gesagt, dass der Wert auf eine früher abgelaufene Entzündung hinweist. Kann es sein, dass ich trotzdem eine Schilddrüsenerkrankung habe, obwohl die TSH- und FT-Werte o.k. sind ?...Über eine Auskunft wäre ich dankbar viele Grüße, Antje*«

Forenmitglied »*Ingma*«, eine offenbar gut informierte Leidensgenossin, schreibt zurück:

»Hallo Antje, die Antwort lautet: ja. Die Referenzwerte für die fTs und TSH sind groß wie Scheunentore, dein individueller Wohlfühlbereich viel kleiner. Daher kann man sich auch bei ›Werten in der Norm‹ schon ziemlich mies fühlen. Die erhöhten TPO-AK weisen auf jeden Fall darauf hin, dass ›etwas im Busch‹ ist.

Lass bitte […] noch die TG-AK [Thyreoglobulin-Antikörper] *überprüfen und ein Sono machen. Der Vollständigkeit halber bitte auch eine ordentliche Eisendiagnostik machen lassen (Kl. Blutbild, Eisen im Serum, Ferritin, optimalerweise noch Transferrin). lg, Ingma«*

Als Kennerin der Schilddrüsenproblematik hat »*Ingma*« den Punkt getroffen und gute Ratschläge gegeben. Darauf folgt eine Zusatzinformation von »*Antje36*«, die für uns insofern interessant ist, als sie zeigt, dass die Labors ungeachtet des offiziellen Normbereichs von 0,4–4,0 mU/l mit unterschiedlichen Referenzbereichen arbeiten (manche Labors setzen als Höchstgrenze 3,5 mU/l, andere 4,2 mU/l):

»Vielen Dank für die schnelle Antwort. Ich habe jetzt auch die genauen Hormonwerte: […] *30.09.2010 TSH: 1,03 mU/l Freies T3: 2,89 pg/ml Freies T4: 1,44 ng/dl* Normwerte: TSH: 0,27–4,2 T3: 2,5–4,3 T4: 0,39–1,70 *11.01.2011 TSH basal 1,30 Norm 0,35-3,5 (Graubereich Hypothyreose 2,5–4,0)*

Das hört sich doch an, als sei alles in Ordnung oder? Viele Grüße, Antje«

Auch »*Tralala67*« steht »*Antje36*« mit viel Wissen und Ironie zur Seite:

»Hallo Antje, hier fT4 Unterkante Norm. Das kann gut Hashi[moto] *sein, verbunden mit den AKs. Eine ›abgelaufene Entzündung‹ gibt es nicht im Sinn von ›Verschwinden‹. Wie schon meine Vorredner gepostet haben, brauchst du alle relevanten SD-Werte*

(TSH, fT3, fT4, TG-AK, TPO-AK, TRAK) und eine Sonografie (Befund mit Größe und Gewebebeschaffenheit). Danach kann man hier (oder mit viel Glück auch der Arzt) mehr sagen.«

Obwohl von Ärzten sehr kritisch betrachtet, zeigen uns all diese Foren und Blogs, dass die Patienten untereinander durchaus medizinisch korrekte Informationen austauschen und sich somit gegenseitig mit nützlichen Ratschlägen unterstützen können.

Das Internet bleibt für viele Menschen die wichtigste Informationsquelle rund um das Thema Gesundheit – so das Ergebnis einer Studie aus dem Jahre 2012 der PR-Agentur MSL.[206] Im Jahr 2015 hat die Techniker-Krankenkasse festgestellt, dass sich zwei Drittel der Bundesbürger die für sie selbst und ihre Angehörigen wichtigen Informationen und Erläuterungen zu Gesundheitsfragen ausschließlich oder vorwiegend aus dem Internet holen.[207]

WELCHE AUSSAGEKRAFT HAT DER TSH-TEST?

Die meisten Schilddrüsenpatienten bzw. Patienten, die Symptome einer SD-Unterfunktion zeigen, wissen, dass ein TSH-Test als goldener Standard gilt: TSH ist die Substanz, die bei Verdacht auf eine Fehlfunktion der Schilddrüse im Blut als erste untersucht wird.[208]

Nur – ist dieser Test tatsächlich so »golden«?

In einer europaweiten Studie aus dem Jahr 2006 kamen Fachärzte der Medizinischen Hochschule Hannover gemeinsam mit Kollegen aus Italien, den Niederlanden, Dänemark, Frankreich, Ungarn,

Polen und England zu folgendem Schluss, der bei Lichte besehen von enormer Tragweite ist: »*... die Annahme, dass TSH tatsächlich den Zustand der Schilddrüsenhormone in jedem Organ des Körpers wiedergibt, ist höchstwahrscheinlich falsch.*«[209]

Kurz davor hatte der Arzt John D. Doux in der Fachzeitschrift *Medical Hypotheses* eine hochinteressante wissenschaftliche Abhandlung publiziert, in der er genau auf diese komplexen Wechselwirkungen der Schilddrüsenerkrankungen verwies, um aufzuzeigen, dass SD-Blutbefunde, die in der Norm liegen, nicht unbedingt bedeuten, dass der Patient gesund ist.[210]

Nun, es ist bekannt, dass die Schilddrüsenhormone im Blut in der Norm liegen können, obwohl sie in den Geweben erniedrigt sind. Bei einer schwedischen Studie wurde festgestellt, dass Alzheimer-Patienten – wie auch andere an Demenz Erkrankte – im Blut mehrheitlich eine normale Menge an Schilddrüsenhormonen aufwiesen, obwohl (diese) im Liquor (Gehirn-Rückenmarks-Flüssigkeit) erniedrigt waren.[211]

Verfälschungen der Blutwerte (TSH, fT4 und fT3)

In einem wissenschaftlichen Artikel hat Carolyn Fedler von der University of Witwatersrand (Johannesburg) die problematische Auslegung der Laborergebnisse von Schilddrüsenhormonen dargelegt: »*Viele Faktoren können die Laborresultate der Schilddrüsenfunktion negativ beeinflussen und so zu möglichen Fehlinterpretationen und Fehldiagnosen führen.*«[212]

Mit Blick auf ihre Kollegen stellt sie weiterhin fest: »*Viele der Schwierigkeiten bei der Diagnose einer Schilddrüsen-Dysfunktion [beruhen auf] mangelnder Kenntnis [...] der begrenzten diagnostischen Genauigkeit der Bluttest-Methode sowie darauf, dass die Bedeutung der SD-Blutbefunde im klinischen Kontext missverstanden wird.*«

Die Probleme mit den Blutbefunden beginnen also bereits im Labor, denn selbst die modernsten Analysemethoden zur Messung von TSH können durch bestimmte Faktoren (z. B. Antikörper der Betroffenen) gestört werden und somit falsche Ergebnisse liefern. Desgleichen lässt das in den Laborentnahmeröhrchen unvermeidlich vorhandene Heparin die Messwerte von fT3 und fT4 ansteigen, was ebenfalls zu falschen Ergebnissen führen kann.[213]

Jedoch nicht nur labortechnische Faktoren können die Resultate verfälschen, sondern auch bestimmte Lebensumstände. So ist bekannt, dass der TSH-Wert durch Fasten, Mangelernährung, Depression, Medikamente (z. B. Cortison) erhöht bzw. durch akuten Schlafentzug, Östrogene, Psychopharmaka, Umweltfaktoren (z. B. Kälteexposition) gesenkt werden kann.[214] Trotzdem wird dieser Test von den Fachgesellschaften als der vorrangige und wichtigste erachtet (Gold-Standard), um eine Schilddrüsenfehlfunktion zu diagnostizieren, obwohl ja nach wie vor Uneinigkeit darüber herrscht (und dies seit nunmehr 20 Jahren), wo der obere TSH-Grenzwert anzusiedeln sei.

Medizinisch gut informiert

Vom Internet als Informationsquelle scheint eine große Anzahl von Patienten intelligent Gebrauch zu machen, denn selbst so komplizierte Fachthemen wie die Problematik der ständig veränderten TSH-Referenzbereiche werden mit viel Kenntnis und einschlägigen Daten behandelt, wie aus den folgenden Blogdialogen ersichtlich wird.[215]

Forenmitglied »*Blancanieves*« stellt folgende Frage: »*Hallo! Ich habe das hier gefunden: Normalwerte des TSH – TSH: 0,3–4,0 mU/l. Tipp: Die Einstellung des TSH zwischen 0,5–1,0 mU/l wird empfohlen. Die meisten Hashimoto-Patienten fühlen sich mit einem TSH in diesem Bereich am besten. Ist das nicht verwirrend? TSH-Normalwert = 4,0 mU/l? Bitte um Aufklärung. Danke euch! Liebe Grüße, Blanca*«

Auf diesen Hilferuf antwortet Forenmitglied »*Lila*«, die sich offensichtlich über den seinerzeit neuesten wissenschaftlichen Stand auf diesem Fachgebiet informiert hat. Sie berichtet von einschlägigen Studien und deutet an, dass der TSH-Höchstwert eigentlich bei 2,5 mU/l liegen sollte: »*Hallo Blanca, Kampf um neuen TSH-Referenzbereich? 2002 hatte die National Academy of Clinical Biochemistry (NACB) (www.nacb.org) vorgeschlagen, den TSH Referenzbereich zu ändern, u. z. auf 0,4–2,5 mIU/L (zuvor 0,4–4,0 mIU/L); Basis dieses Vorschlags war eine umfangreiche, über mehrere Jahre dauernde Datenerhebung im Rahmen eines sog. National Health and Nutrition Examination Survey (NHANES).* [...] *Liebe Grüße, Lila*«

Nun, dies war der Stand der Dinge im Jahre 2006 – und der Streit um die Referenzwerte von TSH, der sage und schreibe schon seit April 1997 besteht, ist bis heute noch nicht beigelegt. Schon damals nämlich hatte Professor A. P. Weetman in einer viel beachteten Studie im *British Medical Journal* einen TSH-Höchstwert von 2,0 mU/l als angemessen erachtet.[216]

Wissenschaftlicher Disput über die TSH-Referenzbereiche

Tatsache ist, dass diese Referenzbereiche seit Jahren immer wieder neu festgesetzt werden: Der untere Grenzwert, der für die Diagnose einer Überfunktion der Schilddrüse relevant ist, wurde mehrmals verändert, ebenso wie der obere Grenzwert, der die Normalfunktion von einer leichten Unterfunktion (»subklinische Hypothyreose«) trennt. Um diesen Sachverhalt in seiner Komplexität zu veranschaulichen, verweisen wir auf US-amerikanische Studien und Leitlinien, da diese meistens – wenngleich um einige Jahre verzögert – in die Entscheidungen der europäischen Fachgesellschaften einfließen.

Nebenbei – die aktuell gültige *Leitlinie zur Schilddrüsendiagnostik* der *Deutschen Gesellschaft der Nuklearmedizin e. V.* stammt vom 2. Januar 2003, ist also über 13 Jahre alt![216a]

In den USA wurden die TSH-Höchstwerte, ab denen eine leichte Unterfunktion diagnostiziert wird, schon vor Jahren von 7,0 auf 4,5 mU/l, später auf 3,0 mU/l reduziert. Nach einer Empfehlung der Leitlinie der American Association for Endocrinology (AACE/national) (Amerikanische Gesellschaft für Endokrinologie) wurde die Grenze 2012 dann wieder auf 4,5 mU/l angehoben.[216b] Manche Fachärzte wiederum halten 5,0 mU/l für den richtigen Höchstwert.

Viele Endokrinologen würden die Höchstgrenze gerne bei 2,5 mU/l setzen, andere bei 3,0 mU/l – und wieder andere bei 2,0 mU/l. Es gibt aber auch Mediziner, die für 1,5 mU/l plädieren: Das ist der Wert, den man in den USA bei der gesunden weiblichen Bevölkerung gemessen hat. Bei gesunden Männern liegt er bei 2,0 mU/l (siehe die groß angelegte NHANES-Studie in den USA).[216c]

Im Rahmen der europäischen SHIP-1-Studie wurde der *gesunde Mittelwert* (Median) für TSH mit 1,4 mU/l angegeben (also unter dem amerikanischen Wert!). Dies ließe gerade für den deutschen Raum an engere Normgrenzen denken.[217]

Manche Ärzte empfehlen, Patienten schon bei einem TSH-Wert von 2,5 mU/l mit Ersatzhormonen zu behandeln, andere sehen einen Therapiebedarf erst ab 4,0 mU/l und wieder andere erst bei der Überschreitung von 10,0 mU/l.

Eine höchst vertrackte Sachlage, die uns Patienten dem Auf und Ab der Grenzwerte ausliefert wie auf einer Achterbahn – und letztlich einmal mehr die weise Erkenntnis bestätigt: Medizin ist keine exakte Wissenschaft.[218]

Die Problematik um »Schilddrüse und Blutbefunde« ist in der Tat so kompliziert, dass der seit ca. 20 Jahren herrschende Streit unter Fachärzten, Universitätsprofessoren und Fachgesellschaften immer wieder aufflammt.

Zurzeit wird wieder einmal heiß debattiert, ob man den TSH-Höchstwert nicht doch von 4,0 auf 2,5 mU/l absenken sollte. Einige Ärzte befürworten diesen Schritt, um endlich auch die Patienten erfassen zu können, die typische Beschwerden einer leichten Unterfunktion aufweisen, aber aufgrund der »falsch« festgelegten Referenzwerte ohne Diagnose nach Hause geschickt werden (müssen). Einige Labors haben sich schon von alleine darauf eingestellt und fügen ihren Blutbefunden Anmerkungen hinzu wie z. B. »Graubereich Hypothyreose: 2,5–4,0 mU/l«, denn der »*... Bereich zwischen 2,5 und 4,0 mU/l muss ... bereits als Graubereich bezeichnet werden und kann Hinweise auf eine beginnende subklinische Hypothyreose geben. In diesem Bereich ist in jedem Fall auch die Bestimmung von TPO Antikörpern zu empfehlen (Schumm Draeger et al., 2004).*«[219]

Damit weisen die Labors immerhin auf die *Möglichkeit* einer Schilddrüsenunterfunktion hin ... obwohl eine solche nach den offiziellen Normalwerten nicht vorläge.

Dieser Krieg um die Referenzbereiche von TSH wird mit den Waffen medizinischer Wissenschaftlichkeit gefochten. Wie alle Kriege kann auch dieser die Menschen von ihrem Leid befreien oder ins Unglück stürzen, denn ob der TSH-Höchstwert bei 4,0 mU/l oder, wie angedacht, bei 2,5 mU/l festgesetzt wird, hat schwerwiegende Folgen: Bei einer Festsetzung auf 2,5 mU/l würden in Deutschland plötzlich quasi über Nacht ca. 30 % mehr Menschen an einer leichten Schilddrüsenunterfunktion leiden, während bei einem oberen Grenzwert von 4,0 mU/l weiterhin Millionen Menschen in Deutschland als gesund eingestuft und nicht therapiert würden, obwohl sie vielleicht doch schon an einer leichten Unterfunktion dieser Drüse leiden ... und an all den Beschwerden, die damit einhergehen. Und diese sind – insbesondere bei Menschen über 50 – nicht zu unterschätzen, denn in mehreren Studien wurde bereits eine leichte Schilddrüsenunterfunktion mit einem erhöhten Herzinfarktrisiko und einer erhöhten Sterblichkeit in Zusammenhang gebracht.[220]

Erinnern wir uns? Eines der Merkmale einer schlecht funktionierenden Schilddrüse sind erhöhte Cholesterin- und Triglyzerid-Werte; solche Werte haben aber auch Patienten mit »normalen« TSH-Werten. US-Studien haben gezeigt: Werden Patienten mit einem TSH-Wert innerhalb des US-Normbereichs von 2,5 und 4,5 mU/l trotzdem Schilddrüsenhormonpräparate verschrieben, sinken ihre Blutfettwerte geradezu dramatisch … was das Risiko einer koronaren Herzerkrankung eindeutig mindert.[221] Desgleichen erhält man sehr gute Resultate bei der Reduzierung bestimmter Blutfette (atherogene Lipoproteine), wenn eine subklinische Schilddrüsenunterfunktion (also TSH über 4,5 mU/) mit Substitutionshormonen behandelt wird.[222]

Kleiner Exkurs: TSH, Blutfette und Statine

Seit Jahren ist es gängige Praxis, erhöhte Cholesterin- und/oder LDL-Werte mit Statinen zu behandeln, obwohl dies bei vielen Patienten vermutlich gar nicht angebracht ist, denn die Ursache dieser erhöhten Werte könnte (insbesondere bei Schilddrüsenproblemen) auch anders therapiert werden. Bekanntlich haben Cholesterinsenker (Statine) oft verheerende Nebenwirkungen – sie greifen die Muskeln an (manchmal bis zur Auflösung der Muskelfasern), können die kognitiven Funktionen beeinträchtigen und sogar Diabetes verursachen.[223] Daher wäre es laut der oben erwähnten Studien angeraten, als Erstes den TSH zu bestimmen und ggf. bereits bei einer subklinischen Unterfunktion eine Schilddrüsenhormonersatztherapie einzuleiten, um u. a. die Blutfette zu reduzieren.[224]

Statine zählen zu den weltweit größten Verkaufsschlagern von Big Pharma. In den skandinavischen Ländern werden 10 % der Bevölkerung damit therapiert.

In den USA wurde im ersten Vierteljahr 2014 mit dem Schilddrüsenhormon Synthroid »nur« ein Umsatz von rund 213 *Millionen* Dollar erzielt, mit dem Cholesterinsenker Rosuvastatin dagegen rund 1,3 *Milliarden* Dollar, also das Sechsfache. Noch Fragen?[225]

Da sich Statine negativ auf unsere kognitiven Fähigkeiten auswirken können, verlangt die Lebensmittelüberwachungs- und Arzneimittelzulassungsbehörde der Vereinigten Staaten (Food and Drug Administration, FDA) von den Pharmafirmen bereits seit 2012, in den Beipackzetteln dieser Medikamente entsprechende Hinweise aufzulisten.[226] Seitdem mehrt sich kurioserweise die Anzahl der Studien, nach denen Statine sogar Demenz verzögern sollen.

Tatsache ist, dass viele andere Studien einen klaren Zusammenhang zwischen Statinen und dem Verlust an kognitiven Fähigkeiten belegen[227] und aufzeigen, dass diese sogar das Risiko, an Alzheimer zu erkranken, erhöhen können.[228] Fallstudien in Brasilien haben 2016 gezeigt, dass Statine bei einigen Patienten sogar parkinsonähnliche Symptome wie Ataxie (Gangunsicherheit) etc. hervorrufen können.[229]

Wir beenden den Exkurs mit dem Hinweis, dass viele von uns gar keine Statine bräuchten, wenn der obere TSH-

Grenzwert (der gesunde Menschen von Menschen mit einer zu therapierenden Schilddrüsenunterfunktion unterscheidet) auf 2,5 mU/l oder sogar 1,5 mU/l gesenkt würde, da höhere Schilddrüsenwerte – wie wissenschaftlich belegt – unsere Blutfette sowie das Risiko von Herz-Kreislauf-Erkrankungen sehr wohl verringern können.[230]

Aber zurück zur Problematik der Referenzbereiche.

Nach einer Empfehlung der Leitlinie 2013 zur Behandlung von subklinischer Hypothyreose (das heißt einer leichten Schilddrüsenunterfunktion bei einem TSH zwischen 4,0 und 10,0 mU/l), die von der *Europäischen Gesellschaft für Schilddrüsenerkrankungen (European Thyroid Association, ETA)* erstellt wurde, sollen Patienten, die entsprechende Werte und Beschwerden aufweisen, mit Ersatzhormonen therapiert werden, bis ein TSH-Wert *unterhalb* von 2,5 mU/l erreicht ist.[231] Aufgepasst: Ziel der Behandlung ist *nicht* etwa unser aktuell geltender Höchstwert von 4,0 mU/l, sondern 2,5 mU/l!

Angesichts zahlreicher Studien kann man dieser Empfehlung nur zustimmen. Eines aber bleibt weiterhin unverständlich: Warum werden die Referenzbereiche für die TSH-Blutwerte nicht geändert? Warum bleibt man bei 4,0 mU/l? Selbst die bis heute gültigen US-amerikanischen Leitlinien aus dem Jahr 2012 besagen, dass man bei jungen Frauen im gebärfähigen Alter den TSH-Höchstwert vielleicht doch besser bei 2,5 mU/l ansetzen sollte. Bei darüber liegenden Werten – und bei Kinderwunsch – wird eine Ersatzhormontherapie empfohlen. Warum diese Ausnahme? Besteht bei einer jungen Frau mit einem TSH-Normwert von 4,0 mU/l oder darunter womöglich ein erhöhtes Risiko, nicht schwanger zu werden oder einen Spontanabort zu erleiden? Ja, genau das.

Universitätsdozent Dr. Georg Zettinig (Wien) stellt auf seiner Webseite fest: »*Bei allen Patientinnen mit Kinderwunsch sollte ein TSH-Wert unter 2,5 angestrebt werden. Insbesondere bei Patientinnen mit unerfülltem Kinderwunsch sollte ein TSH-Wert um 1 erreicht werden.*«[232]

Nun, der Vorschlag, dass bei Frauen mit unerfülltem Kinderwunsch sogar ein TSH-Wert von 1,0 mU/l angestrebt werden sollte, müsste uns aufhorchen lassen. Schon die Bloggerin »*Blancanieves*« hatte darauf aufmerksam gemacht, dass die meisten Hashimoto-Patientinnen sich dann am besten fühlen, wenn ihr TSH-Wert zwischen 0,5 und 1,0 mU/l liegt. Sollten uns diese Parallelen nicht zum Nachdenken bringen? Umso mehr, wenn man in einer deutschen Studie liest, dass bei Patienten, die Schilddrüsenknoten aufwiesen und eine Kombitherapie (Ersatzhormone + Jod) erhielten, ein TSH-Höchstwert von 0,8 mU/l angestrebt wurde.[233]

Wäre es angesichts all der vorstehend aufgeführten Fakten nicht an der Zeit, den oberen Grenzwert für TSH bei 1,5 mU/l anzusetzen – dem Wert, der 2002 immerhin für die gesunde weibliche Bevölkerung in den USA festgestellt wurde? Der gleichen Studie ist zu entnehmen, dass die obere Grenze für gesunde Männer bei 2,0 mU/l anzusetzen wäre. Ich erinnere: Der in der europäischen SHIP-1-Studie angegebene Mittelwert liegt sogar bei 1,4 mU/l.

Wenn ein TSH-Höchstwert von 4,0 mU/l für junge Frauen im gebärfähigen Alter ein »gesundheitliches Risiko« darstellt, sollte man sich doch zumindest fragen, ob dieser Wert nicht auch für alle anderen Menschen zu hoch angesetzt ist.

Viele, die in Deutschland als gesund gelten, weil sie einen TSH-Wert unterhalb des oberen Grenzwerts 4,0 mU/l haben, leiden unter Symptomen wie Antriebslosigkeit, Depression, Fettleibigkeit (trotz gesunder Ernährung), Verdauungsprobleme, Herzrhythmusstörungen, erhöhte Blutfettwerte etc. und bekommen im besten Fall eine Medikation, z. B. ein Antidepressivum, obwohl dies bei Menschen mit einem potenziellen Schilddrüsenproblem eigentlich nicht angebracht wäre. Sie gehen von Arzt zu Arzt in der Hoffnung, dass man die eigentliche Ursache dieser gesundheitlichen Probleme, also die richtige Kausalität, erkennt, um endlich eine dementsprechende Therapie zu bekommen. Die Heilpraktikerin Renate Bublies schreibt dazu in der *ÄrzteZeitung*: »*Viele Patienten schleppen sich also jahrelang mit TSH-Werten von knapp 4,0 mU/l durch das Leben und erhalten die Auskunft, an der Schilddrüse könne es nicht liegen. Schon allein die Verkennung einer körperlichen Ursache für mangelnde Leistungsfähigkeit kann auf die Dauer depressiv machen, abgesehen von der direkten Auswirkung fehlender Schilddrüsenaktivität auf das Nervensystem und Seelenleben. Hoffen wir also, dass sich die geänderten Grenzwerte bald in allen Laboren und in den Köpfen der Behandler durchsetzen werden, zum Wohle unserer Patienten.*«[234]

Bereits 2007 stellte Univ.-Doz. Dr. Wolfgang Zechmann vom Institut für Nuklearmedizin und Schilddrüsendiagnostik am Landeskrankenhaus Innsbruck zum Thema TSH-Blutbefund interessanterweise Folgendes fest: »*Die klinische Erfahrung spricht aber eindeutig für eine frühzeitige Substitution bei deutlicher Symptomatik […] auch schon bei einem wiederholt über 2,0 mU/l gemessenen TSH. […] Nicht der TSH-Wert allein, sondern die Ätiologie* ***und Symptomatik werden für die Therapieentscheidung herangezogen.***«[235]

Genau darum geht es: Der Arzt dürfte eine Diagnose nicht nur anhand der Blutbefunde erstellen – das heißt, trotz der sogenannten »Normalwerte« sollte er eine Therapie einleiten (insbesondere, wenn der TSH-Wert zwischen 2,0 und 4,0 mU/l liegt). Dies gilt vor allem dann, wenn typische Lehrbuch-Symptome in ausgeprägter

Form vorhanden sind – aber auch, wenn diese nur abgeschwächt oder vereinzelt auftreten (typisch für eine beginnende SD-Fehlfunktion). Dies müsste für Ärzte oberstes Gebot sein – vor allem angesichts der Tatsache, dass viele Endokrinologen selbst bereits zu der Meinung gelangt sind, dass auf die SD-Blutwerte allein kein Verlass ist und insbesondere das TSH eigentlich kaum etwas über die Menge der Schilddrüsenhormone in den einzelnen Organen des Körpers aussagt.[236]

DIAGNOSE: »EINBILDUNG«

Eine auf medizinischem Terrain kundige Patientin, die es wagte, ihrem Münchner Arzt gegenüber die Aussagekraft des ihr soeben mitgeteilten TSH-Blutwerts in Zweifel zu ziehen, und darauf pochte, dass ihre Symptome wie Haarausfall, Schwächeanfälle und Zittern doch auf eine Schilddrüsenerkrankung hinweisen könnten und er diese Beschwerden bitte mit einbeziehen möge, wurde schroff und mit beleidigendem Unterton in die Schranken verwiesen: Er sei hier schließlich der Arzt und wisse es besser, und sie solle sich von einem Psychiater untersuchen lassen. Aber wusste er es tatsächlich besser – angesichts der oben zitierten Studien?

Solche und ähnliche Vorfälle, die sich in etlichen deutschen Praxen immer wieder abspielen, treiben eine große Anzahl von Patienten in die Verzweiflung. Selbst prominente Menschen wie die Fernsehmoderatorin Vanessa Blumhagen sind vor solchen Erfahrungen nicht gefeit. In einem Interview in *Die Welt*[237] beschreibt sie den jahrelangen holprigen Weg von den ersten Symptomen bis zur Diagnose »Hashimoto« – und welche Momente für sie besonders bedrückend waren: *»Blumhagen: Einer der schlimmsten war vielleicht der im Dezember 2010. Da saßen meine beiden Ärzte vor* *mir, denen ich am meisten vertraute. Seit mehr als einem Jahr waren wir damals schon auf der Suche nach der Ursache für meine Symptome. Aber als ich sie sah, wusste ich schon: Oho, da stimmt was nicht! Sie sagten mir, meine Probleme wären vermutlich psychischer Natur, ich würde mir also alles bloß einbilden. Da habe ich meine Sachen gepackt und bin gegangen. Ich war so wütend und habe nur gedacht: Nein, nein, nein, ich weiß, dass etwas nicht stimmt […]*

Die Welt: *Was wurde denn vermutet?*

Blumhagen: Man hatte den Verdacht auf Borreliose, nahm Nervenwasser aus der Wirbelsäule. Negativ. Ein anderer Arzt vermutete, ich hätte einen Gehirntumor. Zum Glück war das auch nicht der Fall. Ich glaube, ich habe jeden Test mitgemacht, den es gab, habe in sämtlichen Röhren gesteckt, ohne Ergebnis. Irgendwann wurde alles auf die Psyche geschoben, weil die Ärzte nicht mehr weiterwussten. […]«

Vanessa Blumhagen machte sich daraufhin im Internet kundig und verlangte eine auf Hashimoto ausgerichtete Blutuntersuchung. Die vermutete Diagnose wurde schließlich anhand erhöhter Antikörperwerte bestätigt. Bei der Durchsicht ihrer alten Laborwerte stellte sich heraus, dass bereits drei Jahre zuvor ein Hashimoto diagnostizierbar gewesen wäre. Blumhagen: »*Es konnte nur keiner die Werte richtig lesen.*«

ZEITMANGEL ALS URSACHE FALSCHER DIAGNOSEN?

Die TV-Moderatorin konnte ihren Frust öffentlich in den Massenmedien kundtun. Die meisten Patienten haben diese Möglichkeit nicht und können sich nur untereinander bzw. im Internet austauschen über die Art und Weise, wie Ärzte manchmal mit ihnen umgehen.

»Die Schmetterlinge e. V.« ist eine Selbsthilfeorganisation für Kinder und Erwachsene mit Schilddrüsenerkrankungen, die vor über 16 Jahren gegründet wurde. Auf ihrer Forenseite[238] herrscht ein reger Meinungs- und Erfahrungsaustausch zwischen Betroffenen sowie einem Facharzt mit dem Alias »*Gepard*«. Diesem schildert ein Forenmitglied die Realität in den Praxen, wie sie sie erfahren hat: »*Hallo Gepard, ich möchte mich sehr herzlich bedanken, dass Sie sich die Zeit nehmen und hier in dem Forum mitdiskutieren. Es ist sehr viel wert, wenn jemand sich aus ärztlicher Sicht einbringt! […]*

Was ich allerdings schade finde, ist die Tatsache, dass man sich überhaupt an ein Forum wenden muss, da der Arzt, zu dem man persönlich geht, sich kaum die Zeit nimmt, sich nicht genügend mit den Schilddrüsenerkrankungen auskennt und den Patienten das Gefühl gibt, allein dazustehen.

Ich gehe nun in das Schilddrüsen-Zentrum München und hoffe, dass ich dort einen Arzt antreffe, der sich die Zeit nimmt und das Ganze ausreichend erklärt. Gott sei Dank fühle ich mich zurzeit gut, sodass ich Zeit habe, mir eine zweite, dritte oder vierte Meinung einzuholen. Ich habe nur Bedenken, falls es mir schlechter gehen sollte, wo ich dann noch hingehen kann […]«

Wie viel verhaltene Verzweiflung steckt in diesen Worten? Leider sind vielen Patienten solche oder ähnliche Situationen nur allzu gut bekannt. Wenn ein Arzt oder Facharzt »sich kaum Zeit nimmt« – welche Chance hat dann ein Patient, seine oft diffusen und unspezifischen Symptome zu schildern? Sollte dies nicht während der Anamnese stattfinden, der Grundlage des medizinischen Handelns? Die im Gespräch ermittelte Vorgeschichte eines Patienten im Hinblick auf seine aktuelle Erkrankung erfordert Zeit und aufmerksames Zuhören, um dem Patienten dann die richtigen Fragen zu stellen. Wie sonst kann sich ein Arzt ein verlässliches Gesamtbild von den Krankheitszeichen verschaffen und anhand geeigneter Untersuchungen zur richtigen Diagnose kommen?

Diese fundamentale ärztliche Sorgfaltspflicht ist zur Farce mutiert, denn wie viel Zeit widmet ein Arzt in der Regel seinen Patienten? *»Die durchschnittliche Zeit eines Arztes in Deutschland pro Patientenkontakt beträgt weniger als 8 Minuten (7,8 min). Die Erfahrung vieler Betroffener, dass sich ein Arzt in der Praxis (nicht im Krankenhaus) nur wenig Zeit für die Fragen des Patienten nimmt, wird durch diese Analyse bestätigt. Im internationalen Vergleich haben deutsche Ärzte den kürzesten Patientenkontakt, in England liegt diese Zeit bei 11 Minuten, in den Niederlanden bei 13 Minuten und in den USA bei 19 Minuten.«*[239]

Hierbei handelt es sich um Durchschnittswerte, das heißt, in vielen Fällen kann diese Zeitspanne womöglich noch kürzer sein. Wie soll man in so wenigen Minuten die komplizierten und manchmal nicht ganz einfach beschreibbaren Symptome einer Fehlfunktion der Schilddrüse in aller Ruhe darlegen können? Und wie soll man die Fragen des Arztes (wenn sie überhaupt gestellt werden) überlegt und ausführlich beantworten?

Außerdem scheinen die genannten 7,8 Minuten Patientenkontakt noch nicht einmal die Regel zu sein: Laut der Detect-Studie[240] nehmen sich sehr viele Hausärzte nur 3 Minuten pro Patient für Diagnostik und Behandlung. Diese Studie bezieht sich auf Diabeteskranke, denen der Arzt aufgrund ihres besonders komplexen Krankheitsbildes eigentlich sogar mehr Zeit als üblich widmen sollte. Alice Natter schreibt dazu in der *Mainpost: »Die fehlende Zeit für Patienten bleibt nicht ohne Folgen. Arzt und Patient tauschen sich schlecht aus.«*

Was tut ein Arzt, wenn er unter Zeitdruck steht? Er vertraut hauptsächlich auf die Blutbefunde. Nachweislich werden 60 bis 70 % aller Diagnosen anhand dieser Messwerte erstellt[241] – und wenn keine Auffälligkeiten vorliegen, wird kein Handlungsbedarf gesehen. Wer nimmt sich die Zeit, nachzufragen, welche Medikamente oder Vitamine/Mineralien der Patient einnimmt, welche die Blutwerte verfälschen könnten? Bekanntermaßen gibt es bestimmte Medikamente, welche die TSH-Ausschüttung akut oder chronisch verändern können – z. B. Metoclopramid (Verdauungsprobleme), L-Dopa (u. a. Parkinson), Glukokortikoide (z. B. »Prednisolon« – sehr häufig eingesetzt, da entzündungshemmend) und Sulpirid (u. a. Depression). Wie viele Patienten werden von ihrem Arzt bei einer Schilddrüsenuntersuchung gefragt, ob sie diese oben aufgelisteten Medikamente nehmen? Selbst Jod kann die TSH-Ausschüttung massiv beeinflussen …

Es ist erstaunlich, wie häufig Menschen im Gespräch, wenn es um Ärzte geht, seufzend sagen: »Man muss Glück haben.«

Dieses Glück hatte am Ende *»ClaudiaD86«:* Ihre Symptome und ihre Blutwerte wurden von ihrem Arzt nicht ernst genommen, aber dafür von einem Radiologen, wie sie *»Antje«* erzählt. (Die Abkürzung »LT« steht für das Substitutionshormon Levothyroxin, das bei einer Unterfunktion verabreicht wird): *»Hallo Antje, ich bin jetzt kein Experte, aber meine Werte sahen am Anfang sehr ähnlich aus wie deine … mir ging's nicht gut, ich war dauerhaft müde, habe auch bei 30 °C gefroren, hatte Schluckbeschwerden und noch einiges anderes. Mein Arzt wollte erst abwarten und nichts weiter machen, aber ich war noch beim Radiologen gewesen, der hat nochmal BE* [Blutentnahme] *und Sono gemacht und sagte, aufgrund der Symptome, man kann probieren, ob es mit LT besser wird.* […] *LG, Claudia«*

Applaus für den Radiologen, der vorzeitig erkannt hat, dass die Patientin mit Levothyroxin zu behandeln war, und diese Therapie eingeleitet hat.

MAN KANN KRANK SEIN TROTZ »GESUNDER« BLUTBEFUNDE

Den Geschichten dieser Patienten wird hier deswegen so viel Raum gegeben, um anschaulich vor Augen zu führen, was sie oftmals durchmachen müssen – und dies betrifft Abermillionen von Menschen. Laut *ÄrzteZeitung* hat jeder dritte Deutsche Schilddrüsenknoten. Diese »Knoten« sind Ausdruck einer Fehlfunktion der Schilddrüse, auch wenn die Schilddrüsenwerte »in Ordnung« sind, denn warum sonst sollte dieses kleine schmetterlingsförmige Organ irgendwann anfangen, Knoten zu bilden – nur aus Lust und Laune? Wie kann man so kurzsichtig sein zu glauben, dass ein in der Norm liegender Blutbefund den Status der Schilddrüse wiedergibt, wenn auf dem Ultraschallbild deutlich zu sehen ist, dass dieses Organ nicht mehr seine normale Struktur aufweist?

Tatsache ist, dass eine Fehlfunktion der Schilddrüse sehr wohl auch durch andere medizinische Untersuchungsmethoden erkannt werden kann (normaler Ultraschall, Farbdopplersonographie, Szintigraphie). Eine inhomogene Struktur, eine zu starke oder schwache Blutversorgung dieser kleinen Lappen oder eine erhöhte Jodaufnahme sind unmissverständliche Anzeichen, dass zumindest Teile der Schilddrüse schlecht funktionieren: Wahrscheinlich schüttet sie zu wenig (oder vermehrt) Hormone aus, selbst wenn sich das in diesen Fällen nicht im Blutbefund niederschlägt.

Dies kann auch Patienten mit einer Überfunktion passieren. Frau M., 30 Jahre alt, litt unter Herzrasen und Schweißausbrüchen und verlor trotz ungeheurem Appetit zusehends an Gewicht. Was sie aber am meisten beeinträchtigte, war der plötzliche rasende Herzschlag: Sie konnte dann keinen Schritt mehr weitergehen, musste oftmals mitten auf der Straße plötzlich stehen bleiben.

Einmal schaffte sie es gerade noch zur Praxis ihres Hausarztes. Er (ein älterer Arzt, der Symptome noch ernst nahm) untersuchte sie sofort und stellte 170 Pulsschläge pro Minute fest. »Könnte ein Herzproblem oder die Schilddrüse sein«, meinte er. Die Patientin wurde an Fachärzte überwiesen. Die Schilddrüsenwerte waren alle in Ordnung, das Herz ebenfalls. Die Beschwerden aber blieben bestehen. Monatelang litt die Patientin täglich unter dem immer wieder auftretenden Herzrasen, das ihr mehr als einmal Todesangst einflößte. Sie suchte erneut einen Kardiologen auf, der ihr zur Verlangsamung des Herzschlags einen Betablocker verschrieb, aber meinte hinzufügen zu müssen, dass ihr Herzrasen wahrscheinlich einen psychischen Grund habe.

Die Patientin nahm den Betablocker jahrelang ein. In der Zwischenzeit ließ sie wiederholt die Schilddrüsen-Blutwerte messen. Sie lagen jedes Mal im Referenzbereich, also schien in dieser Hinsicht alles in Ordnung. Während eines Aufenthalts in Rom sprach sie mit einem Endokrinologen, Professor an der dortigen Universität. Dieser teilte ihr etwas Hochinteressantes mit: Es sei unter Ärzten bekannt, dass bei vielen Schilddrüsenpatienten die Krankheit leider erst viele Jahre nach Beginn der typischen Beschwerden im Blutbefund nachweisbar ist. Auf die Antwort, warum man denn die Patienten dann nicht schon vorher anhand der geschilderten Symptome behandle, antwortete er resigniert: »*Cosa vuole che le dica*« – »Tja, was soll ich Ihnen dazu sagen …«

Zurück in München erbat Frau M. erneute SD-Hormonuntersuchungen. Der Chefarzt der Schilddrüsenambulanz meinte, das würde nichts bringen, da die Hormone doch seit Jahren in der Norm lagen. Sie bestand darauf – freundlich, aber resolut. Die leicht entnervte Antwort: »Na gut, dann messen wir die Werte halt noch mal mit.«

Nach einigen Tagen bekam Frau M. den Arztbrief mit der Aufforderung, umgehend vorstellig zu werden, denn ihre fT3- und fT4-Werte lägen extrem hoch und der TSH bei null. Frau M. atmete auf: Es war also doch nichts Psychosomatisches! Bei einer erneuten Blutabnahme wurde diesmal die Präsenz von Antikörpern bestimmt; des Weiteren erfolgten ein Ultraschall und eine Szintigraphie. Die Diagnose: Basedow – also eine Autoimmunerkrankung, die zur Überfunktion der Schilddrüse führt. Endlich konnte nun die richtige Therapie eingeleitet werden – leider erst nach vielen Jahren gravierender Beschwerden und der täglichen (letztlich nicht nur unnötigen, sondern vor allem auch gesundheitsschädlichen!) Einnahme von Betablockern.

UNTERVERSORGUNG BEI DER SCHILDDRÜSENDIAGNOSTIK

Dass ein Arzt unverzüglich und gleichzeitig mehrere Untersuchungen veranlasst, darunter das Abtasten der Schilddrüse, geschieht leider selten. Laborwerte ersetzen aber keine Tastuntersuchung. Laut Privatdozent Dr. J. Feldkamp weisen einige Patienten völlig normale Laborparameter auf (TSH, fT3, fT4), obwohl in ihrer Schilddrüse eindeutig Vergrößerungen beziehungsweise knotige Veränderungen zu ertasten sind. Eine solche Untersuchung wird jedoch aus Zeitmangel sehr häufig unterlassen.[242] Dies bestätigt eine Studie[243] verschiedener deutscher Fachgesellschaften, wonach Schilddrüsenpatienten hierzulande nicht immer die optimale Behandlung erhalten. Vielleicht liegt dies auch daran, dass für Hausärzte noch keine Leitlinie zur Behandlung von erhöhten TSH-Werten existiert. Eine solche ist seit 2014 in Bearbeitung und sollte im Juli 2016 erscheinen, um die »*Über- oder Unterversorgung im Bereich Diagnostik und Therapie zu vermeiden*«.[244] Eine Unterversorgung, die seit fast zwei Jahrzehnten besteht und die Lebensqualität einer großen Anzahl von Patienten erheblich eingeschränkt hat. Wie Prof. Kußmann konstatiert: »*Wer eine Schilddrüsenerkrankung hat, sollte in ein darauf spezialisiertes*

Zentrum gehen.« Und – ist dann eine angemessene Behandlung garantiert? Nicht immer. Wie in diesem Buch bereits mehrfach erwähnt, herrscht selbst unter den in der Wissenschaft tätigen Fachärzten Uneinigkeit über den TSH-Referenzbereich.

Angesichts der Publikationen von Ärzten, Dozenten und Professoren in Fachzeitschriften und im Internet gewinnt man den Eindruck, dass sich viele Mediziner der TSH-Problematik durchaus bewusst sind und entsprechend handeln. Leider besteht dieses Bewusstsein nicht bei der Mehrheit ihrer Kollegen und Kolleginnen.[245] Vielleicht liegt dies aber auch daran, weil ein Hausarzt pro Tag um die 60 Patienten behandelt und somit kaum Zeit bleibt, sich auf allen medizinischen Gebieten weiterzubilden. Aber selbst in Fachpraxen ist man als Patient nicht immer gut aufgehoben, wie man folgendem Beitrag in einem Forum über autoimmune Schilddrüsenerkrankungen entnehmen kann. Die Betroffene (mit dem Alias *Womex*) wird von ihrem Endokrinologen mit Levothyroxin (LT) behandelt und erhält von unterschiedlichen Ärzten unterschiedlichen Auskünfte und Therapieempfehlungen:[246] *»Hi, ich nehme seit ca. 3 Wochen 75 ug. (2,5 Wochen mit dieser Dosis lagen vor BE). Habe in 12,5er Schritten gesteigert. Zu B_{12} und Vitamin D: Ich war bei zwei anderen Ärzten wegen dieser Tests, aber die haben mich nur belächelt und gemeint, es sei Quatsch es zu testen. Eine Internistin meinte ja sogar, ich solle LT absetzen, dann würde es mir besser gehen … Einen Termin beim Endo*[krinologen] *habe ich Ende des Jahres, vorher ist nichts zu machen. Ich habe mich so geärgert, dass ich wieder zu meinem alten Hausdoc bin … Aber wirklich gut aufgehoben fühl ich mich dort nicht. Der meinte, ich solle auf 100 steigern. Zu den anderen Beschwerden meinte er, das sei Zufall … (Blutdruck, Herzrasen). (Docs sind kein gutes Thema zurzeit.) Hoffe mal wieder auf die Hilfe vom Forum und nicht vom Arzt.«*

Hier wird eine Patientin also mit den unterschiedlichsten Meinungen konfrontiert: Zwei Ärzte behaupten, Vitamin B_{12} und Vitamin D bräuchte man nicht zu untersuchen (und das in einem Land, in dem bekanntermaßen Vitamin-D-Mangel herrscht); die Internistin ist der Auffassung, dass die Patientin Levothyroxin völlig absetzen solle, während der Hausarzt dieses Medikament von 75 auf 100 Mikrogramm erhöhen möchte. Wem soll diese Patientin noch vertrauen?

Aus der prompten Antwort des nächsten Forenmitglieds »*Geiga*« lässt sich einiges erahnen (vorweg sei erläutert, dass gerade Schilddrüsenpatienten Vitamine sehr oft »rasend schnell verbrauchen«, diese Unterversorgung aber nicht unbedingt aus dem Blutbefund ersichtlich ist): »*Wegen Holo-TC* [zur Ermittlung von B_{12}] *und Vitamin D: Geh privat in ein Labor [...]. Es geht um* deine *Gesundheit, und du brauchst die Werte ja auch nicht ständig. Aber du möchtest doch, dass es dir wieder besser geht. Du kannst aber natürlich auch weiter auf die Docs hören, dass Vitamine ja nicht getestet werden müssen – dann wird sich so schnell aber leider nichts daran ändern. Habe insbesondere die Bedeutung von Vitamin D selbst dieses Jahr am eigenen Körper erfahren (der Chefarzt sagte zu mir, dass mein Vitamin-D-Mangel nicht behandlungsbedürftig ist und ich eine stationäre Psychotherapie brauche, weil meine Krämpfe, Zuckungen, die Müdigkeit etc. psychisch bedingt sein sollten ...) – hat mich zwar knapp 30 € gekostet, das zu testen + das Geld für das Vitamin D, aber was soll's. Mir hat es einen großen Sprung gegeben – genau wie mir nicht mehr ständig Arme und Beine einschlafen, ich nicht mehr Muskelzuckungen und -krämpfe am ganzen Körper habe durch das Aufsättigen von Vitamin B_{12}.*«[247]

Was die Ärzte dazu verleitet, Patienten zu belächeln, ihre Symptome als »zufällig« einzustufen oder sie für psychisch krank zu erklären, ist völlig unverständlich. Geradezu absurd jedoch sind die Bemerkungen des oben zitierten Chefarztes, denn dass in

Deutschland ein weit verbreiteter Vitamin-D-Mangel herrscht – und zwar gerade bei Schilddrüsenpatienten –, sollte eigentlich hinlänglich bekannt sein, da die diesbezüglichen Informationen ja selbst im *Ärzteblatt* zu lesen sind.[248]

Wie wir sehen, lässt die heutige Medizin viel zu wünschen übrig. Menschlich wie wissenschaftlich läuft so einiges schief, insbesondere was die Referenzbereiche anbelangt, »*auch wenn es unter Medizinern einen wachsenden Konsens darüber gibt, dass die heute gültige TSH-Höchstgrenze nicht für alle Patienten infrage kommen kann.*«[249]

Nur – in den geltenden Leitlinien merkt man nichts von diesem Konsens. Dort ist, und das kann nicht oft genug betont werden, für die leichte SD-Unterfunktion eine TSH-Höchstgrenze von 4,0 mU/l festgesetzt und für die eindeutige, unbedingt zu therapierende SD-Unterfunktion eine TSH-Höchstgrenze von 10,0 mU/l. Diese Werte sind meilenweit entfernt von dem Durchschnittswert 1,5 mU/l, der für die gesunde weibliche US-Bevölkerung ermittelt wurde. (Laut der SHIP-1-Studie könnte dieser Mittelwert für die deutsche Allgemeinbevölkerung bei 1,4 mU/l liegen.)

Die beiden oberen Grenzwerte stehen eindeutig in Zusammenhang mit einer Anzahl gravierender Krankheiten und gesundheitlicher Probleme, von Depression über erhöhte Fettwerte bis hin zu Herz-Kreislauf-Versagen. Diese Leiden werden als »eigenständige« Krankheiten behandelt, das heißt nicht als mögliche Folgeerscheinungen einer SD-Unterfunktion erkannt, obwohl z. B. das erhöhte Risiko von Herz-Kreislauf-Erkrankungen bei subklinischer Schilddrüsenunterfunktion bekannt ist.[250] Durch dieses Versäumnis entstehen unnötig hohe Kosten, die unser Gesundheitssystem belasten und die Pharmafirmen bereichern. Doch ein Lichtblick ist in Sicht: Die Trust-Studie, an der mehrere europäische Universitäten teilnehmen, versucht festzustellen, ob bei über 65-Jährigen mit einer subklinischen Hypothyreose typische Altersprobleme wie Herzinfarkt etc. vermindert auftreten, wenn diese latente Unterfunktion behandelt wird. Der einen Hälfte der 3000 Probanden werden hierzu Schilddrüsenhormone verabreicht, der anderen Hälfte ein Placebo. In einigen Jahren wird man mehr erfahren.[251]

ZUSAMMENFASSUNG

Wissenschaftler, Ärzte und Fachgremien sind sich uneinig über die Höchstgrenze für TSH – das heißt, es besteht kein Konsens darüber, wann ein Patient an einer Schilddrüsenunterfunktion leidet (wir haben uns hier hauptsächlich mit der Unterfunktion befasst, denn eine Überfunktion tritt seltener auf). Unschlüssigkeit herrscht auch hinsichtlich dessen, ob der TSH-Wert die Menge der Schilddrüsenhormone in jedem Körperorgan richtig wiedergibt. Obwohl viele Ärzte eine Absenkung dieser Grenze zumindest auf 2,5 mU/l begrüßen würden, wird momentan an der kontrovers diskutierten Obergrenze von 4,0 mU/l festgehalten.

Trotz der Empfehlungen in den Leitlinien sind die Ärzte nach wie vor unterschiedlicher Ansicht, ob ein Patient mit manifesten Beschwerden und einem TSH-Wert zwischen 4,0 und 10,0 mU/l therapiert werden sollte oder nicht. Und man streitet auch darüber, ob eine hormonelle Ersatztherapie nicht schon vorher, also bei über 2,5 mU/l, eingeleitet werden sollte.

Als Patient sollte man Folgendes wissen und beherzigen: Sollte ein Arzt Sie aufgrund normaler Blutbefunde der Schilddrüse und bei einem TSH-Wert zwischen 2,0 und 4,0 mU/l (oder darüber) für gesund erklären und Ihnen angesichts Ihrer Beschwerden (z. B. Depression, Müdigkeit, Gewichtszunahme) zu verstehen geben, dass diese vermutlich nur auf Stress oder psychischen Problemen beruhen, dann ... sollten Sie schleunigst den Arzt wechseln. Das gilt insbesondere dann, wenn die Schilddrüse unabgetastet blieb oder kein Ultraschall gemacht wurde – die Diagnose sich also einzig und allein auf den Blutbefund stützt. Kein Patient sollte sich einreden lassen, seine Symptome und Beschwerden beruhten nur auf Einbildung oder »Stress«.

Am besten wäre es, gleich einen Facharzt (Endokrinologen) aufzusuchen, wenn möglich in einer universitären Schilddrüsen-Ambulanz. Allerdings können Sie auch dort an Fachärzte geraten, die ihre Diagnose hauptsächlich anhand der Blutbefunde erstellen.

> Man muss sich immer wieder vor Augen führen, dass die Normwerte für TSH selbst bei Fachärzten sehr umstritten sind und dass auch bei Blutwerten im geltenden Normalbereich trotzdem eine Erkrankung der Schilddrüse vorliegen kann, die behandelt werden sollte. Ein Arzt sollte das anhand Ihrer Symptome entscheiden können, nicht anhand der Blutbefunde. Einige Ärzte trauen sich das bereits.

Trotz allem: Geben Sie nie auf. Versuchen Sie es weiter, wechseln Sie den Arzt, reden Sie mit anderen Patienten, informieren Sie sich im Internet, welche Ärzte infrage kommen könnten. Schauen Sie sich die Webseiten von Endokrinologen in Ihrem Umkreis an und googeln Sie deren Artikel, um herauszufinden, welche Meinung diese Ärzte vertreten (es gibt einige, die auf ihrer Internetseite explizit schreiben, dass »normale« TSH-Werte auch bei Unter- oder Überfunktion der Schilddrüse vorkommen). Registrieren Sie sich bei medizinischen Fachzeitschriften und geben Sie im Suchfeld

»Schilddrüse« oder »TSH« ein. Sie werden dort auf unzählige, leicht verständliche Beiträge und jede Menge nützlicher Informationen stoßen. Nehmen Sie Ihre Gesundheit selbst in die Hand – sonst kann es womöglich Jahre dauern, bis Sie eine Diagnose erhalten. Nur so können Sie sich bereits im Vorfeld gegen die möglichen gravierenden Folgen einer Schilddrüsenunterfunktion wie z. B. Herz-Kreislauf-Erkrankungen wappnen und Ihre Gesundheit schützen.

Das Medizinsystem kann uns nur bedingt helfen. Es sind einige Ärzte, die die Referenzbereiche festsetzen. Es sind einige Ärzte, die Patienten oft wie kleine Kinder, Unwissende oder psychisch Labile behandeln. Es sind einige Ärzte, die es trotz ihres abgelegten medizinischen Eides versäumen, die Symptome ihrer Patienten in die Diagnostik einzubeziehen und sich hauptsächlich auf die Blutbefunde stützen, aus Gründen der defensiven Medizin (das heißt um sich vor eventuellen rechtlichen Folgen zu schützen).[252] Man muss tatsächlich Glück haben, um auf Vertreter dieser Zunft zu stoßen, die mitdenken, weil sie sich ihrer Berufung als Arzt und dem Wohl ihrer Patienten verpflichtet fühlen.

KAPITEL 6

JOD – ZURÜCK ZUM BEGINN DER EVOLUTION

Das Leben ist im Meer entstanden – dort, wo es von Jodmolekülen nur wo wimmelt. Die Wissenschaft ist der Auffassung, dass die ersten einzelligen Lebewesen Jod als eine Art Antioxidans benutzten. In den Zellen bestimmter primitiver Algensorten liegt dieses Spurenelement 30 000-mal konzentrierter vor als in dem umgebenden Meereswasser; vermutlich schützten sich diese empfindlichen Gebilde dadurch vor den zerstörerischen Folgen der Sonnenstrahlung (Oxidation).

Nun, die Evolution vergisst niemals die positiven und nützlichen Entwicklungsschritte, die sie einmal errungen hat, und so wurde u. a. die Schutzfunktion dieses Spurenelements in den immer komplexer werdenden Lebewesen beibehalten und erweitert.

Wir brauchen Jod, um gesund auf die Welt zu kommen – bei Frauen mit Jodmangel steigt das Risiko von kindlichen Missbildungen ebenso wie die Gefahr von Fehl- und Totgeburten. Auch für die gesunde Entwicklung unseres zentralen Nervensystems sind wir auf Jod angewiesen (man denke an den Kretinismus, eine geistige Behinderung, die u. a. in bergigen Jodmangelgebieten auftritt). Und wir brauchen Jod, um unsere kognitiven Fähigkeiten zu schärfen.

Aufgrund seiner evolutionär von Anfang an enormen Bedeutung spielt dieses Spurenelement in unserem Körper also eine wesentliche Rolle, und wir benötigen es bis heute für unser Wohlbefinden. Zu 30 % tut Jod seinen Dienst in der Schilddrüse, die restlichen 70 % verteilen sich anderswo im Körper, insbesondere in den Brüsten, den weißen Blutkörperchen, den Augen, den Eierstöcken, der Leber, der Haut, der Gebärmutter, der Nebennierenrinde und der Bauchspeicheldrüse, aber auch im Mund- und Rachenraum, im Mutterkuchen und im Magen.

Viel Jod ist auch im Fruchtwasser enthalten – eine Art Meerwasser-Blase (wenn auch weniger salzhaltig!), in dem sich das Kind gewissermaßen wie in einem uralt-vertrauten Lebensraum entwickeln und das notwendige Jod daraus aufnehmen kann.

Jod ist auch unerlässlich für die Regulierung unseres Säure-Basen-Haushalts, denn es verhindert eine Übersäuerung: Je mehr Jod vorhanden ist, desto alkalischer wird unser Körper. Genau wie das Meereswasser, denn beide sind leicht basisch.

Angesichts der diffusen Präsenz des Jods in unserem Körper haben sich einige Wissenschaftler grundlegende Fragen gestellt. Einer davon ist Dr. Venturi, der schon mehrere wissenschaftliche Fachartikel über dieses Thema veröffentlicht hat. Er gehört zu jenen Menschen, die von Natur aus gewohnt sind, revolutionär zu denken, auch wenn sie die Grundlagen ihrer Forschungsarbeiten oft in der Vergangenheit suchen – oder gerade deswegen.

Dr. Venturi versucht, den menschlichen Körper und seine Erkrankungen unter dem Blickwinkel der Evolution zu verstehen, denn er geht – wie viele andere Forscher auch – davon aus, dass die im Körper vorhandenen Mineralstoffe, Vitamine und anderen Substanzen einer evolutionsbiologischen Hierarchie unterliegen. Zu diesen Stoffen zählen die sogenannten Antioxidanzien – und eines davon ist Jod.

Da das Jod entwicklungsgeschichtlich bereits in den ersten Einzellern auftaucht, könnte ein Überschuss wie auch ein Mangel an diesem Stoff Ursache vieler und sehr unterschiedlicher Erkrankungen sein. Von dieser Überlegung ausgehend, könnte man annehmen, dass sich durch den therapeutischen Einsatz dieses Spurenelements verschiedenste Krankheiten vermeiden oder gar heilen lassen. Nicht umsonst wird Jod beispielsweise in Krankenhäusern verwendet, um Operationsstellen keimfrei zu halten. Und wer erinnert sich nicht, wie aufgeschlagene Knie oder blutige Ellbogen früher von mütterlicher Hand mit Jodtinktur desinfiziert wurden?

Um die Bedeutung des Jods zu verstehen, haben etliche Forscher seine Rolle in der Evolution der Lebewesen studiert und dabei vieles entdeckt, das für die Wissenschaft richtungsweisend sein könnte.

So wurde festgestellt, dass der Jodgehalt von Meeresfischen (z. B. Heringen) 40-mal höher ist als der von Süßwasserfischen (z. B. Forellen). Das liegt zwar auch für einen Laien auf der Hand, gesundheitlich interessant wird es aber, wenn man erfährt, dass Süßwasserfische viel häufiger erkranken als Meeresfische, das heißt eher unter Infekten, Parasitenbefall, Krebs und Arteriosklerose leiden als ihre evolutionären Vorgänger.[253]

Bei Fischen, die in jodreichen Gewässern leben, sind z. B. kaum Herzkranzgefäßverkalkungen zu verzeichnen – eine Tatsache, die vor etwa einem Jahrhundert viele Mediziner zur empirischen Behandlung dieser Erkrankung motivierte: Von den 1930er- bis in die 1950er-Jahre haben europäische Ärzte Gefäßverkalkungen und Herzprobleme wie Angina Pectoris beim Menschen erfolgreich mit Jod therapiert.[254]

Danach begann der Siegeszug der Pharmaunternehmen. Ein ökonomischer Siegeszug, der dadurch zustande kam (und kommt), dass man neu erfundene Moleküle patentieren ließ (und lässt), um den Aktionären die Dividenden zu sichern. Vitamine oder Spurenelemente aber kann man nicht patentieren.

Wie von Dr. Venturi zitiert, stellte der US-amerikanische Ausschuss des Senats und Repräsentantenhauses in Bezug auf die Meeresforschung 1999 Folgendes fest: »*Das Komitee stellt die unüblich geringe Häufigkeit von Krebs bei marinen Haien, Mantas und Rochen fest und ermutigt Grundlagenforschung ...*« auf diesem Gebiet, um bioaktive Moleküle zu finden, die solche krankhaften Prozesse auch »*... im Menschen zu hemmen vermögen.*«[255]

JOD UND BRUSTKREBS?

Angesichts einer solchen Ermutigung hätten sich die Wissenschaftler auf dieses Forschungsgebiet geradezu stürzen müssen. Nun, es wurden auch vereinzelt Studien durchgeführt, die feststellten, dass in den Jodmangelgebieten der Erde signifikant mehr Frauen an Brustkrebs leiden als in jodreichen Gebieten. Desgleichen fand man heraus, dass japanische Frauen, die täglich ca. 3 mg Jod durch die Nahrung (vorwiegend Algen) aufnehmen, weniger anfällig für Brustkrebs sind als Frauen in den westlichen Ländern.[256]

Bislang begnügt man sich damit (insbesondere in den USA), Jod bei der fibrozystischen Mastopathie (Knotenbildung und Verdickung) der Brust einzusetzen – übrigens standardmäßig und mit Erfolg.[257] Einige Frauen in Deutschland wissen das und tauschen sich in den einschlägigen Internet-Foren über ihre persönlichen Versuchserfahrungen aus.[258]

Mehrere internationale Studien haben inzwischen nachgewiesen, dass Jod zur Prävention gegen Brustkrebs geeignet ist. [259] Und seit Kurzem denkt man darüber nach, Brustkrebs mit Radiojodtherapie zu bekämpfen.[260]

Mexikanische Wissenschaftler weisen nachdrücklich darauf hin, dass die onkologische Schulmedizin Frauen, die bereits einen Brustkrebs besiegt haben, prophylaktisch einer Jodtherapie unterziehen sollte, um sie vor einem möglichen Rückfall zu schützen. Carmen Aceves, Forscherin an der Universidad Nacional Autónoma de México (UNAM), ist überzeugt, dass »*Jod der Torhüter einer gesunden Brustdrüse ist*«. Sie und ihre Kollegen haben den Zusammenhang zwischen Jod und Brustkrebs mehrfach untersucht und kamen schon vor Jahren zu dem Schluss, dass Jod nicht nur prophylaktisch, sondern als Teil der Brustkrebstherapie eingesetzt werden sollte.[261] Amerikanische Kollegen vom Drexel University College of Medicine in Pennsylvania gelangten zu dem gleichen Schluss.[262]

JOD UND MAGENKREBS

Auch in der Prävention des Margenkarzinoms scheint Jod eine wesentliche Rolle zu spielen. In den 1990er-Jahren verzeichnete Polen europaweit die höchsten Magenkrebs-Todesraten. In diesem Land herrschte jahrzehntelang Jodmangel, bis 1996 beschlossen wurde, das Speisesalz mit Jod anzureichern. Einige Jahre später wurde in einer Studie von der *Jagiellonian Universität* (Krakau) festgestellt, dass die Anzahl der Menschen, die in Polen an Magenkarzinom erkrankten, merklich abgenommen hatte (um 2,3 % bei Männern und um 4 % bei Frauen, jeweils pro Jahr). In ihrer Schlussfolgerung betonen die Forscher, dass die Jodprophylaxe in Mangelgebieten wirksam vor der Entstehung von Magenkrebs schützt und weitere Studien auf diesem Gebiet erforderlich seien.[263]

In einem Kommentar zu dieser Studie stellte ein befreundeter Professor für Endokrinologie an der Università La Sapienza (Rom) fest, dass sich die Medizin wahrscheinlich immer noch nicht genau darüber im Klaren sei, welche wesentliche Rolle dieses Spurenelement tatsächlich im Körper spielt. Um diesen Gedanken anhand eines Beispiels zu verdeutlichen erzählte er mir die Geschichte einer seiner Patienten.

Zu ihm kam ein Mann um die 50, der unterschiedliche Beschwerden aufwies. Er beschrieb seine Symptome, und der Mediziner ging anfangs davon aus, dass es sich um ein Schilddrüsenproblem handelte. Nach verschiedenen Untersuchungen schien jedoch mit der Schilddrüse alles in Ordnung. Als der Patient dem Arzt dann zusätzlich über ein lästiges Völlegefühl und leichte Magenschmerzen klagte, wurde zusätzlich eine Magenspiegelung veranlasst.

Nun, was die Ärzte durch das Endoskop sahen, war so gut wie ein Todesurteil: ein großes Magenkarzinom. Die Zelluntersuchung ergab, dass es sich um einen besonders aggressiven Typ handelte; jegliche Operation oder andere Therapie schien zwecklos. Der Patient, ein gebildeter Ingenieur, holte eine Zweit- und Drittmeinung ein, aber alle bestätigten den gnadenlosen Befund. Er fragte den Professor, wie viel Zeit ihm wohl noch bliebe.

Für einen Arzt ist eine solche Frage immer schwierig zu beantworten – aus medizinischen wie aus menschlichen Gründen. Aber der Ingenieur wollte es unbedingt wissen – er wollte nämlich gerne alles aufgeben und vor seinem Tod eine schon lang geplante Segeltour über das Mittelmeer unternehmen. Der Professor eröffnete ihm, dass er noch höchstens 5 bis 6 Monate zu leben habe. Man verabschiedete sich. Es war Frühling. Die Zeit verging.

Irgendwann im November klopfte es an der Zimmertür des Professors im Universitätskrankenhaus. Es war der todgeweihte Ingenieur. Er sah blendend aus, und der Professor war mehr als verblüfft. Der Mann erzählte ihm, dass er wenige Tage nach der Diagnose seine Mittelmeerreise angetreten hatte – mit dem Vorsatz, zurückzukehren und im Kreis seiner Familie zu sterben, sobald es ihm schlecht ginge und die Schmerzen unerträglich würden. Tagelang sei er draußen auf dem Meer gewesen, habe die griechischen Inseln umfahren, die türkische Küste erkundet, sich hauptsächlich von selbst geangelten Fischen ernährt und in den warmen Meeresströmungen gebadet. Nur ab und zu sei er an Land gewesen, um sich die Landschaften oder historische Gebäude anzuschauen.

Als er sich im Laufe der Monate immer besser fühlte, dachte er anfänglich, das wäre die Phase des »letzten Auflebens«, wie sie kurz vor dem Tod manchmal eintritt. Doch als er den Zeitpunkt, zu dem er laut Prognose eigentlich gar nicht mehr am Leben sein dürfte, überschritten hatte, keimte in ihm eine vage Hoffnung auf, und er beschloss zurückzukehren, um sich Gewissheit zu verschaffen. Der Professor veranlasste daraufhin eine neue Magenspiegelung.

Von dem Krebs war nichts mehr zu sehen. Der Mediziner holte Kollegen herbei, um den Befund bestätigen zu lassen, aber es blieb dabei: Der Krebs war verschwunden.

»Wie war das möglich?«, fragte ich erstaunt. Der Professor zuckte mit den Schultern. Denkbar wäre alles Mögliche, aber eigentlich gäbe es keine schulmedizinische Erklärung dafür. Man wisse zwar, dass es gelegentlich spontane Remissionen gäbe; vielleicht habe die psychologische Umstellung etwas damit zu tun, also die Freude und Erfüllung, die er auf seiner Reise erfahren habe. Dann stockte er kurz und sprach von der Bedeutung von Jod als mögliche biologische Ursache. Dies sei nur eine Hypothese, denn der Patient war ja durch die Meeresluft und die Fischmahlzeiten ständig Jod ausgesetzt gewesen. Wissenschaftlich plausibel ließe sich das aber in diesem Fall nicht nachweisen, da man den Patienten vor seiner Abreise nicht auf Jodmangel untersucht hatte.

Wissenschaftlich gesicherte Aussagen über die wesentliche Rolle von Jod im Zusammenhang mit Magenkrebs sind vorhanden; sie beweisen aber nur, dass es da eine Korrelation gibt. Magenkrebszellen enthalten nur etwa die Hälfte der Jodkonzentration, die man im gesunden Gewebe um das Karzinom herum vorfindet.[264] Dies könnte ein Hinweis darauf sein, dass Magenzellen, die zu wenig Jod enthalten, zu Krebszellen degenerieren.

Evolutionsgeschichtlich ist der Zusammenhang zwischen Jod, Magenschleimhaut und Schilddrüse von großem Interesse und lässt bestimmte biologische Mechanismen (Wechselwirkungen) besser verstehen.

Begonnen hat es mit den Manteltieren, die ihre Nahrung durch die Kiemen in den Verdauungsteil ihres Darms überführen. Dies gelingt nur dank eines jodhaltigen, gleitfähigen Schleims, der vom *Endostyl* produziert wird – einer Art Schlauch mit einem dichten Netzwerk aus Drüsenzellen, der sich am Ende des Kiemendarms befindet und das erforderliche Jod aus dem Meerwasser anreichert.

Der Kiemendarm der Manteltiere taucht auch in der Embryonalentwicklung des Menschen auf: Die für uns so wichtige Schilddrüse ist sozusagen die moderne Variante des primitiven jodanreichernden *Endostyls*.

Wie sehr diese Evolutionsvorstufen noch heute in unserem Körper in komplexer Wechselwirkung stehen, lässt sich daran erkennen, dass Patienten, die an einer Unterfunktion der Schilddrüse leiden (z. B. Hashimoto) gleichzeitig auch mit einer Atrophie (Schwund) der Magenschleimhaut und einer reduzierten Magensäureproduktion zu kämpfen haben. Jodmangel kann sich in gleicher Weise negativ auf die Magenschleimhaut auswirken: Einige Forscher vermuten, dass er atrophische Gastritis und sogar ein Magenkarzinom verursachen kann.[265]

JOD UND DIABETES

Jod erfüllt in unserem Körper noch weitere Funktionen: Da es, wie im Kapitel »*Glukose – der honigsüße Diabetes*« erwähnt, die Rezeptoren für Insulin aktiviert, könnte es bei der Bekämpfung dieser Krankheit ebenfalls eine wichtige Rolle spielen.

Wissenschaftlich belegt ist auch, dass Jod am Abbau von Cholesterin beteiligt ist. Schweizer Forscher konnten nachweisen, dass bei übergewichtigen Frauen mit moderatem Jodmangel die Blutfette besonders hoch lagen und eine drastische Reduzierung des Cholesterins zu verzeichnen war, wenn man diese Frauen mit Jod therapierte.[266]

BROM UND FLUOR

Tatsache ist, dass nach Ansicht sehr vieler amerikanischer Ärzte die epidemische Fettsucht, die in den USA um sich greift, auch dadurch zu erklären sei, dass vor mehreren Jahrzehnten die fatale Entscheidung getroffen wurde, Backwaren mit Brom anstelle von Jod anzureichern.

Brom gehört – zusammen mit Chlor und Fluor und auch Jod – zu den sogenannten Halogenen. Diese Nichtmetalle sind miteinander »verwandt«, und unser Körper speichert sie, als ob sie Jod wären (sie binden sich an die Jodrezeptoren). Es wurde nachgewiesen, dass sich Brom an den Jod-Andockstellen in der Schilddrüse anreichert.[267] Dort reduziert es vermutlich die Hormonproduktion und führt zu einer Unterfunktion der Schilddrüse.

Einen schlagenden Beweis dafür, dass sich die anderen Halogene anstelle des Jods in den Körper hineinschmuggeln können, finden wir in England. Dort wird seit Jahren das Trinkwasser mit Fluorid angereichert. Schon vor Jahren haben einige kleinere Studien einen gewaltigen Anstieg von Schilddrüsen-Unterfunktionen festgestellt, selbst bei sehr jungen Menschen. Die Forscher postulierten den Verdacht, dass die Ursache dafür das Fluor war, das sich anstelle des Jods in der Schilddrüse angereichert und deren Hormonbildung blockiert hatte.

Diese kleinen Studien wurden 2015 durch eine groß angelegte epidemiologische Untersuchung bestätigt: Man stellte fest, dass in den Gebieten, in denen das Trinkwasser fluoridiert wird, mehr als doppelt so viele Menschen an Schilddrüsenunterfunktion leiden wie in Gebieten, in denen dem Trinkwasser kein Fluorid zugesetzt wird. Viele Wissenschaftler betrachten diese Entwicklung mit größter Besorgnis und plädieren dafür, weltweit auf diese gesundheitsbedenkliche Maßnahme zu verzichten.[268]

Angesichts dieser Erkenntnisse kann man verstehen, dass von vielen geraten wird, auf Zahnpasta mit Fluoridzusatz zu verzichten, denn Fluorid ist ein Gift, das zwar die Zähne zu schützen vermag, im Körper aber alle möglichen Nebenwirkungen verursachen kann. (Aufgrund ihrer durchschlagenden Giftigkeit wurden Fluoride übrigens lange Zeit als Rattengift und als Bestandteil von Pestiziden eingesetzt.)[269]

CHLOR

Auch das Chlor, das jahrzehntelang unser Trinkwasser keimfrei gehalten hat, steht im Verdacht, die Funktion der Schilddrüse zu beeinträchtigen. Aus diesem Grund haben einige Länder (z. B. Dänemark) die Chlorierung des Trinkwassers eingestellt,[270] und deutsche Städte wie München reduzieren den Einsatz dieses Halogens auf ein Minimum.

Hinter vorgehaltener Hand äußern einige Ärzte die Ansicht, dass der Einsatz von Halogenen wie Fluor, Chlor und Brom dazu diene, unserer Gesundheit zu schaden, indem sie dem Spurenelement Jod in unserem Körper den Platz streitig machen.

Tatsache ist, dass wir den »jodfeindlichen« Halogenen kaum mehr entkommen können: Fluor(id) ist in fast allen Zahnpasten enthalten (und wird durch die Mundschleimhaut resorbiert[271]), Chlor befindet sich im Trinkwasser und Brom in den Lebensmitteln.

Ursprünglich wurde Brom (in seiner gebunden Form als Kaliumbromid) in der Medizin als Sedativum und bei Epilepsie angewandt; irgendwie fand es dann seinen Weg in Flammschutzmittel, bis es schließlich als bromiertes Pflanzenöl (*brominated vegetable oil,* BVO), einem Komplex aus Brom und pflanzlichen Triglyzeriden, vielen Softdrinks wie Fanta, Cola und Gatorade sowie anderen Lebensmittelprodukten hinzugefügt wurde. Im Mai 2014 haben Coca-Cola und Pepsi angekündigt, diesen umstrittenen Stabilisator aus ihren Getränken zu entfernen.[272]

Wenn das natürlich in unserem Körper vorkommende Jod (und Deutschland ist sowieso ein Mangelgebiet) von den anderen Halogenen gewissermaßen verdrängt wird, dürfen wir uns nicht wundern, wenn im Jodmangelgebiet Deutschland trotz einer jahrzehntelangen Jodanreicherung der Lebensmittel (Jodprophylaxe) bei einem Drittel der Bevölkerung immer noch (2015) ein Jodmangel herrscht und keine vollständige Versorgung mit diesem Spurenelement erreicht wird.[273]

Die Jodprophylaxe der letzten Jahrzehnte scheint nicht nur flächendeckend nicht zu funktionieren, sondern auch noch unerwünschte Folgeerscheinungen zu haben, denn in Dänemark wurde 2015 festgestellt, dass seit Umsetzung der im Jahr 2000 eingeleiteten Jodanreicherungsmaßnahmen die Zahl von Schilddrüsen-Auffälligkeiten und Autoimmunerkrankungen bei Schwangeren gestiegen ist.[274]

WAS TUN?

Sie können sich auf Jodmangel untersuchen lassen – so ein Test wird aber vom Arzt selten durchgeführt, denn bei dem Thema Jodmangel denkt ein Arzt in erster Linie an die Schilddrüse, und für diese gibt es ja die speziellen Tests.

Da seit Jahren bekannt ist, dass eine Blutuntersuchung der Jodwerte nicht besonders aussagekräftig ist (wenigstens was Jod anbelangt, wird dies eingeräumt), empfiehlt die Weltgesundheitsorganisation (WHO) den Urin-Test. Um die Sättigung des Körpers mit Jod zu ermitteln, eignet sich am besten der 24-Stunden-Urin-Sammeltest, da der sogenannte Urin-Spontantest von Tag zu Tag unterschiedlich ausfallen kann. Bei Feststellung eines Jodmangels wird der Arzt wohl Jodid-Tabletten verschreiben.

Forscher empfehlen eine Mindestaufnahme von 3 mg pro Tag[275] – das ist in etwa die gleiche Menge, die man in Japan täglich mit den Nahrungsmitteln zu sich nimmt. Diese Menge ist etwa 15-mal höher als der von der Deutschen Gesellschaft für Ernährung (DGE) empfohlene durchschnittliche Tagesbedarf für Erwachsene (ca. 200 µg).

Wer angesichts der wissenschaftlichen Studien mehr Jod zu sich nehmen möchte, sollte das sehr sorgfältig abwägen. Die Selbstversorgung mit Nahrungsergänzungsmitteln basierend auf getrockneten Algen ist nämlich mit Vorsicht zu genießen, da der Jodgehalt in diesen Meerespflanzen schwanken kann und sehr oft zu einer erhöhten Aktivität der Schilddrüse führt – mit einer Reihe von unerwünschten Nebenwirkungen wie z. B. Nervosität, Zittern oder Angst- und Panikattacken.

Vermutlich hängt vieles auch von der Art des eingenommenen Jods ab. In den USA plädieren die meisten Ärzte dafür, den Patienten nicht nur Kaliumjodid-Tabletten zu verschreiben, sondern eher die Lugol'sche Lösung als Therapie einzusetzen – eine Mischung aus Kaliumjodid und einfachem elementarem Jod, denn unser Körper bräuchte in erster Linie Jod und nicht Jodid.

Wer jedoch nicht an einer Jodempfindlichkeit oder -allergie leidet und mit seiner Schilddrüse keine größeren Probleme hat, sollte vielleicht zumindest mehr Meeresfisch essen, wenigstens zwei- oder dreimal pro Woche.

Der beste Weg, um seine Gesundheit zu schützen, ist wie immer aufmerksame Selbstbeobachtung und Wahrnehmung der eigenen Körperreaktionen auf die Nahrungsmittel, die man tagtäglich zu sich nimmt – das gilt auch und insbesondere für das Spurenelement Jod.

Das Jod, das sich die ersten Algen aus dem Urozean holten und in ihren Zellen anreicherten, hat im Laufe der Evolution immer neue Funktionen übernommen und begleitet uns Lebewesen bis heute – mit all den Vorteilen, die sich durch Versuch und Irrtum über Jahrmillionen aus diesem Spurenelement entwickelt haben und in unserer DNA gespeichert wurden.

KAPITEL 7

VITAMIN B_{12} – DEPRESSION, DEMENZ UND FALSCHE NORMBEREICHE

Frau A. kommt in die Notaufnahme. Sie ist 35 Jahre alt und erlebt seit drei Wochen wiederholt Episoden mit manischen Symptomen wie Hyperaktivität, sexuelle Hemmungslosigkeit, Ess-Attacken, Reizbarkeit, Waghalsigkeit, Ideenflucht und übersteigertes Selbstwertgefühl, die jeweils mehrere Stunden anhalten. Sie ist weder persönlich noch familiär psychiatrisch vorbelastet. Die Episoden beginnen plötzlich und enden abrupt. Die Patientin wird drei Wochen lang mit Valproinsäure therapiert (einem Antiepileptikum, das auch bei akuten Manien eingesetzt wird) – jedoch ohne Erfolg. Schließlich wird ihr B_{12}-Wert im Blutserum gemessen, wobei ein deutlicher Mangel festgestellt wird (<60 pg/ml). Frau A. erhält B_{12}-Spritzen, und schon nach dem dritten Tag verschwinden die Symptome. Die Behandlung wird beibehalten, und auch die neurologischen Störungen bessern sich. Bei der Nachuntersuchung ein Jahr später war der mentale Zustand der Patientin weiterhin normal.[276]

Ein zweiter Fall veranschaulicht, wie sich ein Vitamin-B_{12}-Mangel im Alter äußern kann: Frau V., 64, leidet seit zwei Monaten unter einer schweren Depression mit Wahnvorstellungen. Aufgrund der zunehmenden Verwirrtheit wird sie ins Krankenhaus eingeliefert. Sie ist psychiatrisch nicht vorbelastet. Frau V. ist Diabetikerin; im Blutbild zeigt sich eine Anämie. Sie weist kognitive

Beeinträchtigungen wie Aufmerksamkeits- und Gedächtnisstörungen auf. Ihre spontanen Bewegungen und die Mimik sind eingeschränkt, Sprechen und Motorik sind verlangsamt. Weitere Blutuntersuchungen ergeben einen eindeutigen B_{12}- und Eisenmangel. Es wird eine Vitamin-B_{12}-Ersatztherapie und eine Eisensubstitution eingeleitet, und bereits nach wenigen Tagen bessert sich der mentale Zustand von Frau V. dramatisch. Nach einer Woche verbleiben nur noch Stimmungsschwankungen und Verfolgungswahn, bis am 9. Therapietag auch diese verschwinden.[277]

Diese beiden Fallgeschichten veranschaulichen, wie fundamental wichtig Vitamin B_{12} insbesondere für unsere mentale Gesundheit ist.

Ein Mangel an Vitamin B_{12} (Cobalamin) hat darüber hinaus zahlreiche und sehr unterschiedliche Folgen, denn dieses Vitamin ist an wesentlichen Körperfunktionen beteiligt (Blutbildung, Zellteilung und -wachstum, Bildung von DNA und RNA u. a.) und spielt eine wichtige Rolle bei der Aufnahme von Folsäure in die Zellen sowie bei der Knochenbildung. Außerdem wandelt B_{12} das Homocystein in Methionin um und ist somit u. a. auch unerlässlich für unser psychisches Wohlbefinden (nicht umsonst basieren Antidepressiva älterer Generation auf Methionin). Auch für unser Nervensystem ist dieses Vitamin von großer Bedeutung.

Fehlt Vitamin B_{12} im Körper, kann eine gefährliche Blutarmut entstehen, die Ärzten als perniziöse Anämie bestens bekannt ist. Aber auch schon vor Eintreten einer Blutarmut beeinträchtigt ein Mangel an B_{12} schleichend das zentrale Nervensystem, denn er führt zu einer Schädigung oder Zerstörung der schützenden Myelinschicht um die Nervenfortsätze (Demyelinisierung), an deren Bildung B_{12} beteiligt ist. Die Nerven liegen dann gewissermaßen blank … mit all den möglichen Folgen, von der Depression bis hin zur Demenz (siehe weiter unten).

Wir erinnern uns: Da das Blut die fundamentale Aufgabe hat, uns am Leben zu erhalten, tritt ein Mangel an einem Stoff zuerst in den Geweben auf und zeigt sich gewöhnlich erst zuletzt im Blut.
Auch bei Vitamin B_{12} (ähnlich wie beim Eisen) macht sich ein Mangel zunächst durch die von ihm verursachten funktionellen Störungen und Krankheiten bemerkbar (Depressionen, Neuropathien). Erst zuletzt kommt es dann zu einer B_{12}-Mangel-Anämie, die – falls sie unbehandelt bleibt – zum Tode führt.

Vitamin B_{12} ist für unsere Gesundheit und besonders für die Reizleitung der Nervenzellen von großer Bedeutung ist. Die Myelinhülle (auch Myelinscheide), die die Nervenfasern umgibt, fungiert ähnlich wie die Isolierung um ein elektrisches Stromkabel. Sind die Nervenfasern nicht mehr von dieser schützenden Schicht umgeben, verlangsamt sich die Reizleitung in den Nervenzellen um ein Vielfaches, was eine Reihe physiologischer, psychischer und kognitiver Beeinträchtigungen auslöst.

In diesem Kapitel finden Sie eine Liste der Symptome, die bei einem B_{12}-Mangel auftreten können, sowie nützliche Informationen über Parameter, mit denen sich der B_{12}-Status genauer ermitteln lässt als nur im Blut. Sie erfahren, welche Risikogruppen es gibt, wie viele von uns von B_{12}-Mangel betroffen sind und welche Medikamente die Aufnahme von B_{12} stören oder hemmen – und was wir selbst dafür tun können, um unsere Zellen ausreichend mit Vitamin B_{12} zu versorgen.

Vitamin B_{12} gehört zur Gruppe der B-Vitamine, die für unsere Gesundheit alle von fundamentaler Bedeutung sind. Da die Vitamine dieser Gruppe miteinander interagieren, werden in diesem Kapitel einige erwähnt, aber nicht weiter beschrieben. Dem Vitamin B_1 (Thiamin) ist allerdings ein Zusatzkapitel gewidmet, da es sich momentan zu einer vielversprechenden Waffe gegen Parkinson zu entwickeln scheint.

SYMPTOME EINER B_{12}-UNTERVERSORGUNG

Dr. Ilya Volkov (Ben-Gurion Universität, Israel) bezeichnet Vitamin B_{12} als »Masterschlüssel«[278]: Sein Mangel verursacht unterschiedlichste Erkrankungen, von denen sich aber durch eine frühzeitige Substitution sehr viele behandeln oder heilen lassen. Dieses Prinzip lässt sich übrigens auf fast alle in diesem Buch behandelten »Schlüsselsubstanzen« übertragen (Eisen, Kalzium, Jod etc.).

Bei einer B_{12}-Unterversorgung können anfänglich psychische Verstimmungen wie Ermüdbarkeit, Antriebsarmut und leichte Depressionen auftreten. Danach kommt es zu Polyneuropathien und Parästhesien, die bei den Betroffenen unangenehme Missempfindungen auslösen – oft als Kribbeln, Ameisenlaufen, Pelzigkeit, Prickeln, Jucken, Schwellungsgefühle oder Kälte-/Wärmeempfindungen beschrieben.

Weitere B_{12}-Mangelsymptome sind Muskelschwäche, fehlendes Gleichgewichtsgefühl, Gangunsicherheit (»Gehen wie auf Watte«), Sturzneigung, Störungen der Tiefensensibilität (z. B. Erkennen der Lage der Beine), Störungen der Fein- oder Grobmotorik, Lähmungen, Ausfall der Reflexe sowie Schwindel. Am wenigsten bekannt ist, dass ein B_{12}-Mangel auch ursächlich sein kann für eine ganze Reihe psychischer Krankheitsbilder wie tiefe Depressionen, Manie, Verwirrtheit, Störungen von Gedächtnis und Urteilsvermögen, Verwirrung, Apathie, psychotische Zustände, Demenz[279] sowie Zwangsstörungen.

Selbst die Altersdemenz wird mit einer Vitamin B_{12}-Unterversorgung in Verbindung gebracht (siehe dazu diverse Studien in *PubMed).*[280]

Der Ärzteschaft ist seit Langem bekannt, dass eine Reihe psychischer Erkrankungen oft mit einem B_{12}-Mangel zusammenhängen und dass man diese sehr wohl therapieren kann, wenn sie frühzeitig erkannt werden. Schon 2003 hatten französische Forscher die einschlägige Fachliteratur unter die Lupe genommen und waren zu folgendem Schluss gekommen: »*Der neuropsychiatrische Ausprägungsgrad aufgrund eines Vitamin-B_{12}-Mangels und die therapeutische Wirksamkeit sind abhängig von der Dauer der Anzeichen und Symptome.*«[281]

Zu den eher selteneren Auswirkungen eines B_{12}-Mangels zählt die Schädigung des »optischen Chiasma« – der Kreuzung der Sehnerven im Gehirn –, die zur Erblindung führen kann. Bei rechtzeitiger Erkennung ist sie durch Vitamin-B_{12}-Spritzen reversibel.[282] Auch der Sehnerv selbst kann durch einen Mangel beschädigt werden.

Schließlich gibt es noch folgende Krankheitszeichen, die ebenfalls auf einen B_{12}-Mangel hindeuten können: glatte, stark gerötete Zunge mit Zungenbrennen, Verletzungen und/oder eine Atrophie der Schleimhäute, auffällige Müdigkeit und Blässe infolge der Blutarmut[283] sowie Magen-Darm-Beschwerden (Verdauungsstörungen, Übelkeit, Erbrechen, Diarrhoe). Weniger bekannt ist, dass auch gynäkologische Probleme wie die Atrophie der Vaginalschleimhaut (Gewebeschwund aufgrund Störungen des Oberflächenzellenwachstums) auf einer B_{12}-Unterversorgung beruhen können.[284]

DIE B_{12}-BLUTUNTERSUCHUNG UND ALTERNATIVE TESTS

Die Untersuchung von Vitamin B_{12} im Blut wird in Fachkreisen als nicht besonders aussagekräftig bewertet; aus diesem Grund wird das Abchecken weiterer Parameter empfohlen – z. B. Holo-Transcobalamin, Homocystein und Methylmalonsäure (MMS). Letztere wird auch im Urin gemessen.

Es gibt mehrere Studien, die sich mit den unterschiedlichen Bestimmungsmethoden für B_{12} befassen. So ist einer Untersuchung der Polytechnischen Universität in Madrid (2013)[285] zu entnehmen, dass besonders ältere Menschen ein erhöhtes Risiko haben, einen B_{12}-Mangel zu entwickeln, die Bestimmung von Cobalamin im Blutserum aber den B_{12}-Status im Körper nicht korrekt wiedergibt. Die beste Methode sei die Messung der Methylmalonsäure (MMS) im Urin: Liegt hier eine Konzentrationserhöhung vor, besteht klar und eindeutig ein Vitamin-B_{12}-Mangel.

Allerdings bieten nur die wenigsten Labors diese Untersuchung an (die mit 50–60 € auch noch relativ teuer ist), und so bleibt es zumeist bei der herkömmlichen Blutuntersuchung, die aber wie gesagt kaum verlässliche Ergebnisse liefert. Laut der spanischen Wissenschaftler (s. o.) bieten selbst die momentan angewandten Labor-Alternativen wie z. B. die Bestimmung von Homocystein und Holotranscobalamin keine Garantie dafür, dass der tatsächliche B_{12}-Status festgestellt wird.

Müssen wir uns also damit abfinden, niemals die richtigen Werte für B_{12} ermittelt zu bekommen – eines der wichtigsten Vitamine für die mentale Gesundheit, insbesondere in zunehmendem Alter? Nun, solange die Referenzbereiche für B_{12} nicht geändert werden, kann man sich auf die Bestimmung von Methylmalonsäure (MMS) im Urin verlassen. Nur leider wird diese (teure) Untersuchung eben von den Labors kaum angeboten.

Die Madrider Wissenschaftler empfehlen sogar eine Kombination von unterschiedlichen Verfahren (was natürlich noch höhere Kosten mit sich bringt): MMS im Urin plus Holotranscobalamin zusammen mit Folsäure im Blutserum.[286]

Was bedeutet dies nun alles? Ganz einfach: Als Patient braucht man Geld, ein gewisses medizinisches Grundwissen und einen starken Charakter, denn nur wer keine finanziellen Sorgen hat, einigermaßen informiert ist und sich weder von Dogmen beeinflussen noch von Ärzten einschüchtern lässt, kann seine Gesundheit selbstverantwortlich in die Hand nehmen und die Lücken in unserem Medizinsystem (z. B. falsch gesetzte Referenzbereiche) umschiffen.

WIE VIELE MENSCHEN SIND VON EINEM B_{12}-MANGEL BETROFFEN ?

Leider scheinen all diese Empfehlungen nicht viel zu bewirken. In einem Artikel in der *Medical Tribune* äußerte Prof. Dr. Alexander Storch (Klinik und Poliklinik für Neurologie der TU Dresden) die Ansicht, dass sich allzu viele Kollegen auf den falschen Parameter verlassen, um einen B_{12}-Mangel aufzudecken, indem sie im Blut immer noch hauptsächlich B_{12} selbst ermitteln lassen anstatt Homocystein, Transcobalamin und MMS. Er sagte weiter, dass in der Bevölkerung Vitamin-B-Mangelsyndrome häufig seien und zumeist nicht erkannt würden. Als Beispiel nannte er den Vitamin-B_{12}-Mangel. Dessen Prävalenz schwankt in der Altersgruppe über 65 Jahre zwischen 3 % und 40,5 %, was seine Ursache in den jeweils angewandten diagnostischen Kriterien habe.[287]

Aber es ist nicht nur die ältere Generation, die – hauptsächlich aufgrund von Resorptionsstörungen – eine B_{12}-Unterversorgung aufweist. Auch Jüngere sind vor diesem Mangel nicht gefeit, denn

»viele Frauen im gebärfähigen Alter scheinen ... gefährdet zu sein, einen Vitamin-B_{12}-Mangel zu entwickeln«[288], was zu einer problematischen Unterversorgung in der Schwangerschaft führen und sich beim Kind in einer verzögerten Entwicklung zeigen kann. Dass von einer B_{12}-Unterversorgung alle Altersgruppen betroffen seien können, ist einer US-amerikanischen Studie zu entnehmen: In den USA leiden 40 % der 26- bis 83-Jährigen an einem latenten B_{12}-Mangel (das heißt, ihre Werte liegen noch im Normbereich, aber bereits im unteren Abschnitt).[289]

Wissenschaftlich ist ja schon lange erwiesen und bekannt, dass sich die Aufnahme von B_{12} im Körper mit der Zeit ständig reduziert. In der A.D.A.M. Medical Encyclopedia steht, dass *»viele Menschen über 50 die Fähigkeit verlieren, B_{12} aus der Nahrung aufzunehmen«.* [290] Deshalb rät das US-amerikanische Institute of Medicine, ab dem 50. Lebensjahr zusätzlich B_{12} durch entsprechend angereicherte Lebensmittel oder Nahrungsergänzungsmittel einzunehmen. [291] Die gleiche Auffassung vertritt das kanadische Gesundheitsministerium Health Canada.[292]

Risikogruppen

Zur Risikogruppe für einen Vitamin-B_{12}-Mangel gehören vor allem Menschen über 50, aber auch Vegetarier und Veganer, Personen, die eine Diät machen, männliche Jugendliche, die Sport treiben,[293] junge Frauen, die ihren Fleischkonsum reduzieren, Autoimmunerkrankte, Schwangere und Stillende, Menschen, die zu wenig Intrinsic Factor oder Antikörper gegen dieses B_{12}-Transportprotein bilden, Patienten mit gastrointestinalen Erkrankungen (Morbus Crohn, Anorexie, Helicobacter-pylori-Gastritis etc.), Patienten, die Medikamente gegen Sodbrennen, Reflux und überschüssige Magensäurebildung einnehmen, sowie Patienten mit Niereninsuffizienz.[294]

Die Frage ist: Wird die Diagnose »B_{12}-Mangel« nach den vom Patienten vorgetragenen Symptomen gestellt – oder hält man sich als Arzt eher an die Ergebnisse der Blutanalyse? Glaubt man den Statistiken, werden sich Ärzte und Ärztinnen fast ausschließlich für die schwarz auf weiß vorliegenden Blutbefunde entscheiden. Tatsache ist jedenfalls, dass sich viele der neuropsychiatrischen wie neuromotorischen Anzeichen Jahre vor der schließlich auch im Blutbefund ersichtlichen B_{12}-Blutanämie manifestieren – also lange bevor der aktuell geltende untere Grenzwert unterschritten wird. [295]

Wenn das Augenmerk nur auf die Blutbefunde und nicht auf die Symptome gerichtet ist, werden die Patienten eigentlich im Stich gelassen. Mit der Folge, wie man in zahlreichen einschlägigen Internetforen nachlesen kann, dass es vielen Menschen ziemlich mies ergeht, ohne dass sie eine Diagnose und eine Therapie erhalten.

MEDIKAMENTE, DIE DIE B_{12}-AUFNAHME HEMMEN

Bevor wir uns eingehend der Problematik um die Referenzbereiche widmen, werfen wir einen kurzen Blick auf die Medikamente, die die Vitamin-B_{12}-Resorption hemmen und somit zu einem Mangel führen können.

Die Liste ist lang. Zunächst ist hier Metformin zu erwähnen, der Wirkstoff der gängigsten Diabetes-Mittel, die Millionen von Patienten verschrieben werden – alles Patienten, die vermutlich an einer B_{12}-Unterversorgung leiden.

Dann sind da noch die Medikamente gegen Magensäure (Protonenpumpenhemmer, H2-Blocker, Antiazida), die von einer großen Zahl von Patienten eingenommen werden, ob alt oder jung. Auch hier ist die Zahl derer, die an einer Unterversorgung von Cobalamin leiden,[296] vermutlich sehr hoch.

Zu weiteren Arzneimitteln, die sich negativ auf die B_{12}-Resorption auswirken, gehören Colchicin (bei akuten Gichtanfällen),

Colestyramin (gegen erhöhte Blutfette), Antiepileptika und ebenso Methyldopa (gegen hohen Blutdruck in der Schwangerschaft). Auch Breitband-Antibiotika wie Neomycin und Chloramphenicol sowie Kaliumsalze (in elektrolythaltigen Sport-Getränken enthalten) behindern die Aufnahme von B_{12}. [297]

PROBLEMATIK UM DIE AKTUELL GÜLTIGEN NORMBEREICHE FÜR B_{12}

In zahlreichen Gesundheitsportalen, Diskussionsforen und Medizin-Blogs schildern von der heutigen Medizin alleingelassene Patienten sehr oft ihren Leidensweg. Sie tauschen sich über ihre Symptome und ihre Blutbefunde aus und suchen Rat und Hilfe bei Menschen, die sich in einer ähnlichen Situation befinden. Nachfolgend ein Fall von vielen, der mit einem Vitamin-B_{12}-Mangel zu tun hat.

»*Andi*« bittet die Forumsmitglieder um Hilfe:[298]

»Hallo, ich leide seit 2007 an Kribbeln in Armen und Beinen, hin und wieder auch innere Unruhe, gemeinsam mit dem Kribbeln. Übelkeit, vor allem vormittags, hin und wieder Haarausfall und Konzentrationsprobleme. Am meisten belastet mich dieses Kribbeln. Meine Neurologin meint, dass es eine Angst- und Panikstörung ist. Die Internistin, die vor zwei Monaten auch die Schilddrüse geschallt hat, meint, dass die Schilddrüse gut aussieht, nur leicht inhomogen ist, was ja für Hashimoto typisch sei, und dass meine Symptome wahrscheinlich psychisch sind.

Das ist mein aktueller Blutbefund: […] Vitamin B_{12}: 349 pg/ml (Labor-Normbereich: 160–970). Ich bin mit dieser Kribbelei einfach schon am Ende, es macht mich […] einfach fertig …weiß jemand Rat? Soll ich Vitamin B, Magnesium, Calcium einnehmen?

Danke für die Hilfe! Lg, Andi«

Nun, »*Andis*« B_{12}-Werte liegen absolut im sogenannten Normbereich. Bestand seitens der Ärztinnen wirklich kein Handlungsbedarf? Wir werden das später sehen.

Wie alle Vitamine ist B_{12} ein lebensnotwendiger Stoff, das heißt, ohne ihn würde der Körper auf Dauer nicht überleben. B_{12} (Cobalamin) gibt es in verschiedenen Formen, darunter Hydroxycobalamin (das Depot-B_{12}), Methylcobalamin (das Nerven- und DNA-Vitamin) und Adenosylcobalamin, das man als Energie-Vitamin bezeichnen kann. Durch Blutuntersuchungen lässt sich anhand von Referenzbereichen feststellen, ob ein Mangel vorliegt. Die innerhalb dieser Bereiche liegenden Werte gelten als »Normalwerte« – zu Unrecht.

Im Fall des Vitamins B_{12} liegt dieser Referenzbereich zwischen ca. 200 und ca. 900 pg/ml (pg = Picogramm; also ein Billionstel Gramm pro Milliliter). Einige Labors unterschreiten den unteren Grenzwert sogar noch (wie oben aus dem Forumseintrag von »*Andi*« ersichtlich).[299]

Somit liegt der aktuell gültige untere Grenzwert, anhand dessen in den Blutbefunden Gesunde von Patienten mit einem »offiziell anerkannten« B_{12}-Mangel unterschieden werden, bei 200 pg/ml.

Vorab einige Anmerkungen zu den unterschiedlichen Maßeinheiten, die man im Zusammenhang mit B_{12} antrifft.

Um beim unteren Grenzwert zu bleiben – dieser wird manchmal auch mit 200 ng/l angegeben (also gleiche Zahl trotz anderer, aber ähnlicher Maßeinheit [»Nanogramm pro Liter«]), gelegentlich auch mit 147,6 pmol/l (völlig andere Zahl wegen der andersartigen Maßeinheit »Pikomol pro Liter«).

Damit die in diesem Kapitel angegebenen Blutwerte für den Leser vergleichbar bleiben, werden die Maßeinheiten pg/ml bzw. ng/l beibehalten, da deren Zahlenwerte jeweils identisch sind. Die in einigen Studien angeführten Werte mit der Maßeinheit »pmol/l« werden entsprechend umgerechnet.

Wie in diesem Kapitel aufgezeigt wird, ist der oben genannte Grenzwert von 200 pg/ml, anhand dessen ein B_{12}-Mangel im Blut festgestellt wird, seit vielen Jahren viel zu niedrig angesetzt.

Prof. Dr. med. Eduard F. Stange (Robert-Bosch-Krankenhaus, Stuttgart) betont, dass man bei »... *einer Vielzahl von Personen bereits klinische Zeichen eines Vitamin-B_{12}-Mangels* [findet], *deren Werte im angegebenen Referenzbereich liegen.*«[300] Diese Personen gelten aber oft als gesund – insbesondere, wenn man sich nur auf die Blutbefunde verlässt. Dies ist von schwerwiegender Relevanz angesichts der Tatsache, dass einige der neurologischen Folgen eines B_{12}-Mangels irreversibel sind. Viele B_{12}-Mangelerkrankungen wie z. B. Polyneuropathien werden also weder frühzeitig genug entdeckt noch angemessen therapiert.

Neuropsychologische Manifestationen einer Vitamin-B_{12}-Unterversorgung werden in der Mehrzahl fälschlicherweise sogar als psychosomatische oder rein psychische Erkrankungen diagnostiziert (und Letztere mit teuren Medikamenten »behandelt«).

Der folgende in einer Fachpublikation beschriebene Fall zeigt auf, dass ein unentdeckter B_{12}-Mangel extreme psychische Symptome hervorrufen kann, die jedoch von den Ärzten zumeist nicht mit einem solchen Mangel in Verbindung gebracht werden.

Eine junge Frau wird in ein britisches Krankenhaus eingeliefert. Sie weist alle Zeichen einer Katatonie auf, jedoch keine Symptome einer Depression oder einer Psychose. (Bei einer Katatonie bleibt der Patient in einem Stupor gefangen, verharrt stundenlang bewegungslos in einer einzigen Position, oft mit den Gliedmaßen in verdrehter Lage, spricht nicht und führt Verlangtes, wenn überhaupt, mechanisch aus, fast wie ein Roboter.) Es werden mehrere Blutuntersuchungen durchgeführt; die Werte liegen jedoch alle in der Norm, der Befund zeigt keine Hinweise auf eine Blutarmut oder andere Entgleisungen. Da die Ärzte sich damit nicht zufrieden geben, werden weitere Blutuntersuchungen veranlasst. Fast per Zufall – wie die Autoren selbst betonen – werden dabei ein gravierender B_{12}-Mangel sowie das Vorhandensein von Antikörpern gegen den Intrinsic Factor (wichtig für die Aufnahme von B_{12}!) festgestellt. Die sofort eingeleitete Therapie mit B_{12} hat Erfolg und führt innerhalb kürzester Zeit zum vollständigen Rückgang der oben aufgelisteten Symptome.[301]

Dieser Fall aus dem Jahr 2010 zeigt (wie die beiden Fälle am Anfang dieses Kapitels), was auch von vielen Neurologen und anderen Fachärzten bisweilen durchaus angesprochen wird: Neuropsychologische Störungen wie Antriebslosigkeit, Depressionen und extreme Verwirrung, aber insbesondere auch milde kognitive Beeinträchtigungen und B_{12}-Mangel-Demenzen, wie sie insbesondere ältere Menschen betreffen, würden vermutlich gar nicht erst entstehen, wenn die Referenzbereiche für B_{12} anders definiert wären. Bei einem viel höher angesetzten unteren Grenzwert könnte man die grassierende Vitamin B_{12}-Unterversorgung in der Bevölkerung frühzeitig erkennen und gezielt therapieren.

FALSCH ANGESETZTE REFERENZBEREICHE FÜR B_{12}

Die von Fachgremien festgesetzten sogenannten Normbereiche (200 pg/ml bis 900 pg/ml) werden von vielen kritischen Fachärzten infrage gestellt und selbst von einigen niedergelassenen Medizinern nur mit einem gewissen Unbehagen akzeptiert. Hinzu kommt, dass die B_{12}-Blutuntersuchung allein bekanntlich nicht besonders aussagekräftig ist. Aus diesem Grund empfehlen die Leitlinien seit einigen Jahren andere Substanzen zu untersuchen (Holo-Transcobalamin, Homocystein und Methylmalonsäure), anhand derer man den B_{12}-Status verlässlicher ermitteln kann als mit der üblichen Blutuntersuchung.

Die beste Methode aber bleibt weiterhin, die Symptome des Patienten richtig einzuschätzen. Britische Ärzte sind der Auffassung, dass sich die Mediziner wieder auf die alte und bewährte Schule des Interpretierens von Krankheitszeichen zurückbesinnen sollten. Das gilt auch hier, also bei einem potenziellen B_{12}-Mangel.

In ihrer Leitlinie zur Diagnose und Behandlung von Cobalamin- und Folat-Störungen (2014) schreiben die Ärzte der *Britischen Gesellschaft für Hämatologie* auf Seite 2: »*Das klinische Bild ist der wichtigste Faktor zur Bewertung der Signifikanz der Blutergebnisse über den Zustand von B_{12}, denn es gibt keinen ›Goldstandard-Test‹, um einen Mangel zu definieren.*« Und weiter: »*Im Fall einer Nichtübereinstimmung zwischen Blutbefund und starken klinischen Mangelsymptomen sollte die Therapie nicht verzögert werden, um neurologische Beeinträchtigungen zu vermeiden.*«[302]

Angenommen, »*Andi*« aus dem Internetforum würde nicht in Deutschland leben, sondern hätte in England einen Arzt aufgesucht, der sich an die britischen Leitlinien hält – sie wäre wahrscheinlich sofort mit B_{12} therapiert worden. Davon kann man jedenfalls ausgehen, insbesondere wenn man auf Seite 3 der britischen Leitlinie weiterliest: »*Neurologische Ausfälle (periphere Neuropathien, subakute funikuläre Spinalerkrankung) können vorhanden sein, ohne dass Veränderungen im Blut sichtbar werden; eine sofortige Therapie* [mit B_{12}] *ist essenziell, um permanente neurologische Behinderungen zu vermeiden. […] Hinzu kommt, dass Patienten mit eindeutigen Symptomen einer B_{12}-Mangelerscheinung* *im Blut B_{12}-Werte aufweisen können, die sich innerhalb der Referenzbereiche befinden (falscher Cobalamin-Normalwert).«*[303]

Die Reaktion der Neurologin, das von ihrer Patientin »*Andi*« beschriebene Kribbeln als Angst- und Panikstörung abzutun, könnte sogar als fahrlässig eingestuft werden. Auf der Liste der vielen Beschwerdesymptome, die bei einer Polyneuropathie in Frage kommen, steht »Kribbeln« nämlich an allererster Stelle – und zwar nicht irgendwo, sondern in der *Leitlinie für Diagnostik bei Polyneuropathien* der Deutschen Gesellschaft für Neurologie. Darin wird außerdem betont, dass *»die klinische Diagnose auf der Anamnese- und Beschwerdeschilderung des Patienten und dem klinischen Befund beruht«.*[304]

Anscheinend ist es manchmal Glückssache, an einen Neurologen zu geraten, der gut informiert und mit der deutschen Leitlinie zur Diagnostik bei Polyneuropathien vertraut ist.

Das Beispiel von »*Andi*« beleuchtet sehr anschaulich, wie sehr die tägliche Praxis der Ärzte von Blutbefunden und Referenzbereichen geprägt ist. Wie weitere Beispiele an späterer Stelle zeigen werden, ist sie offenbar kein Einzelfall. Wenn Symptome immer mehr in den Hintergrund rücken,[305] wird es umso notwendiger, »richtige« Referenzbereiche der Blutwerte zu erstellen.

Nachdenkenswert in diesem Zusammenhang ist die Tatsache, dass vor einiger Zeit in Japan schon Blutwerte unter 500 pg/ml als Mangelzustand galten[306], während bei uns im Westen ein Mangel seit jeher erst dann diagnostiziert wird, wenn der Blutwert unter 200 pg/ml liegt.

In Europa und in den USA wurde der untere Referenzwert für B_{12} aufgrund der perniziösen Anämie festgesetzt, denn bei einem Blutbefund unter 200 pg/ml ist die Wahrscheinlichkeit sehr hoch, dass der Betreffende an dieser gravierenden Form der Blutarmut leidet. Die Japaner hatten damals bei der Festlegung ihres Referenzbereichs (500 pg/ml–1300 pg/ml)[307] offenbar nicht nur an die perniziöse Anämie gedacht, sondern auch die neurologischen Ausfallerscheinungen mit einbezogen, die üblicherweise schon bei einem Vitamin-B_{12}-Blutwert unter 500 pg/ml auftreten können.

Mit anderen Worten: Sollte Ihr B_{12}-Wert bei 350 pg/ml liegen, wie im oben geschilderten Fall von »*Andi*«, dann könnten Sie neurologisch schon angeschlagen sein, würden sich aber nach der offiziellen medizinischen Lesart in Deutschland wie auch in anderen Ländern Europas und in den USA angeblich bester Gesundheit erfreuen.

Nun, da die Blutbefunde anscheinend das Mittel zur Diagnosestellung schlechthin geworden sind, konnte die Internistin von »*Andi*« ruhigen Gewissens »diagnostizieren«, dass ihre Symptome »*wahrscheinlich auf einem psychischen Problem beruhen*« – und die Neurologin aus Ignoranz behaupten, bei ihrer Patientin läge eine »*Angst- oder Panikstörung*« vor.

EXKURS: ÄRZTE – SCHLECHT INFORMIERT UND UNZUREICHEND WEITERGEBILDET?

Wissen Ärzte eigentlich, was sie ihren Patienten mit solchen Behauptungen antun? Hier bei uns gilt »*Andi*« als körperlich gesund (obwohl sie eindeutige körperliche Symptome einer Polyneuropathie aufweist), wird aber psychisch als labil betrachtet – so labil, dass sie sich das Kribbeln in den Armen und Beinen nur einbildet. Und dies nur, weil sich die Ärzte eher auf ein maschinelles System verlassen – in diesem Fall eine laborchemische Blutuntersuchung – als auf die vom Patienten geschilderten Symptome. Eigentlich verstoßen sie damit nicht nur gegen das Genfer Gelöbnis des Weltärztebundes (die neue Version des hippokratischen Eides), sondern auch gegen die Leitlinien, nach denen es zur Diagnosestellung ihre Pflicht wäre, auch die Beschwerdesymptome zu interpretieren und die B_{12}-Werte ggf. zu vernachlässigen. An dieser Stelle sei erneut auf die oben zitierten britischen Leitlinien für B_{12}-Mangel, aber auch auf die deutsche Leitlinie zur Diagnostik bei Polyneuropathien verwiesen.

Dürfen Internisten oder Neurologen ihre Patienten de facto als psychisch krank abstempeln, nur weil das System fehlerhaft ist und einige Ärzte sich nicht ausreichend informieren und weiterbilden?

In dem oben zitierten Fall scheinen die Ärztinnen, die »*Andi*« untersucht haben, nicht einmal das *Deutsche Ärzteblatt* gelesen zu haben, sonst hätten sie anders gehandelt. In dieser Fachzeitschrift wurde schon 2008 klar konstatiert, dass die aktuelle Blut-Serum -B_{12}-Analyse nicht das Mittel der Wahl ist, um zu einer eindeutigen Diagnose zu gelangen, denn: »*Gesamt-Vitamin-B_{12} im Serum ist ein später, relativ unsensitiver und unspezifischer Biomarker des B_{12}-Mangels.*« Weiter steht dort zu lesen: »*Bei einer Gesamt-Vitamin-B_{12}-Konzentration im unteren Referenzbereich zwischen 156 und 400 pmol/l kann ein Vitamin-B_{12}-Mangel nicht ausgeschlossen werden.*«[308] Wenn wir diesen Messwert in die übliche Maßeinheit (pg/ml) konvertieren, kann ein B_{12}-Mangel schon bei einem Blutwert von unter 542 pg/ml vorliegen. Bei »*Andi*« wurde ein Wert von 349 pg/ml festgestellt. Angesichts ihrer Symptome und des Hinweises im *Ärzteblatt* hätte sie mit B_{12}-Spritzen oder sublingualen Tabletten behandelt werden müssen.

Was hier wohl am meisten irritiert ist die Tatsache, dass »*Andis*« Ärzte hätten wissen müssen, welche Symptome welchen Krankheitsbildern zuzuordnen sind – immerhin haben sie es einmal studiert, und zudem finden sich diese Krankheitszeichen in der *Leitlinie für Diagnostik bei Polyneuropathien* aufgelistet. Insbesondere die Neurologin hätte also eindeutig erkennen müssen, dass u. a. das Kribbeln in Beinen und Armen zu den typischen Merkmalen eines B_{12}-Mangels gehört.

Leichtfertig geben viele Ärzte unterschwellig dem Patienten die Schuld an seinem Zustand, obwohl sie verpflichtet wären, im Rahmen einer präzisen Anamnese die ihnen vorgetragenen Krankheitszeichen bei ihrer Diagnosestellung zu berücksichtigen. Aber das tun viele nicht, und wenn die vom Patienten geschilderten Symptome nicht zum Blutbefund passen, wird das Krankheitsbild sehr oft einfach auf die Psychoschiene verlagert.

Frage: Was ist eigentlich aus dem ärztlichen Eid geworden? Erinnern wir uns: Fast 70 % aller Diagnosen werden aufgrund der Blutbefunde erstellt[309] – und dies, obwohl selbst eine gesetzliche Krankenkasse wie die AOK auf ihrer Webseite schreibt: *»Grundsätzlich gilt für alle Blutuntersuchungen, dass sie nur eine begrenzte Genauigkeit haben und keine eindeutigen Ergebnisse liefern. Neben richtig-positiven Ergebnissen produziert jeder Test falsch-positive Ergebnisse.«* [310] Diese Aussage steht im Kontrast zur Praxisrealität, denn wie jeder von uns vielleicht schon einmal erfahren hat, sind es hauptsächlich diese als mit »begrenzter Genauigkeit« bezeichneten Blutbefunde, die zur Diagnosestellung herangezogen werden.

In unserem westlichen Medizinsystem läuft somit einiges schief – und diese Schieflage hat für die einzelnen Patienten unerfreuliche und mitunter auch gravierende Folgen.

INTERNETNUTZER BESTENS INFORMIERT

Gut, dass es Foren gibt, wo man sich mit engagierten Leidensgenossen austauschen kann, die medizinisch oft bestens informiert sind und einem mit neuesten medizinischen Forschungserkenntnissen und Ratschlägen weiterhelfen können. Auf der bereits oben angeführten Webseite[311] teilt »*Karin W.*« ihrer Leidensgenossin »*Andi*« Folgendes mit: *»Hallo Andi, zum Kribbeln – Dein Vit-B_{12}-Wert ist schon nicht mehr gut – da solltest du unbedingt hochdosierte Tabs nehmen … oder Spritzen. LG Karin«*

»*Karin W.*« ist offenbar besser informiert als die Internistin und die Neurologin von »*Andi*«, denn sie weiß, dass ein Wert von 349 pg/ml eigentlich viel zu niedrig ist und deshalb die Nerven bereits in Mitleidenschaft gezogen sind.

Zur Erinnerung: Das *Deutsche Ärzteblatt* ging schon 2008 davon aus, dass bei weniger als 542 pg/ml ein B_{12}-Mangel vorhanden sein kann (ein Wert, der übrigens mit dem japanischen Grenzwert aus den 1980er-Jahren korreliert), weswegen der Autor auf die Unzuverlässigkeit der Referenzwerte für B_{12} verwiesen hatte: *»Der klinische Vitamin-B_{12}-Mangel hat zwei wesentliche Manifestationen: die hämatologischen und die neuropsychiatrischen Erkrankungen. Symptome treten sehr häufig schon vor dem Unterschreiten des unteren B_{12}-Referenzlimits auf.«*[312]

Darauf hatten zuvor auch schon US-amerikanische Ärzte am Department of Medicine der Yale University verwiesen. Sie stellten 2005 fest, dass sehr vielen Patienten mit neurologischen Problemen (Lähmungen etc.), deren B_{12}-Werte in der Norm lagen, durch Vitamin B_{12}-Spritzen geholfen werden konnte.[313] In einer weiteren Studie der gleichen Universität wurde 2011 betont, dass ein B_{12}-Mangel schon bei Werten unter 400 pg/ml festzusetzen sei.[314]

> Wäre es nicht an der Zeit, für die B_{12}-Blutwerte endlich neue Referenzbereiche anzusetzen und diese anhand der neurologischen Manifestationen und nicht an der Blutarmut festzumachen?

NEUE REFERENZBEREICHE FÜR B_{12} – AUCH VON ÄRZTEN GEFORDERT

Weltweit werden immer mehr Stimmen laut von Medizinern, die neue Referenzbereiche fordern – selbst in Ländern, die wir (mit einer gewissen Überheblichkeit) als nicht fortschrittlich einstufen würden.

Zum Beispiel Pakistan: Forscher des Nishtar Medical College (Multan) verweisen darauf, dass *»noch viel Forschungsarbeit geleistet wird, um für B_{12} bessere Referenzbereiche festzulegen«*, insbesondere im Hinblick darauf, dass *»Vitamin-B_{12}-Mangel eine der häufigsten Erkrankungen der älteren Bevölkerung ist, die zu Verwirrung, Depression, Gedächtnisschwund und Gangunsicherheit führt.«*[315]

2011 veröffentlichte die Oxford University in einer renommierten Fachzeitschrift einen redaktionellen Kommentar mit dem Titel: *»Do we need to reconsider the desirable blood levels of B_{12}?«* (Müssten die Referenzwerte für B_{12} nicht überdacht werden?)[316] Die Autoren dieses Kommentars berufen sich auf Prof. Dr. med. Ralph Carmel (Cornell University), der schon vor 15 Jahren feststellte, dass es absurd sei, erst dann einen B_{12}-Mangel zu diagnostizieren, wenn bereits Blutbildveränderungen vorliegen (gemeint war damit die perniziöse Anämie, die mit dem unteren Grenzwert korreliert).

Leider, so stellen die Autoren weiter fest, würden Ärzte wie Gesundheitssysteme an dieser absurden Grenzwertfestsetzung festhalten mit der Folge, dass Patienten mit normalen B_{12}-Werten, aber neurologischen Symptomen weder die Diagnose »B_{12}-Mangel« noch die richtige Therapie erhalten. Die Forscher der University of Oxford schreiben hierzu: *»Diese Situation ist irritierend angesichts der langen Geschichte von Studien, aus denen eindeutig hervorgeht, dass bei Patienten neurologische Mangelsymptome auftreten können, obwohl sie noch keine Anämie aufweisen.«*[317]

WO SOLLTE DER UNTERE GRENZWERT FÜR B_{12} ANGESETZT WERDEN?

Wie wir gesehen haben, ist sich die Wissenschaft seit Jahren mehr oder minder darüber einig, dass der in vielen europäischen Ländern und auch in den USA bei ca. 200 pg/ml (oder ng/l) festgelegte untere Grenzwert eigentlich viel zu niedrig ist.

Allerdings scheint niemand die dringend notwendige Änderung der aktuell geltenden Referenzbereiche in Angriff zu nehmen – außer einigen Ärzten oder Experten, die mutig versuchen, dem entgegenzuwirken. Es sind insbesondere die Labor-Verantwortlichen, welche die niedergelassenen Ärzte darauf hinweisen, dass die Patienten eigentlich schon bei Werten zwischen 300 und 400 pg/ml an einem B_{12}-Mangel leiden. So steht z. B. auf *Lab Tests Online®DE*: »*Da die Sensitivität für einen Vitamin-B_{12}-Mangel im unteren Referenzbereich limitiert ist, wird ein Cut-off-Wert von über 300 ng/l zum weitgehenden Ausschluss eines Vitamin-B_{12}-Mangels empfohlen.*«[318]

Ähnlicher Ansicht sind auch die Ärzte eines Labors in Hamburg (2014): »*Bei der Überprüfung des Vitamin-B_{12}-Status … ergibt sich oftmals die Schwierigkeit, dass bereits bei Werten im unteren Referenzbereich (191–400 pg/ml) ein Vitamin-B_{12}-Mangel nicht sicher ausgeschlossen werden kann.*« (Hier wird sogar darauf verwiesen, dass vermutlich schon unter 400 pg/ml ein B_{12}-Mangel vorliegen kann.) »*Dies betrifft*«, so heißt es weiter, »*insbesondere ältere Patienten, die in 5–10 % der Fälle normale Vitamin-B_{12}-Werte im Serum aufweisen, obwohl bereits ein Vitamin-B_{12}-Gewebemangel vorliegt. Wir empfehlen daher, bei der Anforderung einer Vitamin-B_{12}-Bestimmung den Zusatz ›ggf. Zusatzbestimmung von Methylmalonsäure (MMS) und Holo-Transcobalamin (HoloTC)‹ anzubringen, damit notwendige Ergänzungsmessungen ohne Zeitverzug aus derselben Serumprobe erfolgen können.*«[319] Eine entsprechende

Auffassung vertritt auch Prof. Dr. H. J. Groß, Leiter der Klinischen Chemie des Universitätsklinikums Ulm.[320]

Die Empfehlungen einzelner Labors reichen jedoch nicht aus. Angesichts der weit verbreiteten Unterversorgung an B_{12} in der europäischen ebenso wie in der amerikanischen Bevölkerung wäre es angebracht, den Referenzbereich für B_{12} schleunigst zu ändern.

Wie von einigen Labors empfohlen, könnte man den unteren Grenzwert z. B. bei 400 pg/ml ansetzen. Oder auch bei 444 pg/ml – letzterer Wert wurde in einer 2015 publizierten Studie bei der gesunden norwegischen Bevölkerung gemessen.[321] (Diese 444,4 pg/ml ergeben sich bei der Umrechnung des dort mit 328 pmol/l angegebenen Wertes in die uns geläufige Maßeinheit.)

Beachten Sie bitte: Die Japaner hatten diesen Grenzwert vor Jahren auf 500 pg/ml festgesetzt und im *Ärzteblatt* wurde 2008 darauf verwiesen, dass schon unter 542 pg/ml ein B_{12}-Mangel vorliegen kann.

Sicher ist, dass der untere Grenzwert nicht länger bei den heute gültigen 200 pg/ml, sondern zwischen 450 und 550 pg/ml liegen sollte, denn so könnten wir uns rechtzeitig vor einer großen Anzahl von Krankheiten schützen – insbesondere vor gewissen Formen der besorgniserregenden Altersdemenz und der Depressionswelle, die zunehmend epidemische Ausmaße annimmt (siehe weiter unten).

Trotz überzeugender Studiendaten werden die Referenzbereiche aber leider noch nicht angetastet. Könnte das daran liegen, dass Depressionen, obwohl sie bekanntlich auch mit einer Unterversorgung an B_{12} zusammenhängen können, mit Medikamenten behandelt werden, die zu den großen, wenn nicht größten Kassenschlagern der Pharmafirmen gehören? Oder womöglich auch daran, dass Alzheimer- bzw. Demenzpatienten grundsätzlich mit teuren Präparaten versorgt werden, die den Pharmaunternehmen und ihren Aktionären viel Geld einbringen? Nein, das wird es sicher nicht sein. Tatsache ist, dass viele renommierte Ärzte und Professoren inzwischen erhebliche Zweifel am aktuellen Stand der Dinge äußern – so beispielsweise Prof. Dr. Peter Whitehouse von der Universität Cleveland (USA), ein weltweit anerkannter und mehrfach preisgekrönter Neurologe, Alzheimer-Experte und Autor des Buches »Mythos Alzheimer«. In der Sendung »Report Mainz« vom 14.2.2012 sagte er: *»Ich glaube nicht an einen stichhaltigen wissenschaftlichen Beleg, dass es etwas bringt, die jetzigen Alzheimer-Medikamente früh zu nehmen. Das hilft niemandem außer denen, die sie verschreiben, und den Pharmafirmen, die sie verkaufen.«* Wie inzwischen viele andere Ärzte zweifelt auch er daran, dass die Eiweißablagerungen – die sogenannten Plaques – für die Alzheimer-Krankheit ursächlich sind. Denn, so Whitehouse weiter: *»Es gibt einige Studien, die zeigen, dass Menschen Plaques im Gehirn und dennoch keine Gedächtnisprobleme haben. Wir sind uns also gar nicht sicher, was die Alzheimer-Erkrankung tatsächlich ist.«*[322]

WIE VIEL BRINGEN MEDIKAMENTE EIN? HOHE KOSTEN FÜR DIE GESELLSCHAFT

Obwohl Novartis bei den Verkaufszahlen von seinem Alzheimer- und Parkinson-Medikament *Exelon* 2015 einen Rückgang von 21 % verzeichnen musste, konnte die Firma damit trotzdem immerhin noch 728 Millionen Dollar erwirtschaften. Zwar wurde mit Krebsmedikamenten fast das Siebenfache erzielt, aber *Exelon* zählte 2015 immer noch zu den 20 größten Verkaufsschlagern dieses Konzerns.[323] Dies ist nur eines von vielen Beispielen.

Etwas komplizierter zu verstehen ist, wie viel die Pharmakonzerne mit Antidepressiva verdienen. 2013 stand in den USA auf der Liste der 100 Top-Arzneimittel ein Antidepressivum an erster Stelle, das dem Hersteller über 6 Milliarden Dollar Umsatz einbrachte. An 5. Stelle rangierte ein weiteres sehr bekanntes Antidepressivum, mit dem über 5 Milliarden Dollar erwirtschaftet wurden.[324]

In Europa beliefen sich die Kosten für Demenzerkrankungen im Jahr 2010 auf über 105 Milliarden Euro (inklusive Ausgaben für Medikamente, Behandlungen, Krankenhausaufenthalte sowie indirekte Kosten); sie liegen damit fast so hoch wie die Kosten für die Behandlung von sogenannten Stimmungsstörungen (darunter hauptsächlich die Depression), die mit über 113 Milliarden beziffert werden.[325]

In Bezug auf Stimmungstiefs ist die Lage in Deutschland besorgniserregend. »*Vier Millionen Deutsche leiden an einer Depression. Jedes Jahr treiben Depressionen etwa 7000 Menschen in den Suizid. Und gleichzeitig kostet sie die Volkswirtschaft in Deutschland insgesamt bis zu 22 Milliarden Euro*«[326] – so das Ergebnis des Gesundheitsreports zum Thema »Depression – Wie die Krankheit unsere Seele belastet«, im Februar 2011 herausgegeben von der Allianz Deutschland AG und dem Rheinisch Westfälischen Institut für Wirtschaftsforschung (RWI).

Das Geschäft mit der Depression boomt in den USA wie in Europa, und hier bei uns sehr oft auf Kosten der Steuerzahler. Angesichts der grassierenden Unterversorgung an Vitamin B_{12} (und weiterer Vitamine der B-Gruppe) könnte man Patienten in vielen Fällen mit hochdosierten B-Komplex-Präparaten behandeln oder B_{12}-Spritzen verschreiben.

Dazu bedarf es zumindest einer Änderung der Leitlinien für die Behandlung der Depression oder wenigstens, wie von Fachkreisen seit Langem gefordert, einer Anpassung der Referenzbereiche für B_{12}-Blutwerte. Dies nicht nur, um vielleicht endlich die tatsächlichen Ursachen der Depression zu bekämpfen, sondern in erster Linie, um den zukünftigen Depressions-Tsunami in den Griff zu bekommen, denn laut einer Prognose der Weltgesundheitsorganisation (WHO) wird die Depression 2030, das heißt in 14 Jahren, in den Industrienationen die häufigste Krankheit sein.[327]

B_{12} UND DEPRESSION

Die Korrelation von B_{12} (aber auch anderer Vitamine) mit der Depression ist inzwischen wissenschaftlich erwiesen. Inwieweit die Therapie mit B_{12} (oder auch zusätzlich mit B_9) funktioniert, wird in Fachkreisen allerdings noch heftig debattiert.

Um diese Debatte besser zu verstehen, muss vorab einiges erläutert werden. In vielen Studien bekommen die Probanden eine B_{12}-Substitution, die aber in Tablettenform nicht bei jedem eine Wirkung zeigt. Aus einer Vielzahl von persönlichen Fallbeschreibungen im Internet (auch in den USA) geht deutlich hervor, dass Patienten, die sich trotz Antidepressiva und zusätzlichen B_{12}-Tabletten jahrelang mit fürchterlichen Depressionen herumplagten, in dem Moment eine 180-Grad-Wendung erfuhren, als sie sich selbst B_{12}-Injektionen verabreichten.[328] Auch die Fachärzte waren bis jetzt eigentlich immer der Auffassung, dass B_{12}-Tabletten weniger wirksam sind als Injektionen, da die Tabletten vom Körper nun einmal weniger gut resorbiert werden.

In letzter Zeit nun mehren sich Studien, die behaupten, dass Tabletten fast genauso gut wie Spritzen zur Substitution geeignet seien. Die Qualität dieser Studien wird als mäßig eingestuft.[329] Dahinter steht vielleicht der Gedanke, dass Tabletten die kostengünstigere Variante darstellen und dem Gesundheitssystem viel Geld einsparen könnten.[330]

Tatsache ist nach wie vor, dass Menschen ab 50 und all jene, die mit Magenproblemen zu kämpfen haben, B_{12} in Tablettenform nicht gut aufnehmen.

Einige Studien, bei denen ausschließlich Vitamin B_{12}-Tabletten verabreicht werden, sind demnach mit Vorsicht zu genießen – insbesondere dann, wenn darin behauptet wird, B_{12} oder B_9 würde gegen Depression nicht wirken.

Eine umfangreiche randomisierte, placebo-kontrollierte Doppelblindstudie im *British Journal of Psychiatry* zeigte 2014 jedoch eindeutig auf, dass B_{12}-, B_9- und B_6-Gaben zusätzlich zu den üblichen Antidepressiva sehr wohl – insbesondere auf lange Sicht – eine positive Wirkung haben, indem sie nämlich das Rückfallrisiko deutlich verringern. Forschungsleiter Prof. Almeida von der University of Western Australia betont in der Schlussfolgerung:

»*Eine Bestätigung dieser Daten* [durch andere Studien] *würde die* [Verfasser der] *Therapie-Leitlinien verpflichten, die begleitende Verwendung von B-Vitaminen einzuführen als eine sichere und kostengünstige Strategie zur Behandlung schwerer Depressionen bei Erwachsenen mittleren und fortgeschrittenen Alters.*«[331]

Obwohl diese Studie den einen oder anderen Sachverhalt auf den Punkt bringt, bleibt doch etwas unverständlich, dass man aus diesen Daten nicht noch eine weitere Schlussfolgerung gezogen hat. Wenn nämlich (wie die Studie dokumentiert) bei der Probandengruppe, die B-Vitamine erhielt im Vergleich zur Placebogruppe, das Risiko des Depressions-Rückfalls deutlich vermindert wurde, so dürfte dies doch bedeuten, dass die B-Vitamine die organische Ursache dieser schweren Stimmungsstörung heilen konnten (was die Antidepressiva offenbar nicht vermochten, da es mit ihnen wieder zu Rückfällen kommt).

Nun, kaum ein Arzt wird sich entscheiden, schwere Depressionen nur mit B_{12} oder einem B-Komplex zu behandeln, denn dies würde gegen die Leitlinien verstoßen, die in diesen Fällen nur Antidepressiva vorsehen.[332] Die Stimmen von Ärzten, die einen solchen begleitenden Therapieansatz wie in der obigen Studie jedoch befürworten, werden immer lauter – und das schon seit über einem Jahrzehnt.[333]

Auch in einer holländischen Studie mit Diabetes-Patienten wurden eindeutige Zusammenhänge zwischen niedrigen B_{12}-Werten und Depressionen festgestellt (dass das Antidiabetes-Medikament Metformin einen B_{12}-Mangel verursacht, ist übrigens seit Langem bekannt), und die Forscher halten es für angezeigt, bei solchen Patienten die B_{12}-Konzentration messen zu lassen.[334] Auch bei Herzinfarktpatienten, einer Risikogruppe für Depressionen, konnte die Wahrscheinlichkeit des Entstehens dieser quälenden Stimmungsstörungen durch B_{12}-, B_6- und B_9-Gaben dramatisch reduziert werden.[335]

Zuletzt möchte ich auf den sehr aufschlussreichen Artikel zweier US-amerikanischer Professoren der Psychiatrie an der Columbia University verweisen. In der Fachzeitschrift *Current Psychiatry* erinnern Drew Ramsey und Philip Muskin ihre Kollegen daran, dass sehr viele psychiatrische Krankheiten erstaunlich oft nur auf einem Vitaminmangel basieren.

Sie bringen die moderne grassierende Problematik des unentdeckten Vitaminmangels auf den Punkt: Wir seien eine Gesellschaft, die zwar überfüttert, aber unterernährt sei (an essenziellen Stoffen wie Vitaminen und Mineralien). Diese Mängel spielen, so ihre Schlussfolgerung, eine ursächliche Rolle bei der Entstehung, aber auch beim Wiederaufflackern der Symptome vieler psychiatrischer Erkrankungen. Die beiden Professoren plädieren an die Ärzte, sich die Ernährungsgewohnheiten ihrer Patienten im Detail schildern zu lassen, um gegebenenfalls geeignete Änderungen vorzuschlagen, und zwar vor einer Therapie mit Ergänzungsmitteln.[336] So löblich dieser Ansatzpunkt auch sein mag, muss doch an dieser Stelle betont werden, dass bei Depressionen eine Ernährungsumstellung vermutlich erst nach sehr langer Zeit eine Wirkung entfaltet. Trotzdem zeigt diese Fachmeinung, in welche Richtung die Medizin sich allmählich bewegt .

Bei einer Neufestlegung der Referenzbereiche für B_{12} könnte man den Patienten sehr wahrscheinlich viele dieser Beschwerden ersparen, da man dann die Möglichkeit hätte, eine Mangelerscheinung wie eine Depression (und weitere neuropsychiatrische Erkrankungen) bereits im Vorfeld gar nicht erst entstehen zu lassen oder mit diesem essenziellen Stoff kostengünstig (!) zu behandeln.

Durch »falsch« gesetzte Referenzwerte wird gewissermaßen »zugelassen«, dass sich Krankheiten entwickeln, die mit Medikamenten behandelt werden müssen. Durch die Verschreibung teurer Medikamente fließen den Pharmafirmen Milliarden zu. All dies nicht nur zulasten des Steuerzahlers, sondern auch zum Nachteil vieler Patienten, bei denen in den meisten Fällen nur die bereits fortgeschrittenen Ausfallerscheinungen und nicht die eigentlichen Krankheitsursachen therapiert werden.

B_{12} UND DEMENZ

Fachärzten ist inzwischen bekannt, dass B_{12} bei Altersdemenzen vermutlich eine wesentlich bedeutendere Rolle spielt als angenommen, denn eine große Zahl internationaler Studien zeigt unmissverständlich auf, dass zwischen Demenzen und einem Vitamin-B_{12}- (und/oder B_9-)Mangel eine klare Korrelation besteht. Viele Wissenschaftler, die diesen Zusammenhang erkennen, bringen die Demenz mit einem erhöhten Homocystein-Spiegel im Blut in Verbindung.[337]

Tatsache ist, dass Homocystein durch die Gabe von B_{12} (manchmal durch Zugabe von B_9) gesenkt wird. Sagt uns das etwas? Nun, bei einem erhöhten Homocystein-Spiegel herrscht im Körper oft ein B_{12}- (und oft auch B_9-) Mangel, und die Vitamine müssen somit substituiert werden. Die Frage lautet nun: Wird eine solche Demenz durch den erhöhten Homocystein-Spiegel verursacht, oder beruht sie auf dem B_{12}- bzw. B_9-Mangel? Höchstwahrscheinlich ist der B_{12}-Mangel die Ursache, denn wie den folgenden Studien zu entnehmen ist, können Demenzen, die noch keine irreversiblen Schäden verursacht haben, in den meisten Fällen mit B_{12} therapiert werden.

Im Rahmen einer Forschungsarbeit des Kaplan Medical Center in Revoth (Israel) und der Ben-Gurion-Universität wurden 2005 mehrere demenzkranke Patienten untersucht. Eine Gruppe wies psychotische Symptome, Konzentrationsschwierigkeiten oder Sehprobleme auf, eine andere Sprach- und Gangstörungen. Nach Vitamin-B_{12}-Gaben trat bei den Patienten der ersten Gruppe nachweislich eine eindeutige Besserung ein, während die zweite Gruppe auf Vitamin B_{12} weniger oder überhaupt nicht reagierte.[338]

Wissenschaftler der Universität in Melbourne haben sich ebenfalls mit diesem Thema befasst. Die Fachmediziner sind zu folgender Ansicht gelangt: »*Es existiert eine kleine Untergruppe von Demenzerkrankungen, die durch Vitamin B_{12}-Gaben reversibel sind. Diese Therapie ist kostengünstig und sicher. […] Es besteht somit die Notwendigkeit der Durchführung umfangreicher, gut finanzierter klinischer Studien, um die Lücken in unserem aktuellen Verständnis der Zusammenhänge zwischen Vitamin-B_{12}-Mangel und neurodegenerativen Erkrankungen zu schließen.*«[339]

2015 haben sich Wissenschaftler der Medizinischen Universität in Göttingen dieser Forderung in ähnlicher Weise angeschlossen.

Sie stellten fest, dass die Diagnosen bei demenzerkrankten Patienten nicht immer korrekt erstellt wurden und eine Untergruppe dementer Patienten potenziell behandelbare Ursachen aufwies. Zu diesen zählen auch solche, die aufgrund eines B_{12}-Mangels entstehen und sich auffangen lassen, wenn man den Mangel frühzeitig entdeckt und dieser nicht bereits irreversible Schäden verursacht hat.[340]

Eine Studie der Medizinischen Universität Innsbruck hatte bereits 2012 aufgezeigt, dass sich durch Verabreichung von Vitamin B_{12} und/oder Folsäure die Verschlimmerung einer leichten kognitiven Beeinträchtigung verhindern lässt. Die Forscher bemerken hierzu an: »*Nutzer von Vitamin B_{12} oder Folsäure wiesen unabhängig von Zeit und Einnahmemuster in den MRI-Aufnahmen geringere periventrikuläre Hyperintensitäten sowie geringere Schädigungen der weißen Substanz des Gehirns auf im Vergleich zu Menschen, die diese Vitamine nicht einnahmen. […] Diese Ergebnisse einer mitteleuropäischen Studie unterstützen Beobachtungen, wonach diese Vitamine MCI-Patienten vor dem Übergang von einer leichten kognitiven Beeinträchtigung zur Demenz bewahren.*«[341]

Zu dieser Einschätzung gelangten brasilianische Forscher schon vor über 20 Jahren.[342] In Fachkreisen ist also schon seit Langem bekannt, dass milde kognitive Beeinträchtigungen (MCI – *Mild Cognitive Impairment*) mit B_{12} behandelt werden können –, und trotzdem wurde über fast eine Generation hinweg diesbezüglich nichts konkret unternommen. Man könnte fast meinen, brasilianische Wissenschaftler würden nicht so ernst genommen, wie es ihnen gebührt.

Und wie steht es mit den europäischen Studien – geraten die ebenfalls in Vergessenheit? Anscheinend ja, denn vor 16 Jahren hatten auch schwedische Wissenschaftler schon eindeutig festgestellt, dass mit Cobalamin (also mit einer Vitamin-B_{12}-Therapie) selbst bei einer hochgradigen und lange bestehenden Demenz

Besserungen zu erzielen sind. Insbesondere konnten damals Symptome wie Delirium (akuter Verwirrtheitszustand) erfolgreich mit diesem Vitamin behandelt werden.[343]

Um die bereits erwähnten Korrelationen zu bestätigen und die Erfolge einer B_{12}-Therapie bei Demenzen aufgrund eines B_{12}-Mangels zu beweisen, bedient man sich in den neuesten Studien u. a. der Magnetresonanz.

So haben chinesische Wissenschaftler dieses Verfahren 2016 eingesetzt, um festzustellen, welche Gehirnbereiche durch einen B_{12}-Mangel besonders betroffen sind. Aufgrund der Bilder konnten sie nachweisen, dass bei einem solchen Mangel insbesondere die frontalen und subkortikalen Areale des Gehirns atrophieren (sich zurückbilden). Demnach kann ein B_{12}-Mangel den Verlust der kognitiven Fähigkeiten verursachen.[344]

Aus Indien kommt vermutlich der beste Beweis dafür, dass Vitamin B_{12} eine Waffe gegen bestimmte Formen von Demenz ist. Hier wurde 2016 eine der ersten Studien weltweit durchgeführt, um den Gehirnstatus von Patienten mit einem B_{12}-Mangel und die Wirkung einer B_{12}-Therapie per Magnetresonanz zu untersuchen. Die im Ruhezustand gefertigten Aufnahmen zeigten eindeutige Gewebeveränderungen im Gehirn – insbesondere in denjenigen Regionen, in denen die kognitiven Funktionen verortet sind. Die Hälfte der Patienten wurde mit Vitamin B_{12} therapiert, und bei all diesen Probanden zeigte sich bei der erneuten Magnetresonanzkontrolle nach sechs Wochen eine Besserung der sogenannten regionalen Homogenität dieser Gehirnregionen. Die Forscher folgern daraus, *»dass bei Patienten mit Vitamin-B_{12}-Mangel die mit der kognitiven Steuerung zusammenhängenden neuronalen Netzwerke des Gehirns verändert sind und dass diese Patienten nach einer sechswöchigen Substitutionstherapie eine partielle Besserung aufweisen … Die Magnetresonanz im Ruhezustand des Gehirns (rsfMRI) könnte als funktioneller Biomarker verwendet* *werden, um die therapeutische Wirkung bei Patienten mit Vitamin-B_{12}-Mangel zu bewerten.«*[345]

Nun – dies alles zeigt uns, wie fundamental wichtig Vitamin B_{12} für Erwachsene ist, insbesondere ab dem 50. Lebensjahr. Würden sich Ärzte bei der Diagnoseerstellung in erster Linie auf die vorhandenen Symptome stützen, bräuchten wir wahrscheinlich weder weitere gezielte Studien noch die derzeit dringend erforderliche Festlegung neuer B_{12}-Referenzbereiche. Da aber die Praxisrealität leider anders ausschaut und Blutbefunde immer noch die Diagnosegrundlage schlechthin sind, bedarf es dringend einer Änderung des unteren Grenzwertes, um durch einen B_{12}-Mangel verursachte Demenzerkrankungen bei älteren Menschen ggf. nicht nur zu behandeln, sondern sie gar nicht erst entstehen zu lassen. Auf diese Weise könnten zahllosen Menschen (und ihren Verwandten) vermutlich viel Leid und der Gesellschaft (so nebenbei) unnötige und hohe Kosten erspart werden.

WIE MAN STUDIEN VERFÄLSCHT

Seitdem die Zahl der Studien steigt, die immer solidere und eindeutigere Ergebnisse liefern, dass Vitamin B_{12} vielversprechende Wirkungen zeigt, mehrt sich auch die Zahl derer, die aufzeigen, dass eine Behandlung mit Vitamin B_{12} bei Demenz nutzlos sei.

Wie diese Studien oftmals »manipuliert« werden, kann man anhand einer britischen Studie von 2015 verfolgen, in der Forscher nachweisen wollten, dass die Behandlung von neurologischen Störungen und Demenz mit Vitamin B_{12} keine Erfolge erzielt. (Nebenbei: Es sind nicht wenige Studien aus unterschiedlichen Gebieten der Medizin, die »manipuliert« oder glatt verfälscht seien können.)[346]

Als Erstes sollte man wissen, dass es sich bei der o. g. britischen Studie um eine randomisierte placebo-kontrollierte Doppelblindstudie handelt, also wissenschaftlich auf höchstem Niveau. Es wurden ca. 200 ältere Menschen untersucht (75 Jahre oder darüber). Die eine Hälfte bekam Placebo, die andere Vitamin B_{12}. Bei dieser letzteren Gruppe fand sich nach 12 Monaten kein Hinweis auf eine Wirkung.

Dazu muss man aber wissen, dass die Forscher Probanden ausgesucht hatten, deren Vitamin B_{12}-Spiegel zwischen 144 und 284 pg/ml lag, die aber keine B_{12}-Mangel-Anämie (Blutarmut) aufwiesen. Trotzdem handelt es sich bei diesen B_{12}-Werten um absolut niedrige Werte, und viele Ärzte sind der Auffassung, dass neurologische Schäden schon bei unter 500 pg/ml auftreten können. Wie die weiter oben aufgeführten Studien zeigen, hat eine Vitamin B_{12}-Therapie aber nur dann Aussicht auf Erfolg, wenn die vorhandenen Schäden behebbar sind – das heißt, wenn beispielsweise noch kein Gewebeschwund (Atrophie) im Gehirn eingetreten ist.

Wie problematisch die genannte Studie ist, wird noch deutlicher, wenn man die Schlussfolgerung liest: Die Forscher gehen nämlich davon aus, dass bei Patienten, die einen moderaten B_{12}-Mangel, aber weder Blutarmut noch neurologische Symptome, noch kognitive Beeinträchtigungen aufweisen, eine Verabreichung von B_{12} keine positive Wirkung auf die neurologischen oder kognitiven Funktionen dieser Patienten in ihrem späteren Leben habe.[347]

Mit anderen Worten: Es brächte nichts, Patienten mit einem grenzwertigen oder ausgeprägten B_{12}-Mangel mit Vitamin B_{12} zu behandeln im Hinblick auf eine mögliche Prävention von Demenz und anderer neurologischer Erkrankungen, da diese Behandlung das Entstehen solcher Erkrankungen im Vorfeld nicht vermeiden könne.

Frage: Wie können die Forscher zu diesem Schluss kommen? Ihre Studie wurde zwar mit sogenannten »symptomfreien« Patienten durchgeführt, die nach offizieller Lesart einen moderaten B_{12}-Mangel aufwiesen – allerdings handelte es sich hierbei um Menschen, die 75 Jahre oder älter waren und nur ein (!) Jahr lang beobachtet wurden. Die klinischen Endpunkte dieser Studie wurden selbst von Kollegen kritisiert. Somit konnten die Forscher gar nicht zu dem von ihnen formulierten Schluss kommen. Was steckt hinter einer solchen Manipulation wissenschaftlichen Denkens und Handelns?

Trotz solcher Ausrutscher der medizinischen Wissenschaft sei betont, dass der größte Anteil der Studien und Arbeiten von der Berufung getragen ist, Menschen zu helfen. So betonen Dr. med. Andreas H. Leischker (Krefeld) und Prof. Dr. med. Gerald F. Kolb (Lingen) in einer wissenschaftlichen Arbeit (2015): *»Mit Ausnahme einer seit längerer Zeit bestehenden Demenz sind fast alle Manifestationen des Vitamin-B_{12}-Mangels unter Therapie reversibel. Deshalb ist es wichtig, auch atypische Manifestationen des Vitamin-B_{12}-Mangels bei geriatrischen Patienten frühzeitig zu diagnostizieren und zu behandeln.«*[348]

Auch Forscher aus Göttingen haben, wie oben erwähnt, darauf aufmerksam gemacht, dass B_{12}-Mangel-Demenzen sehr wohl reversibel sind, wenn sie frühzeitig entdeckt werden und noch keine irreversiblen Schäden vorliegen.[349]

B_{12}-Behandlungen sind aber nur dann möglich, wenn Hausärzte erstens bei älteren Menschen routinemäßig und mit unterschiedlichen Untersuchungen den B_{12}-Status feststellen lassen, um eine milde kognitive Beeinträchtigung rasch erkennen und entsprechend behandeln zu können – und zweitens, wenn die Referenzbereiche für B_{12} geändert werden. Also leider Zukunftsmusik, denn laut einer Studie der Uni Hamburg-Eppendorf (2010) haben Allgemeinärzte große Schwierigkeiten, bei älteren Menschen eine leichte kognitive Beeinträchtigung richtig zu diagnostizieren – insbesondere, wenn sie sich nur auf ihren klinischen Eindruck verlassen. Aus diesem Grund müssten z. B. Tests entwickelt werden, die es den Allgemeinärzten erlauben, ein solches Krankheitsbild unverzüglich zu erkennen.[350]

> Was die Neufestlegung von Referenzbereichen anbelangt, können wir nur hoffen, dass die Fachwelt nicht erst wieder auf die nächste US-amerikanische Leitlinie wartet, sondern sich auf die europäische Medizingeschichte zurückbesinnt und den Mut aufbringt, die Referenzbereiche für B_{12} selbst anzupassen – was dringend geboten ist.

UNNÖTIGES LEIDEN UND UNNÖTIGE KOSTEN

Wenden wir uns wieder dem realen Leben zu und schauen wir kurz in ein weiteren der vielen Blogs zum Thema »Gesundheit und Vitamin B_{12}«, in denen man auf haarsträubende Geschichten stößt, wie z. B. die folgende auf der Webseite von *Lifeline – Das Gesundheitsportal:*[351]

»Hallo, ich möchte gerne die Geschichte von meinem Freund (21) *schildern. Er war bei mehreren Ärzten, aber keiner hat ihm bisher geholfen. Darum bitte ich um Hilfe […] Er hat einen deutlichen Vitamin-B_{12}-Mangel. Der Bluttest ergab einen Wert von 199.*

Er ernährt sich nicht vegan oder vegetarisch. Er hat bereits eine Magen- und Darmspiegelung hinter sich. Diese ergab keine Auffälligkeiten. Auch der Test auf Laktose-Intoleranz und die Untersuchung auf Zöliakie ergab nichts Auffälliges. Er hat nun ein Reizdarmsyndrom diagnostiziert bekommen. […] Allerdings scheinen sich (die Ärzte) nun alle damit abzufinden, dass er so einen niedri-

gen B_{12}-Wert hat. Jedoch die Symptome und Auffälligkeiten, unter denen er leidet und die laut mehrerer Medizinbücher und Internetseiten damit zusammenhängen, werden nicht behandelt [...] Er beschreibt eine Art Demenz, Verwirrtheit. Er fährt schon über ein Jahr selbst kein Auto mehr, weil er sich das nicht mehr zutraut (verschwommenes Sehen, Konzentrationsprobleme...) [...] Ich wende mich nun an das Forum, weil ich hoffe, Tipps zu erhalten. Die Ärzte schicken ihn weg, weil sie sagen, die Tests wären eindeutig negativ und sie wissen nicht, woher der B_{12}-Mangel kommen könnte. Aber gegen den Mangel an sich tun sie auch nichts (habe gelesen, dass B_{12} auch gespritzt werden kann, wenn der Darm nicht in der Lage ist, es aufzunehmen). [...] Wir waren bisher beim Neurologen, beim Allgemeinarzt, beim Magen-Darm-Spezialisten und beim Psychiater. Keiner konnte wirklich weiterhelfen. Alle Tests, die sie angeleitet haben (MRT, Zöliakie- und Laktose-Intoleranz-Test und Magen-Darm-Spiegelung), wurden durchgeführt. Alle finden nur den Vitamin-B_{12}-Mangel und sonst nichts. Wieso unternehmen die Ärzte nichts gegen den Mangel (das war beim Bluttest der einzige Wert, der wirklich auffällig war, kein anderer)? Vielen Dank im Voraus. Lieben Gruß M.

Diese Kranken-Odyssee macht einen sprachlos. Bei dem Freund von »*M.*« liegt der B_{12}-Wert bei 199, also unter der Normwertgrenze – und es wird nichts unternommen? Man könnte hier von strafrechtlicher Relevanz sprechen. Und dann wundert man sich, dass das Ansehen der Ärzte im Sinkflug ist und das Vertrauen in sie zunehmend schwindet?

Nun, *M.* hat Glück (wie viele andere, die auf solchen Portalen Hilfe suchen), denn die Forenmitglieder antworten mit konstruktiven Ratschlägen und richtigen Hinweisen:

»Hallo! Meine Erfahrung ist, dass Ärzte mit Vitaminen nicht viel am Hut haben [...] Bei Vitamin-B_{12}-Mangel würde ich sicherheits-

halber das B_{12} supplementieren (allerdings nur als Sublingual-Tablette, die über die Mundschleimhaut aufgenommen wird und in Form von Methylcobalamin, das ist am besten bioverfügbar). Eine bestehende Magen-Darm-Erkrankung wie das Reizdarmsymptom ist eine der möglichen Ursachen eines B_{12}-Mangels …«

Es ist herzerwärmend, wie hier Menschen, die sich gar nicht persönlich kennen, darum bemüht sind, ärztliche Versäumnisse zu beheben und sich untereinander mit viel Anteilnahme und fundiertem Wissen zu helfen. Chapeau auch für den nächsten Forumsteilnehmer »*CB*«, der die medizinischen Probleme und die möglichen Ursachen richtig benennt:

»Hallo M., aus aktuellem Anlass habe ich folgende Informationen für dich. Der Mangel muss unbedingt behandelt werden. Damit ist nicht zu spaßen. Verursacht ist er ja durch Funktionsstörungen des Magens (Mastzellen produzieren zu wenig Intrinsic-Faktor) und/oder Darm (nur eine gewisse Stelle nimmt B_{12} auf). Also ist die Lösung: B_{12} spritzen. Vermutlich lebenslänglich. Alles Gute, CB«

In diesem Fall gab es ein eindeutiges Ergebnis: Laut des bei uns gültigen, aber sehr (sprich: zu) niedrig angesetzten Referenzbereichs lag offenbar ein Mangel an B_{12} vor, aber trotz seiner gravierenden Beschwerden wurde der Patient nicht entsprechend behandelt.

Solche Fehldiagnosen und die dadurch versäumten Behandlungen gehören zu den leidvollsten Erfahrungen für die Patienten und kosten das Gesundheitswesen (und damit den Staat) viel unnötiges Geld: Der Freund von »*M.*« wurde immerhin einer Reihe womöglich kostspieliger, aber entbehrlicher Untersuchungen unterzogen, was vermutlich jedem von uns in der einen oder anderen Form schon einmal widerfahren ist. Man erinnere sich: Der junge Mann suchte erst seinen Allgemeinarzt, dann einen Neurologen, einen Darmspezialisten und schließlich auch noch einen Psychiater auf und ließ alle möglichen apparativen Untersuchungen über sich ergehen … das Ganze ebenso nutzlos wie teuer.

Die Kosten, die durch fälschlich angesetzte Referenzwerte entstehen, sind allerdings noch viel höher zu beziffern. Wenn – wie laut wissenschaftlicher Studien erwiesen – bei Menschen mit einem B_{12}-Wert von 400 oder 300 pg/ml überdurchschnittlich häufig Depressionen auftreten, ist diese Tatsache von großer wirtschaftlicher Bedeutung, denn in Deutschland wie in ganz Europa verschlingt diese Krankheit Milliarden.

Mit angemesseneren Referenzbereichen für B_{12} (und übrigens auch für gewisse andere Analyten) blieben der Gesellschaft unnötige Ausgaben und den einzelnen Patienten viele unnötige Ärztebesuche erspart.

VITAMINE – STIEFKINDER DER MEDIZIN

Würde man sich wieder vermehrt auf Vitamine und ihre Bedeutung besinnen, könnte man in vielen Fällen auf teure und womöglich unnötige Medikamente verzichten. Mehrere Studien weisen jedenfalls darauf hin.

Nur – auf der Webseite des Forschungsverbundes *Kompetenznetz Demenzen* fällt auf, dass sich unter den dort publizierten Forschungsergebnissen aus *PubMed* (2010–2014) nicht eine einzige Studie befindet, die sich mit dem Thema »Demenz und B_{12}« auseinandersetzt.[352] Man könnte fast annehmen, Vitamine würden irgendwie nicht ganz ernstgenommen oder dass, wie sich der Blogger oben ausdrückte, *»Ärzte mit Vitaminen nicht viel am Hut* *haben«.* Dabei findet man auf *PubMed* ja zahlreiche wichtige Studien über diese (lebens-)wichtigen Stoffe.

Was auch immer dahintersteckt: Wie wir oben anhand der Fallbeschreibungen und der Aussagen von Fachärzten gesehen haben, kann die Missachtung oder Nichtberücksichtigung der Vitamine bzw. der oberflächliche Umgang mit diesen Stoffen in der alltäglichen Praxis schlimme Folgen haben. In der neuesten Version der deutschen »S3-Leitlinie Demenzen« (Januar 2016) wird empfohlen, die Konzentration von B_{12} nur im Serum zu messen[353] – und dies, obwohl bekannt ist, dass gerade bei älteren Menschen unbedingt auch die anderen Parameter zur Bestimmung dieses Vitamins heranzuziehen sind.

OSTEOPOROSE – B_{12}, B_9 UND TAURIN

Die Tatsache, dass sowohl Osteoporose wie auch Demenz typische Alterserscheinungen sind, könnte zu der Hypothese verführen, dass diese Erkrankungen in vielen Fällen womöglich die gleiche Ursache haben. Sicher ist, dass die medizinische Wissenschaft seit einigen Jahren herauszufinden versucht, welche Rolle B_{12} und B_9 bei der Osteoporose spielen. Die US-amerikanische Frammingham Osteoporosis Study[354] stellte 2005 fest, dass niedrige B_{12}-Blutwerte mit der Knochenmineraldichte korrelieren – bei Männern an der Hüfte, bei Frauen an der Lendenwirbelsäule. Eine schwedische Studie[355] konstatierte bei älteren Männern einen eindeutigen Zusammenhang zwischen niedrigem B_{12} und dem Risiko von Knochenbrüchen.

Die Korrelation zwischen Osteoporose und Parkinson wird aus mehreren Studien ersichtlich, die bei dieser neurologischen Erkrankung auf einen Mangel an verschiedenen B-Vitaminen und deren Auswirkung auf den Knochenbau verweisen.[356]

Aus einer Reihe von Studien geht hervor, dass insbesondere bei Frauen erhöhte Werte von Homocystein (das inzwischen mit vielen Krankheitsbildern in Zusammenhang gebracht wird) das Risiko für eine Osteoporose steigern.[357] Um die Homocystein-Werte wieder in den Normbereich zu bringen, werden von den Ärzten üblicherweise B_{12} und/oder B_9 verschrieben.[358]

Die Frage ist nun: Gibt es wissenschaftliche Studien zur Feststellung, ob Osteoporose durch solche Vitamin-Gaben erfolgreich behandelbar ist? Ja, die gibt es – aber nur wenige, und aus diesen ist nicht ersichtlich, ob den Probanden Injektionen oder nur Tabletten verabreicht wurden. Den auf *PubMed* gefundenen Studien ist zu entnehmen, dass die Verabreichung von Vitamin B_{12} und B_9 bei über 80-Jährigen zu einer leichten Besserung der Knochendichte geführt hatte[359] und dass man bei den untersuchten Patienten *»aufgrund der geringen Anzahl von Knochenbrüchen eine bescheidene Wirkung der Vitamin-B-Therapie nicht ausschließen könne«*.[360]

Obwohl an diesen Studien Patienten teilnahmen, die bereits an einer fortgeschrittenen Osteoporose litten, geht man also davon aus, dass die B-Vitamin-Therapie eine leichte Besserung brachte.

Andere Untersuchungen verweisen darauf, dass zum Aufbau der Knochensubstanz nicht nur Vitamin B_{12}, sondern vermutlich auch Taurin notwendig sei. Diese körpereigene Aminoethansulfonsäure erfüllt verschiedene Funktionen. Bei einer internationalen Studie (2014) wurde Schwangeren mit B_{12}-Mangel Taurin verabreicht, und es zeigte sich, dass die Neugeborenen vor Wachstumsstörungen und Osteoporose-ähnlichen Krankheitsbildern geschützt waren. Die Ergebnisse besagen, dass Vitamin B_{12} als essenzielles Vitamin durch die Taurinsynthese das Wachstum und insbesondere die Knochenbildung des Kindes nach der Geburt positiv reguliert. Die Wissenschaftler sind daher der Auffassung, dass potenziell nicht nur B_{12}, sondern auch Taurin zur Erhöhung der Knochendichte eingesetzt werden sollte.[361]

Grundsätzlich sind wir uns gewiss alle darin einig, dass es so etwas wie absolute Sicherheit in der Medizin nicht gibt. So sehr wir Menschen uns physiologisch ähnlich sind, reagiert doch jeder von uns individuell und mit mehr oder minder großem Erfolg auf die Stoffe und Substanzen, die wir unserem Körper zuführen. Aber einen Versuch wäre es allemal wert, denn wie wir gesehen haben, kann sich Vitamin B_{12} – auch vorbeugend – durchaus positiv auf unsere Gesundheit und unser Wohlbefinden auswirken.

FAZIT

Obwohl ein Vitamin-B_{12}-Mangel langfristig zu gravierenden Symptomen führt, kann sehr viel Zeit vergehen, ehe man ihn endlich entdeckt: Vom Eintreten eines Mangels bis zur Manifestation schwerer körperlicher oder psychischer Symptome können im Einzelfall bis zu fünf Jahre verstreichen. In dieser Zeit leidet der Körper aber bereits unter einer Unterversorgung – die jedoch sehr oft nicht als solche erkannt wird. Der Grund hierfür ist, dass die frühen Mangelsymptome wie Müdigkeit, Depression, Taubheitsgefühle etc. von Ärzten selten mit einer Unterversorgung an Vitamin B_{12} in Verbindung gebracht werden.

Entsprechende Tests werden zumeist erst dann durchgeführt, wenn bereits die schweren, nicht mehr wegdiskutierbaren Symptome der späten Stadien auftreten, der Patient also schon jahrelang unter den leichten Beschwerden der frühen Stadien gelitten hat, ohne dass sich jemand einmal ein paar Gedanken machte. Das bedeutet sehr oft eine erhebliche Lebensbeeinträchtigung. Gewebe und Organe können bereits viele Jahre von einem B_{12}-Mangel betroffen sein, bevor dieser schließlich im Blut eindeutig offenbar wird.

Ursache: falsch festgelegte Referenzwerte und Nichtberücksichtigung der Symptome.

Es kann nicht oft genug wiederholt werden: Blutbefunde liefern keine exakte Diagnose. Oder anders ausgedrückt: Sie sagen zwar etwas aus darüber, was und wie viel in unserem Blut vorhanden ist, nicht aber darüber, was oder wie viel davon in den Zellen, Geweben und Organen unseres Körpers verfügbar ist – auch wenn uns die Medizin seit Jahrzehnten etwas anderes glauben lässt. Wenn bei einer Osteoporose die Kalziumwerte innerhalb des Normbereichs liegen, ist das unter Umständen nur darauf zurückzuführen, dass das Blut diesen Stoff (wer weiß wie lange schon ...) den Knochen entzieht, um sein Kalziumgleichgewicht aufrechtzuerhalten (siehe Kapitel *»Kalzium, Osteoporose ...«)*.

Im Fall von B_{12} ist dies leider nicht viel anders, aber mit gravierenderen Folgen: Wenn an diesem Vitamin ein Mangel herrscht, woher kann sich das Blut das fehlende B_{12} holen? Nun, zuerst aus der Leber, wo es gespeichert wird – danach aber aus den Geweben, in denen es eigentlich eine wesentliche Rolle spielt, wie z. B. in den Nervenzellen und Nervenfasern. Aus diesem Grund leiden davon Betroffene unter unangenehmen, oftmals schmerzhaften Körperempfindungen wie Kribbeln, Taubheit, eingeschlafenen Gliedern etc. Sobald auch das Gehirn betroffen ist, kommt es zu Depressionen, Psychosen, Gangunsicherheit, Gedächtnisverlust und Demenz.

Wenn es einen Stoff gibt, dessen Referenzbereiche dringend geändert werden müssten, dann ist das Vitamin B_{12}. Dieses Vitamin ist fundamental wichtig für die Nervenzellen und somit von größter Bedeutung für die Entwicklung unserer kognitiven Fähigkeiten, unsere Stimmungslage und für ein Altern in Würde. Hätten wir andere Referenzbereiche und ein Medizinsystem (Krankenkassen eingeschlossen), in dem das Augenmerk eher auf Prävention liegt – und bei schon eingetretenen Krankheiten nicht nur auf der Symptombehandlung –, wäre der untere Grenzwert für B_{12} sicherlich schon längst zwischen 450 oder 550 pg/ml angesetzt worden. Denn nur bei diesen Werten können wir davon ausgehen, dass wir die schützende Myelinschicht um unsere Nervenzellen intakt halten können. »Starke Nerven« zu haben bedeutet, mit schwierigen Situationen oder Schicksalsschlägen, die im Leben jeden von uns früher oder später heimsuchen, besser fertig zu werden. Zu einer Depression, diesem dunklen Loch, in das es so viele von uns hineinzieht, müsste es in vielen Fällen vermutlich gar nicht erst kommen, wenn die Referenzbereiche anders festgelegt wären und Patienten, die an einer heute lediglich als latent eingestuften B_{12}-Unterversorgung leiden, automatisch und im Vorfeld therapiert würden.

Eine drastische Veränderung der B_{12}-Referenzbereiche würde aber auch bedeuten – und dies ist vielleicht das wichtigste Argument –, den altersbedingten Verfall unseres Gehirns hinauszuschieben oder womöglich gar nicht erst entstehen zu lassen. Hierzu sei angemerkt, dass nicht alle Demenzen auf einem B_{12}-Mangel beruhen (z. B. die vaskulären Demenzen) und somit nicht alle mit B_{12} therapierbar sind. Aber solche Fälle ausgenommen, ist B_{12} (wie andere Vitamine der B-Gruppe) das Vitamin, das uns davor bewahren kann, irgendwann einmal uns selbst nicht mehr zu erkennen. Wissenschaftliche Beweise dafür gibt es inzwischen genügend.

Wichtig ist aber, dass wir ab 50 damit beginnen, bewusst mehr B_{12} (eigentlich allgemein B-Vitamine) aufzunehmen, sei es durch die Nahrung oder durch Nahrungsergänzungsmittel. Das gilt insbesondere dann, wenn wir merken, dass wir vergesslicher werden, dass sich unsere Reaktionsgeschwindigkeit verlangsamt und dass Dinge eintreten, die wir uns mit einem resignierten Lächeln vor dem Spiegel als altersbedingt zurechtbiegen. All das ist aber nicht unbedingt Schicksal. Wir können und sollten uns selbst helfen.

Falls Sie also irgendeines der aufgelisteten Symptome an sich wahrnehmen, zu den Risikogruppen für Vitamin-B_{12}-Mangel gehören oder eines der Medikamente (z. B. gegen Diabetes oder Magensäure) einnehmen, welche die Aufnahme von B_{12} hemmen, dann sollten Sie vielleicht davon ausgehen, dass Sie Kandidat für eine B_{12}-Unterversorgung sind. Vermutlich sind das heutzutage fast alle Erwachsenen über 50 und viele Jugendliche, die Fleischverzehr aus weltanschaulichen Gründen stark einschränken: Die einen, weil sie wichtige Nährstoffe wie B_{12} altersbedingt immer weniger aufnehmen; die anderen, weil sie auf tierische Lebensmittel verzichten, die B_{12} enthalten (und ihrem Körper dieses wichtige Vitamin nicht anderweitig zuführen).

Was tun? Lassen Sie vom Arzt zunächst den B_{12}-Spiegel checken. Bei Vorhandensein von Symptomen müssten die gesetzlichen Krankenkassen die Kosten für diese Blutuntersuchungen übernehmen. Schwieriger wird es bei den Zusatzuntersuchungen, die mehr Klarheit bringen würden (Methylmalonsäure-, Holo-Transcobalamin- und Homocystein-Spiegel). Wenn es um die eigene Gesundheit geht, muss man leider manchmal tief in die Tasche greifen (und dafür vielleicht einmal auf die mit dem coolen Designernamen verzichten).

Lassen Sie sich immer eine Kopie der Blutbefunde geben und vergleichen Sie die dort angegebenen Werte mit dem, was viele Laborärzte im Internet sagen: B_{12} sollte mindestens bei 400 pg/ml liegen. Alles, was darunter ist, gehört behandelt – insbesondere, wenn Sie Symptome haben.

Sollte Ihr Arzt immer noch der Auffassung sein, es sei alles okay, weil er sich nur an die offiziellen Grenzwerte hält, dann wechseln Sie die Praxis und holen Sie sich Rat bei einer anderen in der Heilkunst erfahrenen Person.

Sollten ältere Menschen nicht in der Lage sein, für sich selbst in dieser Form zu handeln, wäre es vielleicht angebracht, dass jemand aus der Familie diesen Part übernimmt und Mutter, Vater, Verwandte – oder auch einen Freund – mit Vitamin B_{12} (oder auch mit dem ganzen B-Komplex) versorgt, bevor die Beschwerden irreversibel werden. Besprechen Sie das vorher mit einem Arzt, der für diese Zusammenhänge offen ist, und lassen Sie sich für den Betreffenden eine B-Vitamin-Therapie verschreiben. Sollte ein Arzt das Ganze partout als Unfug abtun, dann ist eines klar: Hier sind sie nicht in guten Händen. (Manchmal sind Einwände allerdings auch begründet, z. B. bei Patienten, die gerade eine Krebstherapie machen.)

Wie der israelische Wissenschaftler und Arzt Ilya Volkov schon sagte – Vitamin B_{12} ist eine Art Masterschlüssel, der uns mehr als eine Tür öffnet. Die Medizin beginnt langsam zu verstehen, dass B_{12} auch außerhalb der bekannten physiologischen Kernbereiche »Blut« und »Nerven« fundamental wichtige Funktionen erfüllt – insbesondere auch, was den Knochenaufbau anbelangt.

Was die Wissenschaft bis heute über unseren Körper ans Licht gebracht hat, ist sicher nur die Spitze eines riesigen Eisbergs. Zu erforschen, was die Welt der Moleküle und die für unsere Gesundheit wesentlichen Interaktionen im Innersten zusammenhält, ist nach wie vor unsere größte Aufgabe. Dabei gibt es immer wieder allerlei Überraschungen, wie wir im folgenden Kapitel über Parkinson und Vitamin B_1 lesen können.

KAPITEL 8

VITAMIN B_1 ALS WAFFE GEGEN PARKINSON?

Die fundamentale Bedeutung der Vitamine für unseren Körper wird schon daraus ersichtlich, dass für ihre Entdeckung, die Erforschung ihrer Wirkungsweise und die Aufklärung der mit ihnen verbundenen Stoffwechselvorgänge mehrere Nobelpreise verliehen wurden:

> 1929 – Medizin-Nobelpreis an Christiaan Eijkman für die Entdeckung des antineuritischen Vitamins (= Vitamin B_1) sowie an Sir Frederick Gowland Hopkins für die Entdeckung der wachstumsfördernden Vitamine
> 1937 – Chemie-Nobelpreis an Albert von Szent-Györgyi, u. a für seine Entdeckungen auf dem Gebiet der biologischen Verbrennungsprozesse, besonders in Beziehung auf das Vitamin C
> 1937 – Medizin-Nobelpreis an Norman Haworth und Paul Karrer für ihre Forschungen u. a. über die Vitamine A, C und B_2
> 1943 – Chemie-Nobelpreis an Henrik Carl Peter Dam und Edward Adelbert Doisy für die Entdeckung des Vitamins K und dessen chemischer Zusammensetzung

In diesem Buch befassen wir uns zwar hauptsächlich mit Blutwerten, falsch angesetzten Referenzbereichen und möglichen Verfälschungen von Blutbefunden, aber auch mit den für unsere Gesundheit fundamental wichtigen Stoffen Eisen, Jod, Kalzium und Vitamin B_{12}. Als Ergänzung zu diesem versteht sich dieses kurze, aber wichtige Kapitel über Vitamin B_1.

Dieses Vitamin scheint seit Kurzem das Potenzial eines Medikaments zu besitzen, mit dem sich mehrere Erkrankungen behandeln lassen – darunter so angsteinflößende wie Parkinson, die zweithäufigste neurodegenerative Erkrankung des Nervensystems beim älteren Menschen (dazu später).

WAS STECKT HINTER VITAMIN B_1?

Vitamin B_1, fachsprachlich Thiamin, hieß früher einmal Aneurin (»antineuritisches Vitamin«) – eine Bezeichnung, aus der bereits hervorgeht, welche gravierenden Folgen ein B_1-Mangel im Körper hat: die Entzündung und Zerstörung der Nervenzellen.

Vitamin B_1 ist unerlässlich für die Umwandlung von Kohlenhydraten in Energie und damit insbesondere für den Glukosestoffwechsel (siehe Kapitel *Glukose – der honigsüße Diabetes*). Darüber hinaus ist es von wesentlicher Bedeutung für die Funktion des Gehirns wie auch anderer Organe und Gewebe.

In den Mitochondrien, den kleinen Kraftwerken in unseren Zellen, befinden sich alle Vitamine der B-Gruppe (von B_2 bis B_{12}) – mit Ausnahme von B_1. Forscher haben aber herausgefunden, dass die Mitochondrien für bestimmte Prozesse sehr wohl Vitamin B_1 aufnehmen,[362] das heißt, selbst innerhalb dieser winzigen Zellkraftwerke spielt dieses Vitamin eine für unsere Gesundheit wichtige Rolle.

Ein Vitamin-B_1-Mangel kann zu lebensbedrohlichen Zuständen führen. Bei rechtzeitiger Substitution klingen diese aber in den meisten Fällen rasch wieder ab.

DIE STELLUNG DER VITAMINE IN DER SCHULMEDIZIN

Wer sich ein wenig mit Medizingeschichte befasst stellt fest, dass man in der Vergangenheit recht genau um die fundamentale Bedeutung sowie die Wirkungen und Funktionen von Vitaminen, Mineralien und Spurenelementen wusste – und dieses Wissen zugunsten der Patienten umsetzte.

Nach dem Krieg erstellten Nobelpreisträger wie Albert von Szent-Györgyi und Linus Pauling Theorien über die Entstehung von Krankheiten aufgrund eines Mangels oder Ungleichgewichts an lebenswichtigen Stoffen wie Mineralien, Vitaminen oder Spurenelementen; diese wurden jedoch von der Schulmedizin in ihrer möglichen therapeutischen Bedeutung und als Erforschungsmöglichkeit nicht ausreichend (an)erkannt.

Es gibt zwar Studien zu diesen Themen, aber sie werden gemeinhin ignoriert oder nicht ernst genommen. Von Vitaminen, Mineralien und Spurenelementen als mögliche Heilmittel haben sich die Ärzte weitgehend abgewandt; in der Mehrzahl werden leitlinienkonform Medikamente verordnet, die oftmals nicht ohne gravierende Nebenwirkungen sind.

Zudem sind Vitamine, Mineralien und Spurenelemente als solche so gut wie nicht patentierbar und bringen ökonomisch somit kaum Vorteile – wenn nicht sogar Verluste, weil man unter Umständen auf kostspielige Medikamente verzichten könnte.

All dies stellt (nicht nur nach meinem Erachten) ein Versäumnis dar im Hinblick auf ärztliche Diagnosen und medikamentöse Behandlungen. Zwar gibt es heute noch Professoren und Ärzte, die sich der Vitaminforschung widmen, doch wer seine Patienten präventiv bzw. bei einer vorliegenden Erkrankung mit Vitaminen, Mineralien und Spurenelementen behandelt, hat es weiterhin schwer.

Dozent Dr. med. Bodo Kuklinski schrieb 2009 dazu: »*In den letzten Jahren erschienen wissenschaftliche Publikationen und Wissenschaftsfeuilletons der Presse, die fast kampagneartig negative Aussagen über Vitamin- und Mikronährstoffwirkungen trafen. Ohne eigene Recherchen übernehmen Journalisten kritiklos Publikationsresultate oder zitierten ›Experten‹, die sich schon vorher einseitig positioniert hatten … Medizinische Laien, Ernährungsberater, aber auch Ärzte glauben derartige Schlussfolgerungen, da ihnen biochemische Grundkenntnisse fehlen, sie nicht die Originalliteratur lesen und falls doch sie nicht Fehler oder statistische Unkorrektheiten erkennen.*«

Weiter zitiert er Joerg Hasford, einen renommierten Professor für Medizinische Informationsverarbeitung, Biometrie und Epidemiologie an der Universität München (LMU): »*Es ist immer wieder erstaunlich, wie selten gerade Studien, die viel Beachtung in der Öffentlichkeit finden, einer Nachprüfung für wissenschaftliche Solidität und Seriosität standhalten. Man fragt sich in solchen Fällen, wie die Beurteilungsgremien auch bei namhaften internationalen Fachmagazinen dazu kamen, das betreffende Manuskript überhaupt anzunehmen.*«[363]

Die in diesem Buch gelegentlich geäußerte Kritik am derzeitigen Medizinbetrieb wird von etlichen Vertretern der Ärztezunft geteilt, und viele von ihnen verfolgen die Rückentwicklungen in ihrem Bereich mit Unmut – darunter Fach- und Allgemeinmediziner, die unsere Bewunderung verdienen, denn sie wollen *heilen* und nicht nur *Symptome behandeln.*

Einer von ihnen ist der italienische Arzt und Neurologe Antonio Costantini, der in Viterbo praktiziert, einer Provinzstadt nördlich von Rom.

Seine Entdeckung, dass sich durch hochdosierte Gaben von Vitamin B_1 teilweise bis zu 70 % der typischen Symptome einer

Parkinson-Krankheit zurückbilden und in einigen Fällen sogar völlig verschwinden können, verdankt er seiner medizinischen Leidenschaft und seiner intellektuellen Fähigkeit, das Augenmerk nicht nur auf die gängigen Medikamente zu richten, sondern Verknüpfungen herzustellen zu altbewährten Substanzen, die für unseren Körper seit eh und je große Bedeutung haben. Schauen wir uns an, wie es dazu kam.

EIN LANGER WEG

Alles begann 2010, als er noch am Krankenhaus von Viterbo tätig war. Eine Kollegin von ihm litt an einer chronisch entzündlichen Darmerkrankung (CED). Seit Jahren plagten sie zudem schwere Migräneanfälle, eine Polyneuropathie sowie eine leichte Niereninsuffizienz. Sie war ständig bettlägerig und oft so schwach, dass sie nicht zur Arbeit kommen konnte.

Eines Tages sah er, wie sie in der Kantine eine erkleckliche Menge an Kohlenhydraten zu sich nahm – zuerst Reis, danach Kartoffeln und zum Schluss ein üppiges Dessert.

Das erinnerte ihn an etwas, was er im Studium gelernt hatte: Kohlenhydrate verbrauchen für ihre Verstoffwechselung viel Vitamin B_1. Vielleicht, so dachte er, beruhten ihre ständige Müdigkeit (eine Art Chronisches Fatigue-Syndrom), mit der sie aufgrund ihrer Darmerkrankung seit Jahren kämpfte, sowie ihre Polyneuropathie auf einem schlichten Vitamin-B_1-Mangel. Er teilte ihr seine Überlegungen mit, worauf sie sich dieses Vitamin spritzen ließ.

Am nächsten Tag ging es ihr bereits erheblich besser, und er schlug ihr vor, sich in den folgenden zwei Tagen weitere 50 mg Vitamin B_1 spritzen zu lassen und anschließend täglich 600 mg in Tablettenform einzunehmen. Ergebnis: Ihre abgrundtiefe Müdigkeit verschwand, und allmählich auch alle anderen Symptome.

Selbst die leichte Niereninsuffizienz war innerhalb von 20 Tagen nicht mehr festzustellen.

Dr. Costantini war von diesem Therapieerfolg so beeindruckt, dass er Patienten mit ähnlichen Symptomen ebenfalls mit Vitamin B_1 behandelte. Er war nun fest überzeugt, dass sich viele der sogenannten Fatigue-Syndrome auf eine Unterversorgung der Zellen mit Vitamin B_1 zurückführen ließen, auch wenn dieser Mangel im Blut nicht nachweisbar ist. Viele seiner Kollegen belächelten ihn, und einige meinten, es sei an der Zeit, dass er in Rente gehe.

Wie eingangs erwähnt ist Vitamin B_1 (wie fast alle anderen Vitamine der B-Gruppe) unerlässlich sowohl für die Nervenzellen als auch für den Glukosestoffwechsel und bestimmte Funktionen der Mitochondrien.

Dr. Costantini therapierte noch zwei weitere Frauen mit chronisch-entzündlichen Darmerkrankungen mit Vitamin B_1. Auch bei diesen verschwand die unerträgliche Müdigkeit innerhalb weniger Tage, und die Darmprobleme besserten sich zusehends.

Diese Therapieerfolge (auch bei weiteren Fällen) waren so bedeutend, dass die Fallbeschreibungen veröffentlicht wurden.[364]

Zusammen mit einigen seiner Kollegen begann sich Dr. Costantini zu fragen, ob ein Vitamin-B_1-Mangel vielleicht zur Entstehung bzw. Verschlechterung noch weiterer Krankheiten mit ähnlichen Symptomen beitragen könnte. Nach eingehender Lektüre der einschlägigen wissenschaftlichen Literatur, die nicht gerade bibliothekenfüllend war, gelangten sie zu der festen Überzeugung, dass man mit Vitamin B_1 auch Patienten mit Morbus Crohn behandeln könne – sofern sie neben dieser entzündlichen Darmerkrankung gleichzeitig an chronischer Müdigkeit litten. Vor der Vitamin-B_1-Verabreichung wurde allen Probanden Blut entnommen.

Nun, nach erfolgter Therapie löste sich auch bei diesen Patienten die bleierne Müdigkeit innerhalb weniger Tage in Luft auf, und selbst die Darmprobleme verbesserten sich zusehends.[365]

Als er die Befunde aus Mailand zurückbekam, stellt Dr. Costantini fest, dass die Blutwerte von B_1 bei all diesen Patienten in der Norm lagen. Trotzdem hatten sie alle mit einer geradezu unglaublichen Symptomverbesserung auf die hohe Vitamin-B_1-Gabe reagiert – eine merkwürdige Diskrepanz, die seine Theorie bestätigte.

Da in der Medizinwelt die Blut-Referenzbereiche der Analyten leider allzu oft nicht hinterfragt werden, versuchten Dr. Costantini und seine Kollegen, diese Diskrepanz anderweitig zu erklären: Es könne sein, dass im Blut Thiamin zwar in der Norm sei, aber ein Mangel dieses Vitamins in bestimmten Gehirnregionen vorhanden sei,[366] dass der Transportweg von Vitamin B_1 in den Zellen erschwert sei oder dass Enzymstörungen eine schlechte Verwertung des Vitamins verursachten. Letztere sind besonders bei vielen entzündlichen Autoimmunerkrankungen der Fall, so z. B. bei Morbus Basedow, rheumatischer Polymyalgie, rheumatischer Arthritis, Psoriasis und Multipler Sklerose.

2011 startete Dr. Costantini eine Versuchsreihe mit Patienten, die an Multipler Sklerose litten. Auch diese erfuhren eine eindeutige Besserung ihrer Begleitsymptome (chronische Müdigkeit).[367]

Später wurde eine Patientin behandelt, die an Spinozerebellärer Ataxie Typ 2 (SCA2) litt, einer schwerwiegenden neurodegenerativen Erkrankung, die mit Orientierungs-/Bewegungsstörungen, Sprach-/Sprechschwierigkeiten sowie abnehmender Wahrnehmungsfähigkeit einhergeht und im weiteren Verlauf zur Demenz und schließlich zum Tod führt.

Mitbehandelt wurde ein weiterer Patient mit einer ähnlichen Krankheit. Beiden wurde täglich 100 mg Vitamin B_1 gespritzt. Nach drei Monaten zeigten sich erstaunliche Erfolge: Beide Patienten konnten wieder einigermaßen gut sprechen und ihre Motorik besser koordinieren.[368]

Die Begeisterung über die erzielten Erfolge brachte Dr. Costantini und seine Kollegen auf die Idee, dass womöglich die meisten degenerativen Erkrankungen auf einem fokalen (d. h. auf ein Organ oder Gewebe begrenzten) Vitamin-B_1-Mangel beruhen könnten, der aus einem Blutbefund natürlich nicht ersichtlich ist. Die Ärzte begannen daraufhin, auch Parkinson-Patienten mit Vitamin B_1 (Thiamin) zu behandeln. Die Resultate waren mehr als beeindruckend: »*Die Gabe von parenteral hoch-dosiertem Thiamin konnte die motorischen sowie nicht-motorischen Symptome der Parkinson-Krankheit beheben. Die klinische Besserung blieb bei allen Patienten auf Dauer stabil. Aufgrund unserer klinischen Evidenzdaten stellen wir die Hypothese auf, dass eine Dysfunktion Thiamin-abhängiger metabolischer Prozesse in den typischerweise von dieser Erkrankung betroffenen* [Gehirn-]*Zentren selektive neuronale Schäden verursachen kann und dieser Vorgang ein fundamentales molekulares Ereignis ist, das eine Neurodegeneration hervorruft. Thiamin könnte bei der Parkinson-Krankheit auf die Neuronen eine wiederherstellende wie auch eine schützende Wirkung ausüben.*«[369]

Die ersten drei Fallbeschreibungen (es handelte sich hierbei um Fälle, die ausschließlich mit B_1 therapiert wurden, was zu einer erheblichen Besserung der Parkinson-Symptomatik führte) wurden 2013 im *British Medical Journal (BMJ)* veröffentlicht.[370] Weitere 30 Fälle (hierbei ging es um Patienten, die auch das üblicherweise eingesetzte Medikament L-Dopa erhielten) wurden 2014 während des 8. Internationalen Kongresses über Thiamin an der Universität Liège (Belgien) vorgestellt[371] und von der Fachwelt mit größtem Interesse aufgenommen. Dr. Costantinis bahnbrechender Arbeit werden nun bald die Ergebnisse einer randomisierten klinischen Studie folgen.

Der positive Einfluss von Vitamin B_1 auf einige Parkinson-Symptome wurde bereits 1997 in den USA festgestellt, als in einer randomisierten Doppelblindstudie die Wirkung von Vitamin B_1 (niedrig dosiert) plus Azetazolamid auf diese Krankheit getestet und eindeutige Erfolge erzielt wurden (weniger unwillkürliche Bewegungen).[372]

Dass sich Dr. Costantini vermutlich auf dem richtigen Weg befindet, bestätigt noch eine weitere Studie (Spanien, 1999). Dort wurde festgestellt, dass im Liquor (das ist die klare Flüssigkeit in Gehirn und Rückenmark) von Parkinson-Patienten weniger freies Vitamin B_1 (Thiamin) vorhanden ist als bei gesunden Menschen.[373]

Einige Jahre zuvor hatten Forscher der Universität Pavia (Italien) herausgefunden, dass in den Gehirnen (Frontalkortex) verstorbener Parkinson-Patienten das Enzym Thiaminpyrophosphatase erniedrigt war. [374]

Vieles sprach also schon dafür, Parkinson mit Vitamin B_1 zu therapieren, aber es bedurfte eines couragierten Provinzarztes, um diese Behandlungsmöglichkeit konkret zu testen.

Da die Erfolge, die mit Dr. Costantinis Therapie bei inzwischen vielen Patienten in Italien erzielt wurden, nicht zu unterschätzen sind, soll eine Doppelblindstudie durchgeführt werden, um ganz sicher zu sein, dass Vitamin B_1 die neue Waffe gegen Parkinson sein kann – eine Krankheit, die mit einem leichten Zittern beginnt und den Betroffenen das Leben im weiteren Verlauf zur Hölle macht, bis sie schließlich trotz pharmazeutischer Medikamente zum Tod führt.

Einmal mehr zeigt sich, dass Vitamine – insbesondere die der B-Gruppe – nicht nur für unsere Gesundheit unerlässlich sind, sondern auch degenerative Erkrankungen im Alter verhindern können, die unser Ich bis zur Unkenntlichkeit verändern. (Übrigens, bei der Wernicke-Enzephalopathie, die u. a. durch Bewusstseinsstörungen, Gangunsicherheit und Desorientiertheit gekennzeichnet ist und die eindeutig von einem Vitamin-B_1-Mangel verursacht wird, entstehen Gehirnschäden in bestimmten Gehirnregionen. Diese sind in der Magnetresonanz sichtbar. Sichtbar wird aber auch, dass durch B_1-Spritzen die geschädigten Gehirnareale teilweise wieder heilen können.)[375]

Vitalstoffe für den Körper

Kein Blutbefund kann die eigene Verantwortung ersetzen. Eines müssen wir uns klarmachen und verstehen: Ab dem 50. Lebensjahr (wenn man unter Magen-Darm-Krankheiten leidet oder Medikamente gegen Magensäure nimmt, oft sogar sehr viel früher) reduziert sich die Aufnahme der lebensnotwendigen Vitamine, Mineralien und Spurenelemente. Die beste Art, sich davor zu schützen, besteht darin, dem Körper diese wichtigen Vitalstoffe in Form von Nahrungsergänzung zuzuführen, damit es in unserem Körper gar nicht erst zu Mangelerscheinungen kommen kann.

KAPITEL 9

KALZIUM, OSTEOPOROSE ...

Kalzium ist mengenmäßig der im menschlichen Organismus am stärksten vertretene Mineralstoff; er kann im Körper eines Erwachsenen zwischen 900 und 1300 g Gewicht ausmachen. Davon stecken 99 % in Knochen und Zähnen und 1 % im Blut und in den anderen Flüssigkeiten sowie Geweben des Körpers.

Diesen restlichen 10 g Kalzium aber kommt eine grundlegende Bedeutung zu, denn sie spielen eine wichtige Rolle bei der Übertragung neuromuskulärer Impulse (z. B. Herzrhythmus), bei der Blutgerinnung, bei der Aufrechterhaltung des Säuren-Basen-Gleichgewichts sowie bei vielen wichtigen Stoffwechselvorgängen (z. B. bei der Freisetzung von Insulin).

Im Immunsystem ist Kalzium im Rahmen von Abwehrreaktionen an der Aktivierung des Komplementsystems beteiligt und unterstützt somit den Körper bei der Bekämpfung schädlicher Bakterien. Auch als Gerüstbaustein für Knochen, Zähne und die äußere Hautschicht (Epidermis) ist Kalzium unerlässlich. Kalziummangel im Alter hinterlässt sichtbare Veränderungen: Die Knochen demineralisieren und verformen sich (in der Wirbelsäule bis zur Bildung eines Rundrückens), die Zähne werden anfälliger für Karies, verschieben sich oder vergilben, die Haut wird trocken und faltig und verliert ihren Halt. Dies alles geschieht, weil Kalzium aus den Geweben schwindet, ohne dass in den meisten Fällen ein Kalziummangel im Blut nachweisbar ist.

Dieses Mineral ist in gebundener Form das fünfthäufigste Element in der Erdkruste und scheint für unser psychisches Wohlbefinden von großer Bedeutung zu sein. Ein Überschuss bzw. ein Mangel an Kalzium im Körper kann Reizbarkeit, Depressionen, kognitive Beeinträchtigungen, Vergesslichkeit, Verwirrung, und Persönlichkeitsveränderungen hervorrufen.[376]

In diesem Kapitel werden die Kalzium-Blutbefunde erörtert, ihre Aussagekraft infrage gestellt und neueste medizinisch-wissenschaftliche Informationen vermittelt, um die Problematik eines Kalziummangels besser verständlich zu machen. Da der menschliche Körper ein komplexes System ist, muss auch auf weitere Stoffe eingegangen werden, die für den Kalziumstoffwechsel unabdingbar sind, wie z. B. Vitamin D und das Parathormon (dieses Hormon wird von den Nebenschilddrüsen produziert). Die Rolle der Schilddrüse und der Schilddrüsenhormonsubstitution bei der Osteoporose wird ebenfalls kurz erläutert – und wie hilfreich Kalzium beim prämenstruellen Syndrom (PMS) sein kann. Auch der Zusammenhang zwischen ADHS und Kalzium wird kurz dargelegt. Erwähnt werden zudem die Konsequenzen unserer Ernährung, z. B. die negativen Auswirkungen bestimmter Lebensmittelzusatzstoffe auf unseren Kalziumhaushalt und -stoffwechsel. Nicht zuletzt werden Wege aufgezeigt, wie wir unsere Knochen, Zähne, Haut und unser Nervenkostüm besser schützen können – und dass wir uns hier Einiges von der Natur abgucken können, beispielsweise von den Papageien …

Hinweis: Einige Sachverhalte müssen leider wiederholt erwähnt werden, um die Zusammenhänge deutlich und leichter nachvollziehbar zu machen.

Zeichen einer Kalzium-Unterversorgung
Die Symptome eines Kalziummangels können unterschiedlichster Art sein: Trockene Haut bis hin zu Ekzemen, Kribbeln auf der Haut, als hätte sich eine Ameise darauf verirrt (insbesondere um die Lippen herum), Herzbeschwerden und Kreislaufschwäche, brüchige Fingernägel und Haarausfall, Depression, erhöhte Kariesanfälligkeit, Grauer Star, Inkontinenz und Durchfall.[377]

KALZIUM, OSTEOPOROSE UND BLUTBEFUNDE

Wenn es *eine* Substanz gibt, die uns eindeutig und unmissverständlich zeigt, dass »in der Norm« liegende Blutwerte keine Garantie für Gesundheit sind, dann ist es sicherlich Kalzium. Dieser Mineralstoff beweist auf eindringliche Weise, dass die Blutergebnisse letztlich nur Aufschluss darüber geben, wie viel sich von einem Stoff im Blut befindet – nicht aber darüber, wie viel davon in den Zellen und in den verschiedenen Geweben unseres Körpers vorhanden ist. In *Lab Tests Online*®, einer Webseite der American Association for Clinical Chemistry (AACC) (Amerikanische Gesellschaft für Klinische Chemie), ist Folgendes zu lesen: »*Die Blutwerte des Kalziums zeigen nicht den Gehalt an Knochenkalzium, sondern nur, wie viel Kalzium im Blut zirkuliert.*«[378]

Kalzium ist einer der Mineralstoffe, die klar aufzeigen, dass die Ergebnisse einer Blutentnahme nur darüber Auskunft geben, was im extrazellulären Bereich des Körpers passiert, nicht aber im intrazellulären Bereich.

Wir können zum Beispiel ganz normale Kalziumblutwerte aufweisen und trotzdem an einer gravierenden Osteoporose leiden!

Im Klartext bedeutet das: Die Knochen können von einem gravierenden Mangel an Kalzium betroffen sein und sich dementsprechend zurückbilden, also porös und fragil werden, obwohl unser Blut einen ganz normalen Kalziumspiegel aufweist!

Im menschlichen wie auch im tierischen Körper müssen die »wichtigsten« Organe – Gehirn und Herz – kontinuierlich mit gewissen Stoffen versorgt werden. Damit keine lebensbedrohlichen Situationen entstehen, muss im Blut immer eine spezifische Menge dieser Stoffe vorhanden sein. Der Körper setzt demnach alles daran, die Mineralstoffe im Blut innerhalb bestimmter Parameter zu halten, um gravierende Folgen in erster Linie für das Gehirn, aber auch für das Herz zu vermeiden.

Im Bedarfsfall zieht er z. B. Kalzium aus den »weniger wichtigen« Geweben (wie Haut, Haare, Nägel, Knochen, Zähne) heraus, um Blutkonzentrationen aufrechtzuerhalten, die für das pure Überleben notwendig sind. Knochenschwund (Osteoporose) gilt aber für den Körper nicht als eine lebensbedrohliche Erkrankung, denn man kann viele Jahre damit leben, wenn auch mit Einschränkungen der Lebensqualität. Auch die Faltenbildung der Haut bedeutet für den Körper keine ernste Erkrankung (wobei einige Society Ladies hier wohl lebhaft widersprechen würden). Ebenso sind schlechte Zähne rein überlebenstechnisch für den Körper kein Drama – ein Absinken des Kalziums im Blut aber schon, denn es kann lebensbedrohliche Krampfanfälle verursachen und im Extremfall zu Herzinsuffizienz und schließlich zu Herzstillstand (Asystolie) führen.[379]

Da der Körper im Alter immer weniger Kalzium über den Magen-Darm-Trakt resorbiert, muss er das Kalzium wie gesagt verschiedenen Geweben entnehmen, um die sehr engen »Parameter« für diesen Mineralstoff (Normbereich 2,2–2,65 mmol/l) im Blut aufrechtzuerhalten und bedrohliche Szenarien zu vermeiden. Folge: Diese Gewebe verlieren zusehends an Kalzium, ohne dass sich dies im Blutbefund widerspiegelt, da dieser nur etwas über Veränderungen im extrazellulären Bereich aussagt.

Als Beweis dafür, dass die Kalziumresorption im Alter zunehmend vermindert ist, sei auf eine Studie der Mayo Clinic in den USA verwiesen. Die Wissenschaftler dieser berühmten medizinischen Institution haben festgestellt, dass Frauen im Alter eine Resistenz gegen Vitamin D entwickeln und somit Kalzium immer schlechter aufnehmen.[380]

Kurz gesagt: Die Gewebestrukturen des menschlichen Körpers verlieren an Kalzium, verändern sich und »erkranken« bis hin zur spontanen Knochenfraktur – im Blut ist dies aber nicht nachweisbar. Das sollten wir als Beispiel immer im Gedächtnis behalten, wenn behauptet wird, dass wir gesund sind, solange sich die Blutergebnisse im Normbereich bewegen.

Aufgrund der Ergebnisse der *Bone-Evaluation Study* (BEST), die im *Deutschen Ärzteblatt* 2013 publiziert wurde, geht man davon aus, dass allein in Deutschland über 6,3 Millionen Menschen (über 50-Jährige) an Osteoporose leiden[381], davon rund 5,2 Millionen Frauen und 1,1 Millionen Männer. Das bedeutet im Klartext, dass in dieser Altersgruppe eine von vier Frauen und einer von 17 Männern von dieser Erkrankung betroffen ist (Stand: 2009) – und jährlich kommen 885 000 Menschen neu hinzu. Bei den meisten von ihnen sind die Kalziumblutwerte »in Ordnung«.[382]

Die Ärzte wissen eigentlich über die Situation Bescheid. Auf der US-amerikanischen Webseite WebMD.com, an der mehr als

100 Fachärzte beteiligt sind, ist u. a. zu lesen: »*Eine Kalzium-Blutuntersuchung kann nicht verwendet werden, um nachzuprüfen, ob Sie aufgrund der Ernährung an einem Kalziummangel leiden oder ob Sie Kalzium aus den Knochen verlieren (Osteoporose). Das Blut kann einen normalen Kalziumspiegel aufweisen, auch wenn Sie mit Ihrer Ernährung nicht genügend Kalzium aufnehmen.*«[383]

Nun, was sagt uns dies alles, und was sollte es den Ärzten sagen? Eigentlich wären zumindest leise Zweifel an der Aussagekraft von Blutergebnissen angesagt – und das nicht nur, was Kalzium betrifft (wie in den anderen Kapiteln dieses Buches dargelegt). Aber nein, es wird weiterhin an diesem Dogma festgehalten. Und zwar so sehr, dass auch bei weiteren Erkrankungen, die mit dem Kalziumspiegel zusammenhängen, immer wieder Fehlentscheidungen getroffen werden (wie wir später sehen werden).

Da ein Kalziummangel also nicht unbedingt aus dem Blut ersichtlich ist, müsste der Arzt einen solchen anhand der Symptome feststellen. Aber was passiert, wenn Sie Ihrem Arzt schildern, dass Sie Muskelkrämpfe haben oder ein komisches Kribbeln um den Mund und an der Nase spüren? Werden solche typischen Zeichen eines Kalziummangels ernst genommen, hört man Ihnen zu? Überlegt man, ob weitere Analysen und Tests angebracht sein könnten? Ein Arzt könnte hier ganz einfache Untersuchungsmethoden anwenden, wie z. B. das Chvostek-Zeichen (hierzu braucht man nur mit dem Finger auf den Nervus facialis zu klopfen, was bei einem vorhandenen Kalziummangel ein Zucken des Mundwinkels bewirkt). Oder er könnte versuchen, das Trousseau-Zeichen auszulösen (wenn man eine Blutdruckmanschette am Arm anlegt und aufpumpt, kommt es nach einigen Minuten zur sogenannten Pfötchenstellung der Hand). Wird er diese einfachen und an der Universität erlernten Methoden anwenden, oder wird er sich einzig auf die bequemen schwarz auf weiß ausgedruckten Blutergebnisse verlassen, nach denen kein Kalziummangel vorliegt – und Sie ohne eine richtige Diagnose wieder nach Hause schicken? Die meisten von uns kennen die Antwort.

Bezieht man noch weitere Aspekte mit ein, erscheint der dogmatische ärztliche Glaube an die Aussagekraft von Blutwerten umso erstaunlicher.

KALZIUM UND VITAMIN D

Deutschland ist ja bekanntlich ein Land, in dem der Vitamin-D-Mangel fast epidemische Züge annimmt, wie eine Veröffentlichung der Deutschen Gesellschaft für Ernährung (DGE) 2012 darlegte. Demnach leiden im Winter 60 % der deutschen Bevölkerung an einem Vitamin-D-Mangel.

Dieses Vitamin, das eigentlich die Vorstufe eines Hormons ist, spielt in Verbindung mit dem Mineral Kalzium eine fundamentale Rolle: Fehlt Vitamin D, wird in erster Linie Kalzium (und übrigens auch Magnesium) vom Darm nur schlecht resorbiert. Das bedeutet im Klartext: Wir können Milch trinken bis zum Umfallen, Milcherzeugnisse verschlingen, uns an Käseplatten satt essen und, wenn man anderen Gesundheitstheorien folgt, haufenweise Mandeln und Brokkoli verzehren – aber angesichts des grassierenden Vitamin-D-Mangels können wir das in diesen Nahrungsmitteln enthaltene Kalzium so gut wie kaum aufnehmen, insbesondere im Winter und im Frühling.

Wird sich aufgrund einer mangelhaften Vitamin-D-Versorgung die Kalziumkonzentration im Blut ändern? Wohl kaum. Der Kalziumspiegel wird in den meisten Fällen innerhalb der Normwerte bleiben und höchstens in diesem Bereich etwas schwanken, weil, wie bereits erwähnt, der Körper den Knochen und anderen Geweben Kalzium entziehen muss, um die engen Blutparameter und damit die Homöostase (Gleichgewichtszustand) im Blut um jeden Preis aufrechtzuerhalten. Das Ganze ist ein (Kalzium aus-)schleichender Prozess (begleitet von einem diffusen physischen wie psychischen Unwohlsein), der von kaum einem Arzt als solcher erkannt wird. Auf die wichtige Bedeutung der Sonneneinstrahlung und die Bildung von Vitamin D für unseren Körper wird im Kapitel *Vitamin D – »D«ilemma Sonnenschutz* näher eingegangen.

KORRELATION ZWISCHEN KALZIUMMANGEL UND ADHS?

Wie das Robert-Koch-Institut bereits 2007 festgestellt hat, liegt bei Kindern und Jugendlichen bis 17 Jahren der Prozentsatz derer, die an einem Vitamin-D-Mangel leiden, ein wenig höher als bei Erwachsenen (zwischen 62 und 64 %).[384] Man muss also davon ausgehen, dass viele in dieser Altersgruppe höchstwahrscheinlich unter einer mangelhaften Kalziumversorgung leiden, denn auch bei ihnen »*steuert das Calcitriol* [= Vitamin D, Anm. der Autorin] *den Kalziumhaushalt, indem es die Aufnahme von Kalzium aus dem Darm regelt*«, wie die Experten der Webseite »Kinder und Jugendärzte im Netz« betonen.[385]

Lassen wir aufgrund eines blinden Glaubens an die Blutwerte womöglich eine ganze Generation an einer unbemerkten Kalzium- und/oder Magnesiumunterversorgung leiden? Ist nicht Reizbarkeit eines der typischen psychischen Symptome von Hypokalzämie, also von Kalziummangel? Und ist nicht gerade Reizbarkeit eines der Leitsymptome von ADHS? Tatsache ist, dass in den letzten Jahren eine Reihe von wissenschaftlichen Studien aus dem Iran, der Türkei, Katar, China und Norwegen unmissverständlich aufgezeigt hat, dass ADHS fast immer mit einem Vitamin-D-Mangel einhergeht …[386]

Wir wissen nun, dass Kalzium bei einem vorhandenen Vitamin-D-Mangel vom Körper kaum aufgenommen wird. Und wir wissen auch, dass ein Kalziummangel mittels Bluttest schwer feststellbar ist (lediglich in extremen Fällen wie nach einer Schilddrüsen-Operation, bei Tumoren oder bei schweren Erkrankungen der Nebenschilddrüsen und der Nieren).

Könnte es sein, dass ADHS, dieser fortdauernde Reizbarkeitszustand, der einem Kind die Konzentration raubt und es nicht still sitzen lässt, womöglich nichts anderes ist als die typische Reizbarkeit, wie sie durch einen Kalziummangel entsteht? Einige Ärzte sind bereits dieser Auffassung. Andere vertreten die Meinung, ADHS sei mit Magnesium zu behandeln. Die allermeisten aber folgen den Leitlinien[387] und verschreiben »zappeligen« Kindern Methylphenidat (Handelsname u. a. »Ritalin«) – ein Derivat der Amphetamine, das in seiner Wirkung dem Kokain (!) ähnlich und dementsprechend in Deutschland als verschreibungspflichtiges Betäubungsmittel eingestuft ist.[388]

Was tun wir dieser Generation nur an? Um zu begreifen, was solche Psychostimulanzien anrichten können, braucht man sich nur einmal die europäische Leitlinie zur Behandlung unerwünschter Nebenwirkungen von ADHS-Medikamenten durchzulesen (*»European guidelines on managing adverse effects of medication for ADHD«*). Unter den möglichen Konsequenzen werden Psychosen bis plötzlicher Tod aufgeführt.[389]

Warum wird nicht versucht, diese jungen Patienten zuallererst mit einfachen und körpereigenen Substanzen wie Vitamin D und Kalzium zu therapieren? Oder auch mit Magnesium, was einige verantwortungsvolle Ärzte bereits tun?

Früher haben Kinder und Jugendliche viel häufiger im Freien gespielt und dabei auf natürliche Weise im Körper einen Vitamin-D-Tank gebildet, wodurch die notwendige Aufnahme von Kalzium aus der Nahrung im Darm gesichert war. Heute verbringen Kinder und Jugendliche ihre Freizeit zumeist in geschlossenen Gebäuden – in der Schule, zu Hause, bei der Gymnastik, beim Musiklehrer, in den Zimmern von Freunden, in Einkaufszentren und natürlich vor dem Computer. Es darf uns also nicht wundern, wenn über 60 % von ihnen zu wenig Vitamin D aufweisen.

Dieser Mangel ist aber nicht nur auf eine Änderung der Lebensumstände zurückzuführen. Ursache ist auch eine inzwischen selbst von Kinderärzten anerkannte »Fehlentscheidung«, Heranwachsende im Sommer mit hohen Sonnenschutzfaktoren einzucremen, was jegliche Bildung von Vitamin D blockiert. Schon die Anwendung einer Creme mit Lichtschutzfaktor 10 reicht aus, um 90 % der Vitamin-D-Synthese zu blockieren, wie Jörg Reichrath, Professor für Dermatologie an der Universität des Saarlandes, in einem Interview mit *Spiegel Online* erklärte.[390]

Wie bereits erwähnt, spielt Kalzium auch eine große Rolle bei der Insulinfreisetzung. Angesichts unserer kalorienreichen und zuckerlastigen Nahrung stellt sich die Frage, wie viel Kalzium wir auch diesbezüglich Tag für Tag verballern. Tatsache ist, dass gerade Jugendliche, die viel Zucker konsumieren und bei denen »ADHS« festgestellt wurde, niedrigere Kalziumwerte aufweisen …[391]

KALZIUM UND PMS

Seit Jahrzehnten gilt, dass Kalzium beim prämenstruellen Syndrom (PMS) hilfreich ist und die tägliche Einnahme von knapp 1000 mg Kalzium + Vitamin D – ob in Form von Präparaten oder durch vermehrten Genuss von Milch, Käse und anderer kalziumhaltiger Lebensmittel – die klinischen Symptome von PMS in ihrer Schwere erheblich mindert: Neueste Erkenntnisse besagen: eine etwas geringere Kalziummenge einnehmen und diese über den Tag verteilen.

Die leidigen PMS-Symptome:

> Brustspannen (Mastodynie)
> Wassereinlagerungen, geschwollene Hände und Füße
> Rücken- und Unterbauchschmerzen
> Migräneartige Kopfschmerzen
> Psychische Labilität: Stimmungsschwankungen, Reizbarkeit, Lethargie, Depression mit unkontrollierbarem Weinen, Nervosität, Angstgefühle
> Schlaflosigkeit
> Völlegefühl, Verdauungsstörungen, Heißhunger auf Süßes
> Gewichtszunahme
> Hitzewallungen, Schweißausbrüche
> Unreine Haut, Neigung zu Akne[392]

Wie stark diese Symptome mit dem Kalziumstoffwechsel zusammenhängen, ist auch aus einigen Studien ersichtlich. So sind Dr. Susan Thys-Jacobs vom St. Luke's Roosevelt Hospital in New York und ihre Kollegen der Auffassung, dass PMS und damit die oben aufgelisteten Symptome auch aufgrund eines Kalziummangels oder einer Kalzium-Dysregulation entstehen können.[393]

Schon aus älteren Studien geht hervor, dass Kalzium und Vitamin D die Östrogenwerte beeinflussen, da bei Frauen mit PMS das Blutkalzium und die Vitamin-D-Werte verringert sind.[394]

WECHSELWIRKUNG ZWISCHEN KALZIUM, INSULIN UND IMMUNSYSTEM

Auch für die Bauchspeicheldrüse und für den Zuckerhaushalt des Körpers ist Kalzium von größter Bedeutung, denn es stimuliert die Freisetzung von Insulin. Studien beweisen, dass sich die Einnahme von Kalzium und/oder Vitamin D positiv auf eine Gewichtreduzierung sowie auf die Vorstufe des Diabetes Typ 2 auswirken kann.[395]

Weiterhin spielt Kalzium eine wesentliche Rolle für unser Immunsystem, wie 2013 von Prof. Michael Cahalan (University of California) entdeckt wurde: Um die Vermehrung der T-Zellen des Immunsystems zu steigern, das heißt um eine adäquate Reaktion des Immunsystems auf bestimmte gesundheitliche Gefahren zu veranlassen, werden Kalzium-Signalwege benötigt.[396]

Wie sehr Kalzium auch für unser zentrales Nervensystem und somit für unser psychisches Wohlbefinden von Bedeutung ist, zeigt sich anhand diverser Symptome: Typische Begleiterscheinungen eines Kalziummangels sind Reizbarkeit, Nervosität und Angstzustände, während uns bei einem erhöhten Kalzium- und Parathormonspiegel schwere Depressionen mit Selbstmordgedanken das Leben zur Hölle machen können.[397]

KALZIUM UND DAS PARATHORMON (PTH)

Das Kalzium im Blut unterliegt mehreren Regelkreisläufen, an denen u. a. Vitamin D und das von den Nebenschilddrüsen produzierte und freigesetzte Parathormon (PTH) beteiligt sind. Weitere wichtige Substanzen, die den Kalziumspiegel innerhalb seines engen Normbereichs (2,2–2,65 mmol/l) halten, sind Phosphat und Calcitonin (Letzteres wird in der Schilddrüse gebildet).

Sinkt der Kalziumspiegel im Blutserum (weil zu wenig von diesem Mineralstoff aus der Nahrung resorbiert wird oder aus anderweitigen Gründen), beginnen die Nebenschilddrüsen vermehrt Parathormon (PTH) zu bilden, um Kalzium aus den Knochen freizusetzen und das Blutkalzium wieder hochzufahren. (Die vier Nebenschilddrüsen sind so winzig, dass sie bei einer Schilddrüsenoperation gelegentlich verletzt oder gar aus Versehen mit wegoperiert werden.) Ein Absinken des Kalziumspiegels aufgrund eines Vitamin-D-Mangels lässt sich kaum erkennen, denn sobald ein solcher Mangel zu weniger Kalzium im Blut führt, verstehen die Nebenschilddrüsen dies als Anforderungssignal, ihre Parathormon-Produktion sofort zu erhöhen, damit dieser wichtige Mineralstoff aus den Knochen herausgezogen werden kann, um den Verlust im Blut umgehend zu kompensieren.

Solange man blindlings auf Blutergebnisse vertraut, wird man kaum bemerken, ob tatsächlich ein Kalziummangel vorhanden ist oder nicht, denn die Nebenschilddrüsen werden ihr Bestes tun, um einen solchen Mangel im Blut blitzschnell zu beheben – wenn auch auf Kosten gesunder Gewebe wie unsere Knochen.

In diesem Fall ist das dem Körper jedoch »egal«, denn wie bereits erwähnt hat die Kalzium-Homöostase – hier die Aufrechterhaltung des lebensnotwendigen Kalziumgehalts im Blut – oberste Priorität.

Etliche weitere Forschungsergebnisse legen nahe, dass man sich bei einer Diagnose nicht einzig auf Blutergebnisse verlassen sollte. Wie alle Körperorgane können auch Drüsen erkranken, so auch die Nebenschilddrüsen: Sie können mehr Parathormon (PTH) als benötigt produzieren und freisetzen, z. B. aufgrund eines abnormen Wachstums. In diesem Fall leiden die Patienten an Osteoporose, weil ihren Knochen viel zu viel Kalzium entzogen wird, was sich sogar in den Blutbefunden durch eine Erhöhung des Kalziumspiegels bemerkbar macht. Aber eben nicht immer: Schon vor vielen Jahren wurde nämlich festgestellt, dass eine vermehrte

Ausschüttung des Parathormons (PTH) und somit eine vermehrte Freisetzung von Kalzium aus den Knochen nicht unbedingt mit einem Anstieg des Kalziumspiegels im Blut einhergeht.[398]

Hierzu muss man wissen, dass laut der *DOV Leitlinie Osteoporose 2014* der Parathormonspiegel nicht Teil des dort angegebenen Basislabors ist[399], das heißt, er wird von den Ärzten hauptsächlich nur dann kontrolliert, wenn der Kalziumwert zu hoch oder zu niedrig ist – oder bei bestimmten Krankheitsbildern wie einer Niereninsuffizienz.[400]

Menschen, die aufgrund einer Fehlfunktion ihrer Nebenschilddrüsen an einer unentdeckten Osteoporose leiden, erhalten also häufig keine korrekte Diagnose – insbesondere, wenn der Arzt, solange die Kalziumwerte »in der Norm« sind, auf eine Messung des Parathormonspiegels verzichtet und stattdessen u. a. alkalische Phosphatase und Kreatinin untersucht, wie in der *DOV Leitlinie Osteoporose 2014* angegeben.[401]

In den USA erkranken jährlich 100 000 Patienten an einer Überfunktion der Nebenschilddrüsen, die meisten im Alter zwischen 50 und 60. Frauen sind von dieser Fehlfunktion dreimal so häufig betroffen wie Männer.[402]

Bei Patienten mit primärem Hyperparathyreoidismus (dies ist die medizinische Bezeichnung für eine organische Überfunktion der Nebenschilddrüsen) treten psychische Erkrankungen wie Lethargie, Depressionen, Psychosen und Demenz häufiger auf als in der Normalbevölkerung. Eine bereits 2007 an der Universität Heidelberg durchgeführte Studie ergab, dass ein Teil der Patienten mit erhöhten Kalziumwerten an schweren Depressionen und Angstzuständen litt.[403]

Wenn man weiß, dass Depressionen zu den Leitsymptomen einer Parathormon-Überfunktion gehören, und wenn man bedenkt, wie viele Patienten gerade in diesem Altersabschnitt (50+) an Depressionen leiden, fragt man sich schon, warum der Parathormonspiegel (PTH) bei diesen Patienten nicht routinemäßig gemessen wird – ohne erst darauf zu warten, dass der Kalziumwert steigt. Wie bereits erläutert, ist eine Kalziumerhöhung nicht unbedingt im Blut erkennbar, auch wenn die Nebenschilddrüsen übermäßig viel Parathormon ausschütten und den Kalziumstoffwechsel dadurch stören.

Depressionen sind eine Begleiterscheinung vieler physiologischer Fehlfunktionen des Körpers. Sie gelten somit als ein unspezifisches Symptom, das heißt eines, das bei unterschiedlichen Erkrankungen auftreten kann. Trotzdem neigen Ärzte dazu, insbesondere bei Frauen um die 50 Depressionen als ein Zeichen der kommenden oder bereits eingetretenen Wechseljahre zu interpretieren oder einfach als »Alltagsstress« abzutun. Leider werden auf diese Weise mögliche medizinische Ursachen weder untersucht noch diagnostiziert – und vor allem nicht behandelt, was den Patientinnen möglicherweise lebens- und alltagsbeeinträchtigende Beschwerden ersparen könnte. Es bräuchte dazu nur eine simple PTH-Messung …

KALZIUM UND SCHILDDRÜSE

Das Ganze verkompliziert sich etwas, wenn man zusätzlich die Rolle der Schilddrüse im Kalziumhaushalt und ihre Auswirkung auf die Knochen in Betracht zieht. Dieses Organ setzt nicht nur die Schilddrüsenhormone frei, sondern auch das eher unbekannte Calcitonin. Dieses Hormon ist eine Art Gegenspieler des Parathormons und blockiert die Osteoklasten – das sind die Zellen, die Kalzium aus den Knochen freisetzen. Calcitonin wirkt also dem Knochenabbau entgegen.

Schilddrüsenpatientinnen (es sind zumeist Mädchen und Frauen, die an einer Erkrankung dieser schmetterlingsförmigen Drüse leiden) können ein Lied davon singen, wie sehr ihr Kalziumhaushalt und damit ihre Knochen in Mitleidenschaft gezogen werden, wenn ihre Schilddrüse erkrankt ist oder sie sich sogar einer Operation haben unterziehen müssen. Aber lassen wir die Patientinnen, die sich im Forum des Portals *Hashimoto Thyreoiditis und Morbus Basedow* austauschen, selbst darüber berichten.[404] (Die Beiträge sind leicht gestrafft.)

Sonnenstern-Susann fragt im Forum nach, ob sich jemand mit Kalziummangel auskennt:

»*Hallo,*

ich suche ja die ganze Zeit, warum ich wohl diesen Calciummangel habe, der da vor ein paar Wochen festgestellt wurde. An der Ernährung kann es nicht liegen. Leider ist meine neue Ärztin, die ich nach Erhalt dieser Blutwerte aufgesucht hatte (weil meine Hausärztin den Calciummangel nicht schlimm fand) im Urlaub.

Jetzt habe ich gerade gelesen, dass Hypokalzämie als ein Mangel an Calcium im Blut bezeichnet wird. [Ich zitiere mal:] *Typische Symptome des Calciummangels sind unter anderem Muskelkrämpfe.*

Wann zum Arzt? Empfindungsstörungen wie zum Beispiel ein Kribbeln in Unterarmen, Händen und Mundregion, verbunden mit psychischen Erscheinungen wie Angst, Reizbarkeit und Unruhe, gehören zu den Erstsymptomen. All diese Symptome sollten von einem Arzt abgeklärt werden.

Krämpfe der Gesichtsmuskulatur sowie der Muskulatur von Armen und Beinen können Anzeichen für eine Nebenschilddrüsenunterfunktion sein, auch hier ist ein Arzt aufzusuchen.

Kommt es gehäuft zu Durchfällen und Harndrang, könnte die Muskulatur der inneren Organe, wie zum Beispiel des Darms oder der Harnblase, in das Krampfgeschehen mit einbezogen worden sein. Der Arzt muss auch darüber informiert werden.

Bei Krämpfen der Atemmuskulatur oder bei Krampfanfällen ist der Notarzt zu rufen.

Sollte das Sehvermögen schlechter werden, könnte dies ein Hinweis auf einen Katarakt (grauer Star) sein. Der Katarakt kann eine Folgeerscheinung vom Hypoparathyreoidismus sein und sollte schnellstmöglich augenärztlich behandelt werden.

Irgendwie treffen alle Symptome auf mich zu, auch die Sehstörungen. Kennt sich hier jemand damit aus?

LG, Susann«

Forum-Mitglied *Dini* antwortet ihr und lässt das aus ihrer eigenen Erfahrung gesammelte Wissen einfließen:

»Bei mir wurde anlässlich eines (geringfügigen) Calciummangels mein heftiger Vitamin-D-Mangel entdeckt. Man braucht Vitamin D u. a. für die Calciumaufnahme aus dem Darm. Wäre ‹ne mögliche (und wohl auch typische) Baustelle.

LG, Dini«

Auch aus Österreich bekommt *Sonnenstern-Susann* Ratschläge – von Mitglied *Schlumpfine*, die uns einen anschaulichen Einblick in die Symptome eines Kalziummangels gibt:

»Hallo Susann! Weiß nicht, ob dir meine Erfahrungen eine Hilfe sind:

Ich habe seit meiner Schilddrüsen-Operation Calciummangel (wenn ich mein Calcium nicht brav einnehme). Ich kann das sehr gut unterscheiden zum Mg-Mangel. Bei Mg-Mangel hab ich die typischen Wadenkrämpfe. Bei Calciummangel schlafen meine Arme verstärkt ein, mein Rücken kribbelt, mein Gesicht (speziell Nase) kribbelt auch. Wenn er ganz stark ist, verzieht sich der Mund, wenn man auf die Wange tippt.

Ich denke auch, dass die Ursache eventuell ein anderer Mangel sein kann (wie Dini gemeint hat z. B. Vitamin D). Calcium sollte man auch immer gemeinsam mit Vitamin D einnehmen. Reines Calcium verursacht bei mir starke Nierenschmerzen!

Die Frage ist natürlich, ob man die Ursache für Calciummangel überhaupt findet?!

LG, schlumpfine«

Bei *Kiki1976* war die Sachlage kompliziert, aber am Ende bekam sie dank ihrer klugen Vorgehensweise eine richtige Diagnose und konnte dann mit einer gezielten Behandlung beginnen. Ihre Geschichte soll *Susann* ermutigen, sich doch einem Vitamin-D-Bluttest zu unterziehen:

»*Hallo Susann, also ich will mal versuchen, dir von mir zu erzählen: Hatte vor 2–3 Monaten einen Calciumwert von 2,18. Untere Grenze war 2,16. Ich habe das darauf zurückgeführt, dass ich seit Hashimoto* [chronische Entzündung der Schilddrüse, Anm. d. A.] *viel auf Milchprodukte verzichte (wegen zugesetztem Jod) ... habe also mit Calcium+Magnesium+D3 angefangen ... der Wert ging hoch – klar, weil ich es ja künstlich zugeführt habe.*

Aber vor 3 Wochen hatte ich den Verdacht, dass der Mangel an Calcium nicht einfach so durch das Runterfahren der Milchprodukte sein konnte, also habe ich Vitamin D testen lassen. Der Wert lag bei 13,9 ... also ein erheblicher Mangel. Nehme jetzt jeden Tag so 2000 bis 3000 IE an Vitamin D.

Calcium und Magnesium sollten dann auch eingenommen werden! [...] *Vitamin-D-Mangel kann Depressionen auslösen!*

LG Kiki«

Das Wissen, das Patientinnen und Patienten untereinander austauschen, erweist sich fast immer als korrekt und auf dem neuesten Stand, was es ihnen ermöglicht, sich gezielt selbst um ihre Gesundheit zu kümmern. »*Wer Gesundheitsinformationen sucht, nutzt zunehmend Online-Quellen – und zwar unabhängig vom Alter. Das zeigt der Trendmonitor der Techniker Krankenkasse (TK) 2015.*«[405]

Das Internet ist eine außerordentliche Quelle für wissenschaftliche Informationen in Form von medizinischen Fachartikeln, die es ermöglichen, sich fundiertes Wissen in diesem Bereich anzueignen. Nur selten werden diese Gesundheitserkenntnisse in den Massenmedien nachhaltig thematisiert, obwohl das in einigen Fällen besonders vonnöten wäre.

Selbst junge Schilddrüsenpatienten leiden häufig an Kalziummangel und somit an Osteoporose, obwohl das aus ihren Blutergebnissen nicht ersichtlich ist. Besonders anfällig für Osteoporose sind Menschen, die an einer Schilddrüsenüberfunktion leiden, und jene, die Substitutionshormone einnehmen, weil sie mit einer Unterfunktion leben oder eine Schilddrüsenoperation hinter sich haben. Auf den Zusammenhang zwischen Schilddrüse und Osteoporose wird im nächsten Abschnitt im Detail eingegangen.

KALZIUM UND TSH

Eine ganze Reihe von Studien aus aller Welt zeigt auf unmissverständliche Weise, dass zwischen Osteoporose (Kalziumverlust) und TSH ein eindeutiger Zusammenhang besteht. Dieses Hormon kurbelt die Hormonproduktion der Schilddrüse an.

Vorab zur Erläuterung: Im Sinne eines Regelkreises können die Schilddrüsenhormone die Ausschüttung des TSH bremsen. Bei einem verminderten TSH-Wert zirkulieren im Körper dann zu viele Schilddrüsenhormone.

In Norwegen wurde festgestellt, dass niedrige TSH-Werte mit Osteoporose korrelieren (siehe hierzu auch Kapitel *TSH – nicht erfasste Schilddrüsenkranke)*, und in Dänemark konnte man nachweisen, dass bei Frauen das Risiko einer Hüft- oder osteoporotischen Fraktur mit einer zu hohen Dosierung von Levothyroxin (einem gängigen Schilddrüsensubstitutionshormon) im Zusammenhang steht. Südkoreanische Wissenschaftler des Ulsan College of Medicine in Seoul haben festgestellt, dass ein TSH im niedrigen Normbereich bereits ausreicht, um auch bei Männern eine Osteoporose hervorzurufen.[406]

Ob und wie sehr unsere Ärzte und Endokrinologen über diese Forschungsergebnisse informiert sind, oder ob sie überhaupt wissen, dass Schilddrüsensubstitutionshormone ein Risiko für die Knochen darstellen, ist fraglich.

Als ich, eine langjährige Schilddrüsenpatientin, meine Endokrinologin kürzlich auf den Zusammenhang zwischen Kalzium, Osteoporose und Levothyroxin ansprach, schaute sie mich jedenfalls skeptisch an und meinte, ihr sei nicht bekannt, dass dieses Substitutionshormon auf die Knochen gehe. Eigentlich hätte sie es aber wissen müssen, denn auch in den deutschen Fachmedien (z. B. www.ärzteblatt.de) wurde schon vor Jahren über diesbezügliche Studien berichtet.[407]

PHOSPHAT – DER KALZIUMRÄUBER

Als Wissenschaftsjournalistin quält mich die Frage, warum von diesen Gesundheitsinformationen, die für die Menschen von so weittragender Bedeutung sind, in den Massenmedien nicht mehr zu lesen bzw. zu hören ist. Es wäre doch für viele Patienten von Vorteil, wenn es z. B. im Fernsehen wiederholt Beiträge über die sogenannten Kalziumräuber gäbe. Eine besondere Rolle spielen hier die Phosphate (insbesondere solche, wie sie etlichen Lebensmitteln von der Industrie zugefügt werden), aber auch natürliche Substanzen wie Oxalsäure (enthalten in Spinat, Roter Bete, Mangold und Rhabarber) und auch das gute alte Salz.

Phosphate und Phosphorsäure werden Lebensmitteln wie z. B. Wurstwaren, Erfrischungsgetränken, Schlagsahne, Sahneerzeugnissen, Milchgetränken und Tiefkühlkost als Konservierungs- und Säuerungsmittel zugesetzt.

Ein Phosphatspiegel im Blut, der über den Normbereich hinausschießt – oder einer, der sich noch innerhalb des Normbereichs, aber am oberen Limit bewegt – kann zu niedrigen Kalziumwerten führen (die sich aber im Blutbefund nicht immer niederschlagen). Wie wir inzwischen wissen, wird der Körper nun sofort wieder in Aktion treten und diesen Mineralstoffmangel beheben, indem er das lebenswichtige Kalzium aus Knochen und Geweben ausschwemmt und ins Blut transportiert.[408]

Die Menge an Phosphat, die wir mit der Industrienahrung jahrein, jahraus zu uns nehmen, stellt allgemein ein Problem für unsere Gesundheit und insbesondere für die unserer Kinder und Jugendlichen dar – nicht nur in Bezug auf Kalzium. In mehreren Studien werden Phosphatwerte im oberen Bereich der Normwerte mit einem erhöhten Herz-Kreislauf-Erkrankungsrisiko in Zusammenhang gebracht.

Prof. Eberhard Ritz und Kollegen vom Nierenzentrum Heidelberg haben 2012 in einer Studie festgestellt, dass Nierenkranke nicht nur ein erhöhtes Mortalitätsrisiko haben, sondern dass sich auch *»bereits anhand hochnormaler Phosphatkonzentrationen im Serum ein Sterbe-Mortalitätsrisiko unabhängig voraussagen lässt. In diesem Zusammenhang spielen Phosphatzusätze in Lebensmitteln eine potenziell entscheidende Rolle, sie werden jedoch in ihrer Bedeutung für die Gesundheit vermutlich unterschätzt.«*

Weiter heißt es in dieser aufschlussreichen Studie: *»Ein vermeidbares Gesundheitsproblem von bislang unterschätztem Ausmaß verbirgt sich hingegen hinter der verbreiteten Verwendung von Phosphat als Nahrungsmittelzusatzstoff beziehungsweise als Konservierungsmittel. Dieses ›freie‹, nicht organisch gebundene Phosphat wird intestinal sehr effektiv absorbiert. Klassische Beispiele für Nah-*

rungsmittel mit hohen Phosphatzusätzen sind bearbeitetes Fleisch (»processed meat«), Schinken, Wurst, Fischkonserven, Backwaren, Cola-Getränke und andere Softdrinks. Ein wichtiges Problem, das die diätetische Führung der Patienten erschwert, besteht darin, dass der Phosphatgehalt, und speziell der Phosphatzusatz, in Nahrungsmitteln nicht gekennzeichnet ist.«[409]

Ein kurzer Blick auf die Produkte, die in jedem Supermarktregal stehen, wird dies bestätigen. Und wenn man in der Zutatenliste doch einmal auf »Phosphat« stößt, wird man überrascht sein, in welchen (und wie vielen!) Lebensmitteln diese Substanz enthalten ist: Nicht nur Tiefkühlkost aller Art, sondern auch einfache Kartoffelpüree- und Puddingpulver beinhalten das vom Körper (leider) leicht aufnehmbare »Industrie-Phosphat« (im Unterschied dazu sind natürliche Phosphatverbindungen in Lebensmitteln nur zu ca. 50 % resorbierbar).

Laut dem Dachverband der Osteoporose-Selbsthilfegruppen gehören *»zu den Spitzenreitern […] vor allem Fertiggerichte, Fast Food, Chips, Cola und Limonaden, auch Schmelzkäse, Fleischextrakt und Hefe.«*[410] Selbst in Frischfleisch ist der Gehalt an Phosphaten enorm gestiegen, weil dieser Stoff vermehrt dem Tierfutter zugefügt wird.

All diese Nahrungsmittel und Getränke entziehen unseren Knochen und Geweben somit immer mehr Kalzium. Besorgniserregend ist auch die Tatsache, dass allgemein immer weniger frisch gekocht wird und sich ein Großteil der Bevölkerung inzwischen zunehmend von industriellen Fertigprodukten (Convenience Food) ernährt. Damit nehmen die Menschen jedoch immer mehr Phosphat zu sich, wie Eberhard Ritz betont: *»Aufgrund des gesteigerten Einsatzes von Lebensmittelzusatzstoffen hat sich die geschätzte tägliche Zufuhr an phosphathaltigen Lebensmittelzusatzstoffen seit den 1990er-Jahren von knapp 500 mg/Tag auf 1000 mg/Tag mehr als verdoppelt.«*[411]

Da Cola-Getränke und Limonaden, Chips, Fast Food und Tiefkühlprodukte wie Pizza insbesondere von Kindern und Jugendlichen reichlich konsumiert werden, ist ihre Phosphataufnahme besonders hoch. Laut einer Studie der Techniker Krankenkasse nehmen gerade Jugendliche unter 25 Jahren am häufigsten »Schnellgerichte« zu sich: 17% geben an, fast jeden Tag Fertiggerichte wie Pizza und Co. zu essen, und 42% erklären, sich mindestens zweimal pro Woche von solchen industriell hergestellten Produkten zu ernähren.[412]

All dies hat auch noch einen gesellschaftlich relevanten Aspekt, wenn man bedenkt, dass diese Produkte insbesondere von Menschen aus sozial schwächeren Schichten[413] konsumiert werden, wie in den USA und auch in Deutschland in mehreren Untersuchungen und Umfragen (z.B. Techniker Krankenkasse) festgestellt wurde.

Einige deutsche Ärzte und Medizinprofessoren sind bereits der Auffassung, dass die diffuse ADHS-Symptomatik bei Kindern und Jugendlichen auf eine überhöhte Phosphatzufuhr durch bestimmte Lebensmittel zurückzuführen sein könnte. Wir erinnern uns: Steigt der Phosphatgehalt im Blut, ist der Körper gezwungen, Kalzium aus den Knochen und Geweben auszuschwemmen. Dies würde die These bestätigen, dass wir Kindern mit »ADHS« vielleicht einfach nur gezielt mehr Kalzium und Vitamin D verabreichen oder sie zumindest dazu bewegen sollten, sich mehr im Freien und in der Sonne aufzuhalten.

Um diesbezüglich – und vor allem im Interesse der jungen Patienten! – endlich mehr Sicherheit zu gewinnen, plädiert Professor Martin H. Maurer von der Universität Tübingen sehr nachdrücklich für die Durchführung einer Reihe wissenschaftlicher Studien über den Zusammenhang von Nahrungszusatzstoffen wie Phosphaten und dem Krankheitsbild ADHS[414] – nicht zuletzt deswegen, weil wir, wie bereits erwähnt, diesen Kindern und Jugendlichen Medikamente geben, die den Wirkstoff Methylphenidat enthalten – also ein Derivat der Amphetamine, das in seiner Wirkung dem *Kokain* ähnlich ist. Eine Tatsache, die man meiner Ansicht nach nicht eindringlich genug betonen kann.

Wie sehr Phosphate in der Nahrung das Ungleichgewicht in unserem Körper zuungunsten von Kalzium gefährden (Phosphat verursacht Gefäßschäden und beschleunigt den Alterungsprozess samt Muskelschwund und Hautalterung) ist offenbar nur wenigen Ärzten bekannt. Aus diesem Grund plädiert Prof. Eberhard Ritz in der Schlussfolgerung seiner Studie, dass der Phosphatgehalt von Nahrungsmitteln unbedingt gekennzeichnet und *»die Bevölkerung und die Ärzteschaft über die Rolle der Phosphatzusätze als Risikofaktor aufgeklärt werden«* sollten.

ZUSÄTZLICHE INFORMATIONEN

Zuletzt sei daran erinnert, dass Phosphat den Lebensmitteln auch in Form von *Phosphorsäuren* zugesetzt wird, um das Wachstum von Bakterien, Pilzen usw. zu verhindern.

Dies bedeutet aber auch, dass wir immer mehr Lebensmittel konsumieren, die (leicht ätzende) Säuren enthalten. Dies betrifft wie oben erwähnt viele Fertigspeisen, aber auch Erfrischungs- und Sportlergetränke, Säfte, Speiseeis, Produkte mit Flüssigei und Fischfilets.

Zudem lauert hier noch ein weiteres Risiko: Der übermäßige Genuss von Cola-Getränken führt bei Kindern wie auch bei Erwachsenen zum Abbau des Zahnschmelzes und in der Folge zu schweren Zahnschäden. Dies ist bereits seit über 25 Jahren bekannt, als die ersten wissenschaftlichen Studien aus Israel in *PubMed* publiziert wurden. Im *International Journal of Dentistry* erschien 2010 eine kanadische Studie, die dieses Problem erneut aufgriff und unmissverständlich aufzeigte, dass säurehaltige Getränke den Zähnen Kalzium entziehen und den Zahnschmelz angreifen.[415]

Der Vollständigkeit halber sei noch darauf hingewiesen, dass phosphatsäurehaltige Sportlergetränke für die Zahngesundheit noch schädlicher sind als Cola-artige Erfrischungsgetränke. Aus dem gleichen Grund haben aber auch Orangensäfte oder Fertigtees in Dosen auf die Dauer verheerende Wirkungen auf unsere Zähne.

Bei alledem stellt sich die Frage, ob wir, wie es medizinische Theorien schon seit Anfang des 20. Jahrhunderts nahelegen, tatsächlich nicht alle viel zu viele säurehaltige und säurebildende Nahrungsmittel zu uns nehmen und damit unser Blut und unseren Körper latent übersäuern. Kalzium ist ein basischer Mineralstoff und könnte uns somit (zusammen mit anderen basischen Mineralstoffen) vor einer Übersäuerung schützen. Es könnte allerdings sein, dass allein die Einnahme von Kalzium nur wenig oder gar nichts nützt, solange wir unsere Nahrungsgewohnheiten nicht wesentlich ändern. Einige Studien zeigen, dass Kalziummangel und Osteoporose insbesondere auf unsere übermäßig tierische, also eiweißlastige Ernährung zurückzuführen sind.[416]

Die wissenschaftlichen Studien und Meinungen hierüber gehen allerdings ziemlich auseinander: Während laut vieler Ärzte gerade eine eiweißreiche Diät vor Knochenbrüchen schützen soll, raten andere davon ab und empfehlen zur Aufrechterhaltung eines ausreichenden Kalziumgehalts und damit der Knochengesundheit eine eher eiweißarme Diät. Tja …

Wissenschaftlich gesichert ist jedoch ein Aspekt, der manchen überraschen wird, nämlich dass für den Erhalt starker Knochen Vitamin B_{12} von wesentlicher Bedeutung ist. Zahlreiche medizinisch-wissenschaftliche Studien aus Großbritannien, Schweden und Holland zeigen deutlich auf, dass bereits niedrige Normwerte von B_{12} das Risiko, an Osteoporose zu erkranken und Knochenbrüche zu erleiden, merklich erhöhen[417] (mehr darüber im Kapitel *»Vitamin B_{12} – Depression, Demenz und falsche Normbereiche«).*

LABORDIAGNOSTIK

Nützlich zu wissen ist auch, dass die Genauigkeit der Blutkalziumwerte zusätzlich durch bestimmte Begleitumstände verfälscht werden kann.

So ist bekannt (oder sollte es sein), dass es zu erhöhten Kalziumwerten führen kann, wenn der Venenstauschlauch den Arm eines Patienten über eine Minute lang einengt. Oder dass ein niedrigerer Kalziumwert gemessen wird, wenn vor der Blutabnahme eine Magnetresonanz durchgeführt wurde, da die hierzu üblicherweise benutzten Kontrastmittel (z. B. Gadolinium) ein Sinken des Kalziumgehalts im Blut verursachen können.

Das bedeutet im Klartext, dass bei einem eigentlich normalen Kalziumwert auf dem Blutbefund ein Mangel bzw. bei einem eigentlich erhöhten Kalziumwert ein Normalwert angezeigt wird.[418]

Hinzu kommt, dass der Kalziumspiegel nicht nur von der Menge an Albumin im Blut, sondern auch von dessen pH-Wert abhängig ist. Weiterhin sollte jeder Arzt wissen, dass die Kalziummessung durch eine Reihe von Medikamenten beeinflusst werden kann. So führen z. B. harntreibende Medikamente zu einer erhöhten Ausscheidung und somit zu niedrigeren Werten, während bei Einnahme einer bestimmten Klasse von Magensäurehemmern die Kalziumkonzentration im Blut ansteigt.[419]

In den USA wird von den Praxisärzten und in den Labors in der Regel auf solche möglichen Einflussfaktoren geachtet, und die Patienten werden angehalten, vor einer Blutabnahme auf die Einnahme bestimmter Medikamente zu verzichten. Dazu zählen u. a.

die bereits genannten Säurehemmer und Diuretika, aber auch Lithium und Vitamin D.[420]

Werden die Patienten auch in deutschen Arztpraxen entsprechend informiert und angewiesen? Ich denke, wir wären froh, wenn dem so wäre.

SCHLUSSBEMERKUNGEN

Im Kern können wir feststellen, dass die Kalziumwerte im Blut insgesamt betrachtet wenig aussagekräftig sind. (Man kann auch das ionisierte Kalzium checken lassen, allerdings ist dieser Wert noch komplizierter und anfälliger.)

Ein Arzt sollte daher auch anhand anderer Faktoren – Ernährung, Sonnenmeidung bzw. Sonnenexposition, Alter – sowie anhand von Symptomen wie Muskelkrämpfe, Kribbeln um den Mund oder psychischen Verstimmungen, wie Reizbarkeit oder Depressionen, feststellen, ob wir genügend Kalzium zu uns nehmen und auch nutzbringend resorbieren.

Angesichts der Unwägbarkeiten sollten wir vielleicht selbst etwas tun – also uns weniger nach Mehrheitsmeinungen und medizinischen/ärztlichen »Dogmen« richten, sondern wieder mehr Gefühl für unseren eigenen Körper entwickeln, ihn beobachten, auf ihn »hören« und auch die kleinsten und noch so unscheinbaren »Veränderungen« wahrzunehmen versuchen: Kribbelt es um die Lippen herum, zieht es an den Zähnen, sind auf der Nase komische Nadelstiche zu spüren, spürt man ein »Ameisenlaufen« oder ein Pelzigkeitsgefühl auf der Haut, treten an den Oberarmen oder an den Beinen kurzfristig Krämpfe auf …?

Lassen Sie sich nicht von vornherein einreden, dass Anzeichen wie Müdigkeit und Erschöpfung grundsätzlich nur Stresssymptome sind: Es könnte auch sein, dass ganz einfach Ihr Kalziumhaushalt nicht stimmt. Selbst Trübungen der Augenlinse können ein klarer Hinweis auf einen lang andauernden Kalziummangel sein.

Wenn Reizbarkeit, Depressionen oder Gemütsschwankungen Ihnen den Alltag vermiesen, lohnt es sich vielleicht, eine Zeit lang Kalzium, Vitamin D und/oder Magnesium einzunehmen, um die Stimmungslage zu heben.

Gerade im Winter könnten Sie es auch ganz einfach mit einer Lichttherapie versuchen. Diese Methode wird in Schweden in großem Stil angewandt – dort werden selbst an Bushaltestellen Lichtpaneele eingesetzt, um gegen die hohe Suizidrate in diesem sonnenarmen Land vorzugehen.

Es lohnt sich auch, das Augenmerk wieder mehr auf die Art und Weise zu richten, wie wir uns ernähren, und vielleicht wieder mehr selbst zu kochen (und dabei so weit wie möglich auf bereits vorbereitete Schnellzutaten zu verzichten).

Simple Rezepte mit frischen Lebensmitteln zuzubereiten ist eine einfache Möglichkeit, die Phosphat(säure)zufuhr zu reduzieren und somit unseren Kalziumhaushalt – und vor allem auch den unserer Kinder und Jugendlichen – gesund zu erhalten. In diesem Zusammenhang wäre auch der weitgehende Verzicht auf phosphathaltige Getränke ein guter Vorsatz.

Klar, Tiefkühlprodukte sind schnell aufgewärmt und schön bequem, aber vielleicht sollten wir wieder lernen, mit unserem Körper sorgsamer umzugehen, und uns einfach ein bisschen mehr Mühe geben, uns auf richtige und natürliche Art und Weise zu ernähren. Den eigenen Körper wertzuschätzen bedeutet letztlich auch einen *respektvollen Umgang mit dem eigenen Leben.*

Schon vor über einem halben Jahrhundert haben Nobelpreisträger wie Albert Szent Györgyi und Linus Pauling darauf verwiesen, dass Mineralstoffe von fundamentaler Bedeutung für unsere Gesundheit sind. Machen wir uns also wieder schlau, was unseren Körper betrifft – trotz seiner erstaunlichen Widerstandskraft und seiner unermüdlichen Versuche, Mängel und Fehlfunktionen auszugleichen, brauchen unsere Knochen und unser Allgemeinbefinden doch immer wieder unsere Achtsamkeit und unseren Schutz. Wir alle wissen, dass Gesundheit ein wertvolles Gut ist, oft fragil wie ein zerbrechliches Glas, das es zu behüten gilt.

Abschließend ein kleiner Exkurs in die Welt der Großen Vasapapageien, die auf Madagaskar und den Komoren leben. Um feste Eierschalen zu bilden, nehmen die Weibchen kurz vor der Eiablage gezielt mehr Kalzium auf, indem sie mit einem kleinen Kieselstein die Oberfläche von Seemuscheln ankratzen (deren Schale bekanntlich einen hohen Kalziumgehalt aufweist) … und man fragt sich, woher wissen die Papageien das.

Das gelöste Kalzium schlecken sie dann mit der Zunge von ihrem Werkzeug ab. Auf diese Weise verschaffen sie sich ihr eigenes Nahrungsergänzungsmittel.[421]

Fazit: Diese Papageien sind nicht auf unsichere Blutergebnisse angewiesen, sondern wissen oder spüren von allein, wann sie »mehr Kalzium« brauchen, und bemühen sich auf intelligente Weise, diesen wichtigen Mineralstoff zum gegebenen Zeitpunkt aufzunehmen. Und wir?

KAPITEL 10

VITAMIN D – »D«ILEMMA SONNENSCHUTZ

Erst zehn Tage alt und schon in der Notaufnahme: Das Neugeborene hat schwere Krampfanfälle, die Ärzte sind sehr besorgt, bemühen sich und stellen bei dem Kleinen schließlich einen schweren Kalzium- und Vitamin-D-Mangel fest. Sofort wird die Substitutionstherapie eingeleitet, und die Krampfanfälle verschwinden innerhalb von 48 Stunden. Die Ärzte verstehen nicht, wie es bei einem neugeborenen Kind zu einem solchen Mangel kommen konnte, und veranlassen bei der jungen Mutter eine Blutuntersuchung. Auch bei ihr wird ein erheblicher Vitamin-D-Mangel festgestellt. Sie sagt, sie lebe sehr gesundheitsbewusst und würde die Sonne weitgehend meiden – und wenn sie sich doch einmal im Freien aufhielte, würde sie Sonnencremes mit hohem Lichtschutzfaktor auftragen. Das war des Rätsels Lösung: Ihre Muttermilch enthielt zu wenig Vitamin D und hatte somit bei ihrem Baby zu lebensbedrohlichen Kalzium-Mangelerscheinungen geführt. Dieser Fall ereignete sich 2008 in Kanada.[422]

Leider ist es kein Einzelfall, denn dass junge Mütter sowie Neugeborene extrem häufig an einen Vitamin-D-Mangel leiden, wurde 2011 in einer Gießener Studie auch in Deutschland festgestellt: *»Das Ergebnis: Bei 90 Prozent der Frauen und bei 88 Prozent der Säuglinge lag ein Vitamin-D-Mangel vor. Der Uni Gießen zufolge stellten Wissenschaftler bereits in mehreren internationalen Studien* *einen Zusammenhang zwischen niedrigen Vitamin-D-Werten der Mutter und beispielsweise Infektionen und Rachitis beim Neugeborenen her.«*[423] Es sind aber nicht nur Neugeborene, die an einem Vitamin-D-Mangel leiden, sondern auch viele Kinder und Jugendliche.

> In der EU-geförderten HELENA-Studie wurde 2012 festgestellt, dass Vitamin-D-Mangel unter europäischen Heranwachsenden sehr weit verbreitet ist und diese Tatsache eine Angelegenheit von öffentlichem Interesse sein sollte, insbesondere seitens der Gesundheitsbehörden.[424]

Immerhin besitzt Vitamin D die Eigenschaften eines Hormons und spielt bei vielen biologischen Vorgängen eine sehr wichtige Rolle. Selbst die Rachitis – eine Mangelkrankheit, die schon lange als so gut wie besiegt galt – ist wieder auf dem Vormarsch.[425] Dies ist ebenso besorgniserregend wie die wissenschaftliche Vermutung, dass der Diabetes Typ 1 bei Kindern, Jugendlichen und jungen Erwachsenen mit einem Vitamin-D-Mangel korreliert.[426]

Rachitis ist eine Störung des Knochenstoffwechsels, die im Kindesalter auftritt und sich in einer Verkrümmung der knöchernen Wirbelsäule zeigt. Es können auch noch weitere Skelettsymptome auftreten, ebenso wie Zahnschmelzdefekte.[427] Der permanente Vitamin-D-Mangel führt zu einer Kalzium-Unterversorgung und somit schließlich auch zu neuromuskulären Störungen wie Tetanie, muskulärer Hypotonie und Krampfanfällen.

Wie kommt es, dass eine Krankheit, die in der Vergangenheit (aufgrund bestimmter Nahrungsdefizite) vornehmlich die ärmere Bevölkerung heimsuchte, in unserer heutigen Zeit des Überflusses wieder vermehrt in Erscheinung tritt, und zwar in allen sozioökonomischen Schichten?

ZU WENIG SONNE, ZU WENIG VITAMIN D – WAS SIND DIE FOLGEN?

Die Antwort könnte mit der Benutzung von Sonnencremes mit hohen Lichtschutzfaktoren zusammenhängen, und auch damit, dass wir uns tagsüber hauptsächlich in geschlossenen Räumen aufhalten.[428]

Auf diesen Zusammenhang verweist eine Webseite von *Kinder- und Jugendärzte: »Seltener Aufenthalt im Freien und damit wenig Sonnenstrahlung auf der Haut ist der Hauptgrund für einen Vitamin-D-Mangel. Dies gilt insbesondere für die Wintermonate, da dann in unseren Breiten die UV-Strahlung zur Vitamin-D-Bildung nicht ausreicht. Die Diskussion über steigende Hautkrebsraten in Verbindung mit zunehmend aggressiver UV-Strahlung führt dazu, dass die Menschen ihre Haut immer mehr unter Kleidung und Sonnencreme verstecken. Präparate mit einem Sonnenschutzfaktor 15 blockieren jedoch die Vitamin-D-Produktion bereits zu 99 %. Man kann sogar sagen, dass sich die aktuellen Empfehlungen der Mediziner hinsichtlich der Sonnenexposition und die ausreichende Versorgung mit Vitamin D widersprechen.«*[428a]

Schon Sonnencremes mit dem niedrigen Lichtschutzfaktor 8 können die Vitamin-D-Produktion in der Haut um 97,5 % hemmen, wie eine australische Studie vor 10 Jahren feststellte.[429]

Laut einer Studie der Mayo-Klinik (2013, USA) sind insbesondere Kleinkinder bis zu drei Jahren von Rachitis betroffen, und dies, so vermuten die Wissenschaftler, weil 83 % der Eltern ihre Babys mit Sonnencremes vor UV-Strahlen schützen.[430]

Hier zeichnet sich ein Dilemma ab: Einerseits wird Müttern nahegelegt, ihre Kinder mit Sonnencremes mit möglichst hohen Lichtschutzfaktoren vor Hautkrebs zu schützen (viele verwenden Produkte mit Schutzfaktor 50+), andererseits ist inzwischen bekannt, dass just diese seit Jahren propagierte Vorgehensweise vermutlich zu der bei Kindern und Jugendlichen grassierenden Vitamin-D-Unterversorgung geführt hat – mit all ihren gesundheitlichen Folgen.[431]

Angesichts der steigenden Zahl von Rachitis-Fällen hat Dame Sally Davies, Chief Medical Officer der englischen Gesundheitsbehörde, die Empfehlung erlassen (2011), Kindern ab dem 6. Monat und bis zum 5. Lebensjahr zumindest in den Wintermonaten Vitamin D in Form von Nahrungsergänzungsmitteln zu verabreichen.[432]

Früher wussten Ärzte, dass Lebertran das kindliche Knochen- und Muskelwachstum fördert. Bis in die 1960er-Jahre hinein – vielleicht erinnert sich der eine oder die andere noch daran – wurde deutschen Kindern als vorbeugendes Mittel gegen Rachitis und andere Erkrankungen täglich ein Löffel von diesem hellgelben Fischöl verabreicht, gewonnen aus der Leber von Dorsch, Kabeljau und verschiedenen Haiarten (die damals auch noch in sauberen Meeren schwammen). Damit wurden den Kindern außer viel Vitamin D noch andere wichtige Stoffe zugeführt, z. B. Vitamin A, Vitamin E, Omega-3-Fettsäuren, Jod und Phosphor.

Aber das war damals.

Heute sind von dem inzwischen in vielen europäischen Ländern weit verbreiteten Vitamin-D-Mangel gleich mehrere Generationen betroffen. Schon aus präventiven Gründen sollte man Säuglinge und Kleinkinder daher langfristig mit Vitamin D versorgen. Leider übernehmen die gesetzlichen Krankenkassen die Kosten hierfür nur 12–18 Monate lang (Stand 2015).[433]

Wie wichtig eine ausreichende Vitamin-D-Versorgung für unsere Knochen nicht nur im Kindes-, sondern auch im Erwachsenenalter ist, geht aus einer Stellungnahme der Ernährungskommission der Deutschen Gesellschaft für Kinder- und Jugendmedizin hervor: »*Bis zum Alter von etwa 18–20 Jahren werden 90 % der maximalen Knochenmasse (»peak-bone-mass«) aufgebaut. In der*

3. Lebensdekade wird der Knochenaufbau abgeschlossen, und ab dem 4. Lebensjahrzehnt beginnt in aller Regel ein Knochenabbau.

Eine Optimierung der Knochenmineralisierung in der Adoleszenz und im jungen Erwachsenalter kann zur Vorbeugung einer Osteoporose im späteren Leben beitragen [6, 35]. Daher kann die Osteoporose des alten Menschen teilweise als Folge von Lebensstilfaktoren im Kindes- und Jugendalter, die u. a. zu einer Mangelversorgung mit Vitamin D führen, betrachtet werden [...].

Ein positiver Zusammenhang zwischen dem 25-OH-Vitamin-D-Serumspiegel und der Veränderung der Knochendichte konnte in mehreren Studien an pubertierenden Jugendlichen beobachtet werden [...]. Die Autoren folgern, dass eine niedrige Vitamin-D-Konzentration im Serum (25-OHD) den Zuwachs an Knochenmasse limitieren kann.«[434]

Im Klartext: Je mehr Kinder und Jugendliche heute an einem Mangel oder einer Unterversorgung an Vitamin D leiden, desto höher ist bei diesen Generationen das Risiko, im Erwachsenenalter eine Osteoporose zu entwickeln, die dann vermutlich auch früher als üblich eintritt. Deshalb wird in der obengenannten Stellungnahme weiter dafür plädiert, Kinder zumindest eine Zeit lang ohne Sonnenschutzcreme der Sonne auszusetzen, für viel Bewegung zu sorgen oder, falls all dies nicht möglich ist, ihnen zumindest Vitamin-D-Präparate zu geben: *»Eine Sonnenexpositionsdauer in den Monaten April bis September von 5–30 min 2-mal pro Woche zwischen 10 und 15 Uhr mit unbedecktem Kopf, freien Armen und Beinen ist zur adäquaten Vitamin-D-Produktion im Kindes- und Jugendalter (Hauttyp 2 und 3) ausreichend [...] und wird unter der Prämisse der Vermeidung von Sonnenbrand als effektivste Form der Verbesserung des Vitamin-D-Status empfohlen. Die Kinder- und Jugendärzte sollten die Eltern darauf hinweisen, wie bedeutsam die tägliche intensive Bewegung (mindestens 1h) ihrer Kinder im Freien ist. Über die Sonnenlichtexposition wird die Vitamin-D-Versorgung* *verbessert und über die Bewegung der Aufbau der Knochenmasse zusätzlich gesteigert. Diese Effekte führen zum Aufbau einer maximalen Knochenmasse (»peak-bone-mass«) und damit zu einer Prävention der Osteoporose im späteren Alter. Da Lebensumfeld und Freizeitgestaltung im Kinderalltag kaum noch diesen optimalen, täglichen und ausgiebigen Aufenthalt im Freien zulassen, erscheint angesichts der allgemein unzureichenden Vitamin-D-Versorgung eine Supplementierung ratsam.«*[435]

Eltern, die ohnehin einer ständigen Informationsflut ausgesetzt sind, was Gesundheit im Allgemeinen und die von Kindern im Besonderen betrifft, zeigen sich zunehmend verunsichert: Bei zu viel Sonne droht Hautkrebs, bei zu wenig ein Vitamin-D-Mangel. Und man stellt sich die bange Frage: Kann oder soll ich mein Kind denn nun ohne Sonnenschutzcreme in die Sonne lassen – ja oder nein? Und wenn ja – wie lange?

Nun, wie immer gilt auch hier, Vernunft walten zu lassen und die Verfasser der oben genannten Studie nennen ja bereits ein paar Anhaltspunkte für Mittteleuropa. Außerdem kommt es u. a. darauf an, in welcher Jahreszeit und in welchen Breitengraden man sich befindet.[436] Falls man seinen Sommerurlaub in den südlichsten Gefilden Europas oder in Nordafrika (Tunesien, Marokko …) verbringen möchte, wäre es wohl ratsam, Säuglinge und Kleinkinder zumindest in der heißesten Tageszeit, das heißt zwischen 12 und 15 Uhr, mit einer Sonnenschutzcreme zu schützen. Etwa eine Stunde davor oder danach sollte die Haut aber direkt – also frei von Cremes und Ölen – dem Sonnenlicht ausgesetzt werden, um die Produktion von Vitamin D im Körper anzukurbeln.

Zuweilen könnte man denken, uns sei der gesunde Menschenverstand abhandengekommen – einerseits tun und kaufen wir alles, um unsere Kinder vor der »bösen« Sonne zu schützen, und liefern sie dadurch ohne es zu ahnen einer folgenschweren Vitamin-D-Unterversorgung aus; andererseits lassen wir zu, dass sich heranwachsende Jugendliche mithilfe von Schablonen Sonnen-Tattoos in die Haut brennen. Ein »Beauty«-Trend zwischen Unbedarftheit und Leichtsinn.[437]

NEUERE STUDIENERGEBNISSE ZU VITAMIN D

Vitamin D fungiert im Körper wie eine Art Masterschlüssel; all seine Funktionen im Detail zu beschreiben würde den Rahmen dieses Kapitels jedoch sprengen. Trotzdem seien hier einige Fakten erwähnt, bevor wir uns zum Schluss kurz der Grenzwert-Problematik widmen.

Eine 172 Länder umfassende Studie kam 2016 zu dem Schluss, dass Vitamin-D-Mangel u. a. das Risiko für Bauchspeicheldrüsenkrebs erhöht.[438] Laut einer weiteren Studie (2016) steht dieser Mangel im Verdacht, diese Erkrankung – ebenso wie Diabetes Typ 1 und Typ 2 – sogar zu verursachen.[439]

Eine andere Studie hat 2015 ergeben, dass Vitamin D das Entstehen einiger dieser Erkrankungen (insbesondere Diabetes Typ 1) verhindern kann.[440] Diese steht in Zusammenhang mit einer umfangreichen Langzeit-Untersuchung, die 2001 in dem angesehenen Fachblatt *Lancet* veröffentlicht wurde: Danach hatten 1966 geborene Kinder, denen im 1. Lebensjahr hochdosierte Vitamin-D-Gaben verabreicht wurden, ein um bis zu 80 % geringeres Risiko, im Alter von 25 an einem Diabetes Typ 1 zu erkranken.[441]

Da es sich bei Diabetes Typ 1 um eine Autoimmunerkrankung handelt, wird hierbei erneut deutlich, dass Vitamin D zu Recht als »Immunmodulator« bezeichnet wird, spielt es doch nicht nur beim Knochenaufbau und bei der Kalziumaufnahme, sondern insbesondere auch in unserem Immunsystem eine wichtige Rolle:

»Es ist nun klar, dass Vitamin D auf die Zellen des Immunsystems eine endokrine Wirkung ausübt, indem es entzündungshemmende und immunregulatorische Effekte erzeugt.«[442]

Niedrige Vitamin-D-Blutwerte finden sich bei vielen Autoimmunerkrankungen, von der rheumatoiden Arthritis bis hin zu Schilddrüsenproblemen. Man vermutet (2014), dass auch Allergien und Asthma mit einer Vitamin-D-Unterversorgung zusammenhängen.[443]

VITAMIN D – UMSTRITTENE GRENZWERTBEREICHE

Um grassierende Erkrankungen wie Allergien, Autoimmunentgleisungen und Osteoporose besser in den Griff zu bekommen – oder sie gar nicht erst entstehen zu lassen – wäre es eventuell angeraten, die Referenzbereiche für Vitamin D zu ändern.

Wissenschaftler der Mayo-Klinik (USA) halten es für problematisch, einen Vitamin-D-Mangel oder eine -Unterversorgung anhand eines einzigen festen Grenzwerts zu bestimmen, da es im Hinblick auf Vitamin D eine große individuelle Variabilität gibt. *»Vitamin-D-Mangel oder -Unterversorgung aufgrund der Blutwerte von 25(OH)D präzise zu definieren ist noch immer Gegenstand vieler Debatten.«*[444]

Der in vielen Ländern geltende untere Grenzwert für Vitamin D von 30 ng/ml wird von den Autoren der Mayo-Klinik kritisch bewertet, da die dafür verwendeten Kriterien nicht besonders aussagekräftig seien.

Mit dieser Ansicht stehen sie nicht allein: Eine spanische Studie empfahl vor einigen Jahren 40 ng/ml als einen optimalen Vitamin-D-Grenzwert und wies darauf hin, dass man bei Werten zwischen 20 ng/ml und 40ng/ml eigentlich von einer Hypovitaminose sprechen sollte (das heißt einer Vitamin-D-Unterversorgung).[445] Viele Beobachtungsstudien kommen zu dem Schluss, dass das Risiko einer Krebs- oder Autoimmunkrankheit sinkt, wenn die Blutwerte von Vitamin D zwischen 30 ng/ml und 60 ng/ml liegen.[446] In weiteren Studien wird betont, dass eine optimale Knochendichte erst ab 40 ng/ml erreicht wird[447] – und dass bei diesem Wert auch ein 50 % niedrigeres Risiko besteht, einen Diabetes Typ 2 zu entwickeln (2016).[448]

Man muss also davon ausgehen, dass der aktuell gültige untere Grenzwert für Vitamin D ziemlich niedrig angesetzt wurde; deshalb sollte man zumindest Blutwerte zwischen 40 und 60 ng/ml anstreben, um den Körper optimal mit diesem Vitamin zu versorgen. Erreichen kann man das entweder durch Vitamin-D-Präparate oder auf althergebrachte Weise, indem man sich möglichst häufig im Freien aufhält und die Bildung von Vitamin D einfach der Sonne überlässt. Die Aufnahme von Vitamin D durch Lebensmittel ist leider gering (und nicht jeder mag Lebertran, Hering, Lachs und Rinderleber in größeren Mengen).

KURZER EXKURS IN DIE EVOLUTION

Einzellige pflanzliche wie tierische Lebewesen, die in den Meeren und Ozeanen leben, produzieren Vitamin D schon seit mehr als 500 Millionen Jahren. Welche Rolle dieses Vitamin in den Urlebewesen spielt, die mit dem Plankton umherschwimmen, ist bis heute noch nicht völlig geklärt – aber man geht davon aus, dass es deren Erbsubstanz vor den schädlichen Sonnenstrahlen schützt.[449]

Auch Pilze bilden in ihrer obersten Hautschicht Vitamin D. Sie produzieren zwar Vitamin D_2 und nicht D_3 wie die Wirbeltiere (Menschen inbegriffen), aber der Mechanismus ist fast der gleiche: Bei uns wie bei den Pilzen wandelt das Sonnenlicht in der Oberhaut ein Cholesterinmolekül in die verschiedenen Vorstufen von Vitamin D um.

Selbst die variierenden Hautfarben der Menschen könnten mit Vitamin D zusammenhängen. Einige Wissenschaftler vermuten, dass die Haut der Menschen, die sich in nördlichen Breitengraden ansiedelten, allmählich immer heller wurde, damit das Sonnenlicht besser in die Haut eindringen konnte, um die körpereigene Herstellung von Vitamin D zu unterstützen. Dies war lebensnotwendig, denn ein Mangel an Vitamin D hätte sich u. a. negativ auf die Reproduktionschancen auswirken können. Die Entwicklung einer helleren Haut wäre dann also eine Anpassungsstrategie der Evolution.[450]

Damit wird auch vom evolutionären Standpunkt aus deutlich, wie wichtig dieses Vitamin ist, um uns alle mögliche Unbill zu ersparen – von spröden Knochen über Asthmaanfälle, Autoimmunerkrankungen und erhöhter Infektionsanfälligkeit bis zu Zahnschmelzabbau und Krebs.

KAPITEL 11

GLUKOSE – DER HONIGSÜSSE DIABETES

Diabetes mellitus (der »honigsüße Durchfluss«, wie die alten Griechen den zuckrigen Urin nannten) ist die Volkskrankheit der Wohlstandsgesellschaften. Im Jahre 2011 starben weltweit 281 000 Männer und 317 000 Frauen an den Folgen des Diabetes Typ 2 (hauptsächlich aufgrund von Herz-Kreislauf-Erkrankungen). Im gleichen Jahr stiegen die Kosten für die Behandlung dieser Krankheit in Europa auf 75 Milliarden Euro.[451]

Diabetes Typ 2 ist die krankhafte physiologische Konsequenz moderner Gesellschaften, in denen Jahr für Jahr tonnenweise Zucker verschlungen wird, u. a. enthalten in Fertigprodukten und Getränken.

Diese Form des Diabetes entsteht aufgrund einer ungesunden Vorliebe für Kohlenhydrate sowie einer »Bildschirm-Kultur«, die selbst bei Jugendlichen den natürlichen menschlichen Drang zu körperlicher Aktivität zu ersetzen scheint. 7 Millionen Diabetiker und schätzungsweise 15 Millionen Bundesbürger, die sich – ohne es zu merken – bereits in den Vorstufen der Zuckerkrankheit befinden, sind die traurige Bilanz eines Gesellschaftsmodells, das sich inzwischen auch im fernen China in einem heraufziehenden Diabetes-Tsunami niederschlägt.[452]

Umso wichtiger sind in diesem Fall korrekte und aussagekräftige Blutbefunde. Leider stellen sich auch auf diesem Gebiet die geltenden Referenzbereiche als auch die zu untersuchenden Blutparameter höchst problematisch dar. Diabetes und seine Vorstufen (Prädiabetes) werden allzu oft **jahrelang nicht erkannt** – vielleicht auch deswegen, weil in den Allgemeinarztpraxen, die ja die erste Anlaufstelle sind, bestimmte wichtige Untersuchungen zur Früherkennung des Diabetes Typ 2 wie der OGTT (Zuckerbelastungstest) nicht durchgeführt werden. In ihrer Leitlinie zur Versorgung von Diabetes Typ 2 schreibt die *Gesellschaft für Allgemeinmedizin und Familienmedizin (DEGAM)*: »*Oraler Glukosetoleranz-Test (OGTT) spielt keine Rolle in der Hausarztpraxis*« – und dies, obwohl unter dem gleichen Punkt darauf verwiesen wird, dass die DDG/DGIM *(Deutsche Diabetes Gesellschaft/Deutsche Gesellschaft für Innere Medizin)* diesen Test als Goldstandard ansehen.[453]

Dass der Diabetes Typ 2 jahrelang unerkannt bleibt (mehr darüber später), ist eine ebenso erstaunliche wie besorgniserregende Tatsache, wenn man bedenkt, dass eine zügige Diagnose von größter gesundheitlicher Bedeutung ist. Dies umso mehr, seit vermutet wird, dass Diabetes Typ 2 keine irreversible Erkrankung ist und der Patient diese Krankheit, wie wir später sehen werden, mit etwas Eigeninitiative durchaus besiegen kann.

WIE VIEL ZUCKER ESSEN WIR?

Jeder Deutsche verzehrt jährlich durchschnittlich **36 kg Zucker** – das entspricht ca. 100 Gramm pro Tag – und damit das Vierfache der von der Weltgesundheitsorganisation (WHO) 2015 empfohlenen Menge.[454] Man sollte nämlich nicht mehr als 25 Gramm oder 6 gestrichene Teelöffel Zucker am Tag zu sich nehmen … eigentlich noch viel weniger, wenn man all den Zucker mitrechnet, den man mal so nebenbei mit Fertignahrung und gewissen Getränken aufnimmt. Die WHO, wie im *Spiegel* zitiert, warnt vor diesen versteckten Zuckern: »*Ein Großteil der Menge, den man Tag für Tag aufnehme, befinde sich in verarbeiteten Lebensmitteln, die gar nicht als süß angesehen würden. Als Beispiel nennt sie Ketchup: In einem Esslöffel der Tomatensoße steckt etwa ein Teelöffel Zucker – ein Sechstel der empfohlenen Tagesration. Noch kritischer sind Limonaden. Allein* ***ein*** *Glas Cola (250 Milliliter) enthält mit 27 Gramm mehr Zucker, als man am Tag konsumieren sollte.*«[455]

Hätten Sie gedacht, dass allein in 0,3 Liter eines »gesunden« Apfelsaftes 33 g Zucker stecken? Anderthalb Gläser einfach mal auf die Schnelle getrunken – und schon ist man über die empfohlene Tagesmenge hinaus. Laut einer von der AOK in Auftrag gegebenen Studie sind sich zwei Drittel der Bundesbürger nicht darüber im Klaren, wie viel Zucker sie täglich zu sich nehmen – obwohl vielen bewusst ist, wie gesundheitsschädlich Zucker sein kann.[456]

DIABETES TYP 2 AUF DEM VORMARSCH

Eigentlich brauchen wir uns also nicht darüber zu wundern, so Michael Hummel, Vizevorsitzender der Forschergruppe Diabetes am Helmholtz-Zentrum in München, dass in diesem Land ca. 7 Millionen Menschen an Diabetes Typ 2 erkrankt sind und bereits immer mehr junge Erwachsene zwischen 25 und 35 Jahren mit dieser Krankheit zu kämpfen haben.[457]

Auch Kinder erkranken vermehrt an Diabetes Typ 2, insbesondere in den USA, aber auch in Europa.[458] »*Viele Minderjährige sitzen heute ständig vor Fernseh- oder Computer-Bildschirmen. Sie gehen nicht mehr in Sportvereine und ›mästen‹ sich mit zuckerhaltigen Getränken und hochkalorischen Speisen*«,[459] klagt der Diabetes-Papst Professor Helmut Mehnert.

Eine beängstigende Entwicklung, die dazu führt, dass in den Arztpraxen immer mehr zuckerkranke Kinder und Jugendliche behandelt werden, wie man der 400 Seiten langen deutschen *Leitlinie über Diagnostik, Therapie und Verlaufskontrolle des Diabetes Mellitus im Kindes- und Jugendalter* entnehmen kann.[460] Beunruhigend hierbei ist, wie in den USA festgestellt wurde, dass dem Diabetes Typ 2 bei Kindern mit Tabletten (Antidiabetika) nicht besonders gut beizukommen ist.[461]

Schuld an der epidemischen Ausbreitung dieser Krankheit ist nicht nur der leichtfertige Umgang der Menschen mit Süßem. Schuld sind vor allem auch die Lebensmittelproduzenten, die ihren Produkten hohe Mengen an Zucker, Fruchtkonzentraten, Glukose-Fruktose-Sirup oder Honig zufügen, um sie leichter an den Mann (die Frau/das Kind) zu bringen. Das betrifft auch Nahrungsmittel, in denen man Zucker am wenigsten vermutet, wie z. B. Wurstwaren, Nudelfertiggerichte oder geräucherten Lachs.

Es müsste doch in Europa eigentlich ein Leichtes sein, beispielsweise per Gesetz zu verbieten, dass 100 g Schoko-Milch-Riegel für Kinder 39,7 g Zucker enthalten oder dass in einigen angeblich »gesunden« Kinder-Milchdrinks (Portionsmenge 200 ml, also gerade mal ein Glas) bis zu 30 g Zucker (etwa 10 Stück Würfelzucker) stecken, das sind dreimal so viel wie in der gleichen Menge Cola.[462] Selbst Babynahrung enthält zu viel Zucker, wie die Verbraucherorganisation *Foodwatch* schon 2014 bekannt gab.[462a]

Die Politik ist seit Langem gefordert, der Lebensmittelindustrie auch diesbezüglich Grenzen zu setzen, denn die zahlreichen chemischen und billigen Zusatzstoffe, Geschmacksverstärker, der Anteil an Salz, aber insbesondere der hinzugefügte Zucker (u. a. der berüchtigte Maissirup oder die vielen Fruchtkonzentrate, die gesunde Süße vorgaukeln) können unsere Gesundheit langsam, aber stetig von innen erodieren. Sie fördern Entzündungen im Körper, eine Zunahme der Triglyzeride, Fettleibigkeit und – Diabetes.

Wie allgemein bekannt ist, spielen bei der Entwicklung des Diabetes Typ 2 auch Fette und Kohlenhydrate eine große Rolle, ebenso wie mangelhafte körperliche Bewegung. **Die gute Nachricht aber lautet: Diese Krankheit ist nicht irreversibel.**

DIABETES UND SEINE FOLGEN

Der Mehrheitstheorie zufolge ist die Zuckerkrankheit eine schleichende chronische »Vergiftung« unseres Körpers; dabei greift das Zuviel an Zucker wie eine toxische Substanz alle Zellen langsam, aber sicher an und verändert sie.

Das von der Bauchspeicheldrüse (Pankreas) produzierte und ausgeschüttete Hormon Insulin reguliert die Aufnahme von Glukose in den Körperzellen. Entwickelt sich eine Resistenz gegen Insulin, dann wird dieses Hormon vom Körper nicht mehr richtig eingesetzt und Zucker nicht mehr richtig verwertet und abgebaut. Man spricht in diesem Fall von einer Insulinresistenz.

Um die erhöhte Blutzuckermenge in den Griff zu bekommen, produziert die Bauchspeicheldrüse immer mehr Insulin – eine Mehrarbeit, die zulasten ihrer Zellen geht, die irgendwann ihren Dienst aufgeben. Sterben die Zellen nach einiger Zeit ab, kann die Bauchspeicheldrüse naturgemäß nicht mehr genügend Insulin produzieren. Mit den gleichen Folgen wie oben genannt – mangelhafter Zuckerabbau und somit immer mehr Zucker im Blut.

Warum all dies geschieht, darüber wird in Fachkreisen seit Jahren heftig debattiert. Einige Experten sind der Ansicht, die am Anfang der Erkrankung erhöhte Insulinproduktion würde dazu führen, dass sich die Bauchspeicheldrüse letztlich entzündet; andere vertreten die Auffassung, dass die »Verfettung« der Leber und/oder der Bauchspeicheldrüse schuld an der Entstehung von Diabetes Typ 2 ist, und wieder andere stellen ganz neue Hypothesen auf (darunter der Mitentdecker der DNA-Doppelhelix und Nobelpreisträger James Watson), auf die ich später noch näher eingehen werde.

Die Folgen dieser sich wie in Zeitlupe ausbreitenden »Zuckervergiftung«, die große wie kleine Blutgefäße angreift, sind u. a. Herzinfarkt, Schlaganfall, Niereninsuffizienz, Blindheit, Diabetesfuß (50 000 Amputationen pro Jahr allein in Deutschland!)[463], Herz-Kreislauf-Erkrankungen, Nervenschädigungen, Hörverlust, Muskel- und Gelenkprobleme sowie Osteoporose.[464]

Wie kann es sein, dass die Schädigung der kleinen Blutgefäße (Kapillaren) wie auch der großen Blutgefäße (z. B. Herzkranzgefäße) zu solch unterschiedlichen und gravierenden Krankheiten führen kann? Nun, die Kapillaren spalten sich überall in winzigste Verästelungen auf, um auch den entlegensten Winkel des Körpers mit Sauerstoff zu versorgen. In unserem Körper erreichen diese zarten Winzlinge eine Gesamtlänge von rund 100 000 Kilometer. Die großen Gefäße sind gewissermaßen die Highways der Blutversorgung.

Es liegt auf der Hand, dass die Gewebe und Organe ihre Funktion schleichend und stetig aufgeben, wenn dieses ungeheure Geflecht aus kleinen und großen Blutgefäßen durch zu viel klebrigen Zucker beschädigt wird.

WELCHE BLUTUNTERSUCHUNGEN WERDEN BEI DIABETES DURCHGEFÜHRT?

Da sich dieses Buch hauptsächlich mit den Blutbefunden und ihrer vermeintlichen Aussagekraft befasst, wenden wir uns nun den Stoffen zu, die von den Ärzten herangezogen werden, um festzustellen, ob ein Patient an Diabetes Typ 2 erkrankt ist oder nicht. Zwei davon werden tagtäglich in den Praxen und in den Krankenhäusern überprüft: Nüchternglukose und HbA1c. Es können auch andere Untersuchungen durchgeführt werden, z. B. der orale Glukosetoleranz-Test (OGTT) oder der postprandiale Glukosetest (PPG-Test).

Mit dem **Nüchternglukose-Test** wird der aktuelle Blutzuckerwert ermittelt. Er liefert somit eine Momentaufnahme, während der **HbA1c-Test** die Bestimmung eines Mittelwerts erlaubt und üblicherweise den Blutzuckerzustand der letzten drei Monate widerspiegelt. Man bezeichnet den HbA1c-Parameter daher auch als das Blutzuckergedächtnis.

Während die Nüchternglukose die Menge an Zucker **im Blut** misst, besagt der HbA1c-Wert, wie viel Zucker sich an das Hämoglobin, also an unseren roten Blutfarbstoff heftet. Diese Unterscheidung ist wichtig, um die Laborprobleme in Bezug auf HbA1c später verstehen zu können.

Dann gibt es noch den **oralen Glukosetoleranz-Test (OGTT)**, einen Zuckerbelastungstest zum Nachweis eines gestörten Glukosestoffwechsels (Glukosetoleranzstörung), sowie den **postprandialen Glukosetest (PPG-Test)**. Dieser wird zwei Stunden nach einer kohlenhydratreichen Mahlzeit (lat. prandium = Mahlzeit) durchgeführt. Mit diesen beiden Blutzuckeruntersuchungen lässt sich erkennen, wie gut unsere Bauchspeicheldrüse (Pankreas) noch funktioniert. Wie bei der Nüchternglukose handelt es sich auch bei diesen beiden Tests lediglich um Momentaufnahmen. (Weitere Informationen unter *»Anfälligkeiten der einzelnen Blutzuckertests«*.)

Die Experten vertreten unterschiedliche Meinungen, was die Aussagekraft und Zuverlässigkeit der verschiedenen Bestimmungstests angeht, denn es bestehen berechtigte Zweifel an der Korrektheit der Blutbefunde in Bezug auf die Blutzuckeruntersuchungen sowie auf die HbA1c-Messung (siehe unten).

Die Folgen solcher Fachdispute tragen leider die Patienten, die eine verspätete Diagnose erhalten oder einer zu laschen Therapie unterzogen werden.

Das größte Problem stellen jedoch die Referenzbereiche dar, da die Grenzwerte zur Diagnostizierung eines Diabetes Typ 2 immer noch viel zu hoch angesetzt sind. Dies sorgt innerhalb der Fachkreise für großes Unbehagen, wie sogar aus der Leitlinie 2013 der Europäischen Gesellschaft für Kardiologie zu Diabetes, Prädiabetes und kardiovaskulären Erkrankungen hervorgeht.[465]

FALSCH ANGESETZTE REFERENZBEREICHE

Die Bestimmungswerte für die Nüchternglukose sind so angesetzt, dass jemand, der den Grenzwert von 126 mg/dl (7 mmol/l) erreicht oder überschreitet, eindeutig als Diabetes-Patient und somit als krank gilt. Das bedeutet, der Arzt kann bei diesen Werten die Diagnose Diabetes erstellen (um ganz sicherzugehen, sollte man eigentlich noch weitere Parameter in Betracht ziehen). An Diabetes erkrankt ist man auch dann, wenn bei den anderen Tests folgende Werte festgestellt werden:

> Orale Glukosetoleranz (Messung zwei Stunden nach Zuckerbelastung):
  Ab 200 mg/dl (11,1 mmol/mol)
> Postprandiale Glukose (Messung zwei Stunden nach einer Mahlzeit):
  Ab 200 mg/del (11,1 mmol/mol)
> HbA1c (Messung jederzeit; gibt Auskunft über den Blutzuckerwert der letzten 12 Wochen):
  Ab 6,5 % (48 mmol/mol)

Die folgende Tabelle zeigt auf einen Blick die aktuell gültigen Werte für die Normalbereiche (= Patient gesund), für abnorme Nüchternglukose und für eine gestörte Glukosetoleranz (also für Risikopatienten, bei denen schon die Vorstufe des Diabetes Typ 2 vorliegt) sowie, der Vollständigkeit halber, nochmals für den manifesten Diabetes.

Nüchternglukose

Normalwert	**< 100 mg/dl (< 5,6 mmol/l)**
Verdacht auf Diabetes (Abnorme Nüchternglukose)	100–125 mg/dl (5,6–6,9 mmol/l)
Diabetes	ab 126 mg/dl (ab 7,0 mmol/l)

OGTT oder **PPG-Test** nach zwei Stunden

Normalwert	**< 140 mg/dl (< 7,7 mmol/l)**
Gestörte Glukosetoleranz	140–199 mg/dl (7,7–11 mmol/l)
Diabetes	ab 200 mg/dl (ab 11,1 mmol/l)

HbA1c

Kein Diabetes	unter 39 mmol/mol (unter 5,7 %)
Verdacht auf Diabetes	39–47 mmol/mol (5,7–6,4 %)
Diabetes	ab 48 mmol/mol (ab 6,5 %)

Zur Festlegung des Grenzwerts für die Nüchternglukose zur Diagnose eines Diabetes Typ 2 mussten sich die Fachgesellschaften an irgendein Kriterium halten. Um Gesunde von Diabetikern zu unterscheiden, wurde beschlossen, aus den Blutzuckerwerten von Patienten, **bei denen bereits eine moderate krankhafte Veränderung der Netzhaut (Retina) vorlag**, den Mittelwert zu bilden und diesen als »Cut-off« zu verwenden. Dieser Schwellenwert diente also fortan zur Diagnose der Zuckerkrankheit.[466]

Nun sollte man wissen, dass die diabetische »nicht proliferative« Retinopathie, die in ihrem weiteren Verlauf zur Erblindung führen kann, durch eine zunehmende Schädigung der kleinen Blutgefäße (Mikroangiopathie) verursacht wird – wobei der Patient die Blutungen und Gefäßveränderungen anfangs kaum wahrnimmt.

Damit liegt eigentlich auf der Hand, dass der Blutzuckerwert, ab dem die Diagnose »Diabetes Typ 2« gestellt wird, zu hoch angesetzt ist: Bei seiner Festlegung orientierte man sich, wie oben ausgeführt, an dem Blutzuckerwert von Menschen, **die bereits eine moderate krankhafte Veränderung ihrer Netzhaut aufwiesen.** Solche Veränderungen im Körper ereignen sich aber nicht von heute auf morgen und auch nicht nur in den Augen. Angesichts dieses Grenzwerts muss man also wohl davon ausgehen, dass viele Patienten die Diagnose Diabetes erst ziemlich spät erhalten.

Diese Vermutung ist nicht aus der Luft gegriffen, denn inzwischen ist bekannt, dass es mit der Früherkennung von Diabetes auf gravierende Art und Weise hapert[467] und dass diese Krankheit **erst Jahre (!) nach** ihrem Ausbruch erkannt wird. Professor Helmut Mehnert, die deutsche Diabetes-Koryphäe, bemängelt die späte Diagnostizierung dieser Krankheit wie folgt: »***Zwischen Manifestation und Diagnose von Typ-2-Diabetes*** *liegen immer noch im Schnitt* ***acht bis zehn Jahre.*** *Schon bei der Diagnose bestehen daher oft schon Mikro- oder vor allem auch Makroangiopathien.*«[468]

Vielleicht ist das der Grund, warum die Experten vor einigen Jahren zwei Vorstufen des Diabetes eingeführt haben (»gestörte Nüchternglukose« und »gestörte Glukosetoleranz«), um einen Prädiabetes rechtzeitig erkennen und ihre Patienten darauf aufmerksam machen zu können. Von Prädiabetes zu sprechen ergibt aber eigentlich keinen Sinn, wenn man sich vor Augen führt, dass bereits auch diese Vorstufe das Risiko einer Herz-Kreislauf-Erkrankung erhöht und teilweise mit Antidiabetika behandelt wird – also mit den gleichen Medikamenten, wie sie bei einem manifesten Diabetes Typ 2 eingesetzt werden.[469]

Eines muss dabei besonders bedacht werden: Von Vorstufen zu sprechen verleitet Arzt wie Patient dazu, die Sachlage in ihrer Ernsthaftigkeit zu unterschätzen. Ich selbst kenne Ärzte, die bei Blutbefunden, die eindeutig einen Prädiabetes aufzeigen, ihren Patienten mitteilten, sie seien völlig gesund (insbesondere, wenn das Labor in seinen Blutbefunden Prädiabetes und Diabetes nicht voneinander trennt, das heißt, nicht die jeweiligen Referenzbereiche aufzeigt).

Warum also nicht die Dinge beim Namen nennen? Wäre es (für den Patienten) nicht besser, ganz einfach **alle Glukosewerte, die über 100 mg/dl oder 5,6 mmol/l liegen, als »krankhaften Zuckerstoffwechsel« und somit eindeutig als Diabetes Typ 2 einzustufen?** Eine ähnliche Ansicht vertreten auch Fachärzte, die meinen, dass die Diabeteserkrankung mit den aktuell gültigen Referenzbereichen unterdiagnostiziert ist. Auch aus der Leitlinie 2013 der Europäischen Gesellschaft für Kardiologie zu Diabetes, Prädiabetes und kardiovaskulären Erkrankungen geht hervor, dass die Referenzbereiche – insbesondere die unteren Grenzwerte – für die Diagnose des Diabetes Typ 2 nach unten angepasst werden sollten: *»Die aktuell gültige Definition von Diabetes mellitus basiert auf dem Glukosegehalt im Blut, der bei einer bereits eingetretenen Retinopathie gemessen wird.* ***Makrovaskuläre Komplikationen wie Herzkranzgefäßerkrankungen, Hirngefäßerkrankungen und periphere arterielle Verschlusskrankheiten (PAD) erscheinen aber bereits früher*** *und sind bei Anwendung der derzeit geltenden glykämischen Kriterien zum Zeitpunkt der Diagnose eines Diabetes Typ 2 oft schon* [längst] *vorhanden. Über 60 % der Menschen mit Diabetes Typ 2 entwickeln eine Herz-Kreislauf-Erkrankung, eine weitaus gravierendere und kostenintensivere Komplikation im Vergleich zur*

Retinopathie. Aus diesem Grund sollte das Risiko von Herz-Kreislauf-Erkrankungen bei der Definition von Hyperglykämie-Grenzwerten eine höhere Priorität erhalten und letztere im Hinblick auf dieses Risiko neu überprüft werden.«[470]

> Was hier gesagt wird, bedeutet im Grunde genommen Folgendes: Die festgesetzten Grenzwerte zur Diagnostizierung des Diabetes Typ 2 sind falsch, und es ist an der Zeit, die unteren Grenzwerte der Blutzuckertests (Nüchternglukose, OGTT, postprandialer Glukosetest, HbA1c) nach unten zu korrigieren, um diese Krankheit richtig und frühzeitig zu erfassen und gravierende Komplikationen, die bereits **vor** krankhaften Netzhautveränderungen auftreten, zu vermeiden.

Die Gefahr einer Übermedikation bestünde nicht, wenn die Ärzte bei dieser Früherkennung ihre Patienten dazu bewegen könnten, eine dringend notwendige Lebensumstellung vorzunehmen – und wenn die gesetzlichen Krankenkassen, wie teilweise schon geschehen, die Kosten für sportliche Aktivitäten übernehmen würden.

NEU ANZUPEILENDE GRENZWERTE

Wo sollten die Grenzwerte liegen, um einen Diabetes Typ 2 rechtzeitig zu diagnostizieren? Die oben erwähnte Europäische Leitlinie gibt diesbezüglich keinen Hinweis. Aufgrund einiger unmissverständlich in diese Richtung deutender Studien sind Wissenschaftler der Ansicht, dass der untere Grenzwert hier nicht bei dem heute gültigen Nüchternglukosewert von 126 mg/dl, sondern schon bei 85 mg/dl anzusetzen sei.

2005 wurden die über viele Jahre gesammelten Daten einer großen Anzahl junger Männer evaluiert, die zwischen 26 und 45 Jahre alt waren und in der israelischen Armee dienten. Dabei kamen die Forscher zu folgendem Ergebnis: Bei Nüchternglukosewerten, die noch im Normbereich, aber höher als 86 mg/dl lagen, stieg das Risiko für Diabetes und Herz-Kreislauf-Erkrankungen progressiv. Das heißt, je höher die Blutzuckerwerte, desto rascher oder gravierender waren die kardiovaskulären Folgen.[471]

Aus einer drei Jahre später durchgeführten US-Studie erfahren wir, dass Menschen mit einer Nüchternglukose zwischen 95 und 99 mg/dl (also ebenfalls noch voll im derzeit gültigen Normbereich) ein mehr als **doppelt so hohes Risiko** haben, an Diabetes Typ 2 zu erkranken, als Menschen, deren Nüchternglukose sich unter 85 mg/dl bewegte.[472]

Zur Erinnerung: Man gilt als Diabetiker erst ab 126 mg/dl oder 7 mmol/l Nüchternglukose und ab 6,5 % oder 48 mmol/mol HbA1c – also zu einem Zeitpunkt, da der Diabetes die zarten verästelten Blutgefäße irgendwo im Körper längst geschädigt und auch die großen Blutgefäße angegriffen hat und – wo auch immer (Augen, Füße, Herz, Nieren, Gehirn) – bereits die Sauerstoff- und Blutversorgung erschwert.

Die Grenzwerte für Blutzucker (der entweder anhand der Nüchternglukose, OGTT oder PPG-Test ermittelt wird) und für HbA1c, anhand derer die Diagnose Diabetes gestellt wird, gehören also unbedingt herabgesenkt.

Es mag drastisch erscheinen, aber der Grenzwert für die Diabetes-Diagnose sollte bei der Nüchternglukose zumindest auf 100 mg/dl herabgesetzt werden, wenn nicht noch niedriger – und die anderen Untersuchungsparameter dementsprechend. Studien des Deutschen Diabetes Zentrum in Düsseldorf hatten bereits 2010 aufgezeigt, dass auch HbA1c niedriger gesetzt werden müsste: *»Der optimale HbA1c-Trennwert für die Identifizierung eines Typ-2-Diabetes lag in der untersuchten Population* ***bei 5,7 Prozent*** *und war damit deutlich niedriger als der von der Expertenkommission empfohlene Wert von 6,5 Prozent. Bei den Teilnehmern der älteren KORA-S4-Studie waren die Ergebnisse ähnlich.«*[473]

Auch bei den 2-Stunden-Glukoseuntersuchungen (OGTT und PPG-Test) sind die Referenzbereiche viel zu hoch angesetzt, um selbst die Vorstufen des Diabetes zu diagnostizieren. Wie in der »San Antonio Metabolismus-Studie« festgestellt, sterben die (Insulin produzierenden) Beta-Zellen des Pankreas schon bei Blutzuckerwerten, die laut OGTT und PPG-Test völlig in der Norm liegen und bei denen man aufgrund dieser Tests angeblich völlig gesund wäre.[474]

All diese Informationen lassen erkennen, dass man eigentlich bei allen Werten über 100 mg/dl Nüchternglukose und ab einem HbA1c-Wert von 5,7 % die Diagnose Diabetes Typ 2 stellen müsste. Wo bei den 2-Stunden-Glukosetests der Schwellenwert anzusetzen wäre, um Gesunde von Prädiabetikern zu unterscheiden, lässt sich schwer sagen; jedenfalls müsste er viel niedriger sein als der aktuelle Wert von > 140 mg/dl bzw. > 7,8 mmol/l.

Natürlich folgt daraus, dass es dadurch mehr Zuckerkranke gäbe, aber es wäre trotzdem die beste Lösung, denn die Ärzteschaft könnte viel früher intervenieren und die Patienten vor der zu erwartenden Verschlechterung und den Folgen dieser Krankheit entsprechend warnen. Vor allem könnte man den Menschen in diesem Frühstadium eindringlich eine Änderung ihrer Essgewohnheiten und eine höhere körperliche Aktivität nahelegen und sie insgesamt vermutlich besser therapieren.

Angesichts der Tatsache, dass Diabetes Typ 2 heilbar ist, könnte man die Menschen von diesem Damoklesschwert schnell und zügig befreien, bevor gravierende Komplikationen eintreten – und das oft sogar gänzlich ohne Medikamente. Eine schon lange eingetretene Störung der Zuckerverwertung als Prädiabetes, also »nur« als eine Vorstufe zu bezeichnen lässt Ärzte und Patienten die Ernsthaftigkeit der Lage verkennen. Es wird dann kaum etwas getan … und der Diabetes nimmt seinen Lauf.

ANFÄLLIGKEITEN DER EINZELNEN BLUTZUCKERTESTS

Nüchternglukose-Test

Wie der Name schon sagt, muss der Patient für diesen Blutzuckertest nüchtern sein. Dass das Blut nach der Blutabnahme im Röhrchen nicht so bleibt, wie es der Vene entnommen wurde, sondern innerhalb weniger Minuten sich zu verändern beginnt und den Zucker weiter »verbraucht«, kann man sich irgendwie kaum vorstellen, aber es ist eine (folgenschwere) Tatsache: Bei Zimmertemperatur nimmt die Glukosekonzentration im Vollblut stetig ab, in der Regel um 5–7 % pro Stunde. Um das zu verhindern, müsste die Blutprobe gleich zentrifugiert und in Eiswasser kühl gehalten werden. Inwieweit dies in den Praxen eingehalten wird, ist fraglich.[475]

Um den Abbau der Zuckerkonzentration (Glykolyse) zu stoppen, wurden für die Blutzuckermessung seit vielen Jahren Röhrchen verwendet, die Natriumfluorid (NaF) enthalten.[476] Aufgrund einer US-amerikanischen Studie ist jedoch bereits seit 2009 bekannt, dass auch solche Röhrchen den Zuckerabbau nicht verhindern. Dieses Problem ließe sich aber durch Hinzufügung von Citrat lösen.[477] Drei Jahre später hatte sich diesbezüglich labortechnisch immer noch nichts getan – es war, wie so oft, nur die Wissenschaft, die sich dieses Problems annahm: »*Eine komplette Hemmung der Glykolyse durch Fluorid kann bis zu 4 Stunden in Anspruch nehmen, und in dieser Zeit kann die Menge an Zucker bei Raumtemperatur um bis zu 10 mg/dl (0,6 mmol/l) abfallen ... Gibt es eine bessere Fluoridzusammensetzung, um dieses Problem zu vermeiden?*«[478] Diese Frage stellten sich die australischen Wissenschaftler dieser Studie und beantworteten sie auch gleich, indem sie dieselbe Lösung vorschlugen wie ihre amerikanischen Kollegen: Man sollte den Natriumfluorid-Röhrchen **Citrat** zufügen, denn nur dadurch würde der Zuckerabbau vollständig gehemmt, was endlich korrekte Resultate erbringen würde.

Im Klartext: In den letzten Jahrzehnten standen bei Glukoseuntersuchungen auf den Blutbefunden ständig verfälschte (weil zu niedrige) Zuckerwerte. Dieser schwerwiegende »Laborfehler«, der alle Patienten in Europa betraf und teilweise noch betrifft[479], ist, wie gesagt, eigentlich schon seit 2009 bekannt, es wurde aber leider nicht gleich reagiert. Weder nahm man die dringend notwendigen Maßnahmen und Änderungen vor, noch wurden die Leitlinien angepasst (die *Nationale VersorgungsLeitlinie Therapie des Typ-2-Diabetes* war Mitte 2014 diesbezüglich immer noch nicht auf den neuesten Stand).

Da in den Labors und in den Praxen somit weiterhin ungeeignete Blutzuckerentnahmeröhrchen benutzt wurden, sah sich die *Deutsche Diabetes Gesellschaft (DDG)* im Sommer 2014 gezwungen, eine Mitteilung sowie eine Stellungnahme zu veröffentlichen, in denen unmissverständlich ein Verbot der Natriumfluorid-Röhrchen ausgesprochen wurde: Röhrchen, die **nur** Natriumfluorid enthielten und bis zum Sommer 2014 gang und gäbe waren, durften nun nicht mehr für die Blutzuckerbestimmung benutzt werden, da sie zu falschen Ergebnissen führten.[480]

Von besonderem Interesse ist diesbezüglich ein bislang öffentlich im Internet zugänglicher Brief, der 2015 aus dem Labor Professor H. Schenk und Dr. Th. Ansorge in Sachsen-Anhalt versandt wurde:

»Sehr geehrte Kolleginnen und Kollegen,

aus gegebenem Anlass möchten wir Sie hiermit über die Glukosemessung in den neuen Blutentnahmesystemen informieren.

Die Einführung der neuen Glukoseabnahmesysteme ... erfolgte aufgrund der dringenden Aufforderung der Deutschen Diabetes Gesellschaft (DDG) im Sommer 2014, nur geeignete Blutentnahmegefäße zu verwenden, die eine Verfälschung der Glukosekonzentration ausschließen. Die DDG hat sich eindeutig positioniert, dass bei Zeitverzögerung zwischen der Blutentnahme und der Messung im Labor neben Natrium-Fluorid (NaF) im Versandgefäß auch Citrat/Citratpuffer enthalten sein ***soll****, um die Glykolyse sofort zu hemmen ... Mit Zusatz nur von NaF ... kommt es zum Konzentrationsabfall von 4,5 % in den ersten 2 Stunden und um 7 % nach 24 Stunden. Dies führt zu falsch niedrigen Ergebnissen bei der Diabetes-Diagnostik.*

Fazit: Das von Ihnen beobachtete Phänomen von »höheren Glukosewerten nach der Einführung der »Neuen Blutentnahmeröhrchen« ist korrekt. Es werden dabei aber ***keine falsch hohen Werte*** *gemessen, sondern die tatsächlich im Blut Ihrer Patienten vorherrschenden Konzentrationen gefunden* ***(richtige Werte)****. Durch die nahezu vollständige Glykolysehemmung in den neuen Röhrchen (Abfall der Konzentration um nur ca. 1 % in den ersten 24 Stunden) ist eine Diagnosestellung deutlich früher möglich als bisher ...«*[481]

Dies besagt eindeutig, **dass bei den meisten bis Ende 2014 durchgeführten Blutzuckermessungen fälschlicherweise nied-**

rigere Glukosewerte gemessen und in den Blutbefunden angegeben wurden, als bei den Patienten tatsächlich vorhanden waren – und zwar aufgrund des fast ungehinderten Zuckerabbaus in den Blutentnahmeröhrchen. Bis Ende 2014 wurden somit viele Patienten, die sich in der Vorstufe eines Diabetes befanden, aufgrund verfälschter Blutbefunde als gesund diagnostiziert. Diabetiker, die vielleicht eine höhere Dosis an Medikamenten benötigt hätten, wurden somit nicht richtig therapiert. Und all dies nur, weil in den Blutentnahmeröhrchen der Zusatzstoff **Citrat** fehlte …

Fügt man diesen Fakten noch die Tatsache hinzu, dass der Grenzwert zur Feststellung eines Diabetes viel zu hoch angesetzt ist, beginnt man zu ahnen, wie viele Millionen Bundesbürger, aber auch Patienten anderer europäischer und westlicher Länder **eigentlich Diabetiker sind, aber keine korrekte Diagnose erhalten** bzw. erhalten haben.

Die Frage, die man sich nun stellen muss, lautet: In welchem Maße sind jedes Labor in Deutschland und jede Arztpraxis seit Mitte/Ende 2014 auf Natriumfluorid/**Citrat**-Röhrchen umgestiegen, das heißt, wird der Blutzucker zumindest labormäßig nun endlich flächendeckend korrekt gemessen. Laut der DDG-Experten lagen Mitte 2014 Hinweise vor, »*wonach diese (obsoleten) Systeme … weiterhin nahezu unverändert genutzt werden.*« Dies sei »*grob fahrlässig*«, und zwar nicht nur in Bezug auf den Schwangerschaftsdiabetes, sondern auch in Bezug auf alle anderen Formen der Zuckerkrankheit (Diabetes Typ 2 etc.).[482]

All das ist ziemlich schockierend, denn es bedeutet – und das muss man sich auf der Zunge zergehen lassen –, dass jahrzehntelang falsch niedrigere Blutzuckerwerte gemessen wurden und in Europa offenbar noch werden und deswegen bei zahllosen Patienten der Diabetes erst viel später erkannt wurde – als es bereits zu gravierenden Komplikationen gekommen war.

Wer kann einem hier Sicherheit geben? Soll man als Patient vielleicht den Arzt oder das Praxispersonal explizit fragen, ob die zur Blutzuckeruntersuchung verwendeten Natriumfluorid-Röhrchen auch Citrat enthalten?

Was die Blutzuckerbestimmungen anbelangt, war dieses Problem bislang sicherlich das gravierendste (so hofft man jedenfalls). Die gemessenen Parameter sind aber auch aufgrund anderer Faktoren sehr anfällig.

Weitere Faktoren, die die Nüchternglukose verfälschen können

Es ist bekannt, dass der Blutzucker Tagesschwankungen unterliegt und am Nachmittag rapide absinkt. Bekannt ist auch, dass unser Körper auf Stress häufig mit einem rapiden Anstieg der Blutzuckerkonzentration reagiert. Dazu reicht es oft schon aus, vor der Arztpraxis vergeblich nach einem Parkplatz gesucht zu haben oder entnervend lang im Wartezimmer sitzen zu müssen. Außerdem werden die Blutzuckerwerte nicht nur von der psychischen Befindlichkeit, sondern auch vom Verhalten des Patienten stark beeinflusst – ob er sich beispielsweise strikt an eine nüchterne 8- oder 12-Stunden-Phase gehalten und nur Wasser getrunken hat. Auch die Einhaltung einer Schlankheitsdiät oder ein üppiges Abendessen, begleitet von alkoholischen Getränken, vor einem morgendlichen Arzttermin können die Glukosewerte nach unten oder nach oben schnellen lassen. Ebenfalls können Krankheiten (z. B. Infekte) oder Medikamente (z. B. Kortison) die Resultate der Laboranalyse massiv verfälschen.[483]

Selbst natürliche hormonelle Schwankungen können »falsche« Ergebnisse bewirken. Vor dem Zyklus kann bei Frauen die Zuckerkonzentration völlig durcheinandergeraten. Bei den meisten führt das dann zu einer Erhöhung, bei 30 % aber auch zu einem Absinken der Blutzuckerwerte.[484]

Obwohl die American Diabetes Association (ADA) und die Weltgesundheitsorganisation (WHO) die Labors dazu anhalten, die Zuckerkonzentration im Blutplasma zu messen, wird dem nicht immer Folge geleistet und die Glukose sehr oft im Blutserum analysiert. Auch dies kann zu verfälschten Resultaten führen.[485] Desgleichen ist seit vielen Jahren bekannt, dass unterschiedliche Labors zu unterschiedlichen Ergebnissen kommen können. So kann sich bei einem Labor z. B. ein Zuckerwert von 141 mg/dl und bei einem anderen ein Wert von 162 mg/dl ergeben – eine Abweichung um immerhin fast 15 %.[486]

Oraler Glukosetoleranztest (OGTT)

Viele Leitlinien befürworten den OGTT als eines der besten Verfahren, um zu erkennen, ob ein Patient bereits an einer Vorstufe des Diabetes leidet. Dieser von der WHO stark empfohlene Test (weil aussagekräftig, insbesondere für eine Frühdiagnostik) ist jedoch recht anfällig. Erhält der Patient vom Arzt vorher keine ausreichenden Anweisungen, kann es auch hier zu verfälschten Resultaten kommen.

Der Glukosetoleranztest (300 ml Wasser, angereichert mit 75 g Zucker, werden innerhalb von 5 Minuten ausgetrunken) erfolgt nach strikten Regeln.

Der Patient muss mindestens 8–12 Stunden zuvor nüchtern sein. In dieser Zeit ist zum Trinken nur Wasser erlaubt.

Der Patient sollte in den drei Tagen vor dem Test mindestens 150 g Kohlenhydrate pro Tag zu sich genommen haben, andernfalls sind die Blutbefunde nicht aussagekräftig.[487]

Vor dem Test sollte eine normale venöse Blutabnahme durchgeführt werden, um den Nüchternglukosewert zu ermitteln (dies ist nicht immer der Fall; in einigen Praxen begnügt man sich damit, den Blutzucker mittels Anpiksen der Fingerkuppe + Teststreifen zu ermitteln).

Eine Stunde nach dem Trinken der zuckrigen Wasserlösung wird nochmals Blut abgenommen (entweder aus der Vene oder durch Anpiksen der Fingerkuppe). Die gleiche Prozedur wird zwei Stunden nach Beginn des Tests wiederholt.

Nun muss man wissen, dass die Ergebnisse, die man (sofort) mit einem Zuckermessgerät in der Praxis erhält, sehr oft 20–25 % höhere Werte zeigen als Blutbefunde, die durch eine Blutabnahme aus der Vene erlangt werden.[488]

Falsch erhöhte Ergebnisse treten auf, wenn es der Patient versäumt hat, drei Tage vor dem Test täglich ausreichend Kohlenhydrate zu sich zu nehmen, aber auch bei Einnahme bestimmter Arzneien (z. B. harntreibende Medikamente, Abführmittel oder ganz einfach die Pille). Eine weitere mögliche Ursache für verfälschte Testergebnisse wäre ein Zwölffingerdarmgeschwür.

Falsch erniedrigte Werte beruhen oft auf einer schlechten Zuckerresorption oder auf der Einnahme zuckersenkender Medikamente. Trotzdem bleibt bei Verdacht auf Diabetes der OGTT eines der besten Untersuchungsverfahren, um eine Diabetes-Vorstufe oder einen bereits beginnenden Diabetes zu diagnostizieren. Eine noch größere Sicherheit ergibt sich natürlich durch Hinzunahme weiterer Tests wie HbA1c.[489]

Postprandialer Glukosetest (PPG-Test)

Bei dieser Blutzuckeruntersuchung erfolgt zwei Stunden nach einer kohlenhydratreichen Mahlzeit eine Blutabnahme, um die Funktion der Bauchspeicheldrüse (Pankreas) zu überprüfen. Dieses Organ produziert Insulin und baut damit den Zucker im Körper ab. (Übrigens wandelt der Körper auch Kohlenhydrate in Form von Getreide und Stärke in Zucker um.)

Der PPG-Test ist vermutlich die wichtigste Untersuchung, um nicht nur den Diabetes Typ 2 als solchen, sondern auch das mit dieser Krankheit verbundene Herz-Kreislauf-Risiko zu ermitteln.

In einem Interview in der *ÄrzteZeitung* unterstrich Prof. Hellmut Mehnert bereits 2009 die hochgradige Bedeutung dieses Tests: *»Gerade die Bestimmung des postprandialen Blutzuckerwertes hat aber dadurch an Bedeutung gewonnen, dass die kardiovaskuläre Mortalität unter der hyperglykämischen postprandialen Stoffwechselentgleisung stärker ausgeprägt ist als bei erhöhtem Nüchternblutzuckerwert.«*[490]

Im Klartext: Die Blutzuckerentgleisungen, die zwei Stunden nach einer Mahlzeit gemessen werden, sind eher geeignet, das Risiko möglicher Herz-Kreislauf-Komplikationen und -Erkrankungen aufzuzeigen und einzuschätzen als der in der Früh gemessene Nüchternblutzucker. Die Referenzbereiche sind die gleichen wie für den OGTT-Test (siehe Tabelle oben).

In der Europäischen Leitlinie wird der postprandiale Glukosetest als der beste schlechthin eingestuft, um die kardiovaskulären Risiken einzuschätzen,[491] und die *Leitlinie zur postprandialen Glukoseeinstellung der Internationalen Diabetes-Föderation (IDF)* legt dar, dass dieser Test eine beginnende Zuckerkrankheit früher als der Nüchternglukosetest zu entdecken vermag[492] (ähnlich wie der OGTT).

Leider ist jedoch auch dieser Blutzuckertest nicht vor Interferenzen und falschen Ergebnissen gefeit. Bei den Interferenzen handelt es sich mehr oder minder um die gleichen, die auch die Bestimmung der Nüchternglukose beeinträchtigen können. Hinzu kommen noch weitere Faktoren: Sollte der Patient beispielsweise während der zwei Stunden nach der Kohlenhydratmahlzeit rauchen oder auch nur mal einfach kurz um den Block spazieren, können die Ergebnisse seiner postprandialen Blutzuckeruntersuchung fälschlich erhöht sein. Ebenso können Erkrankungen oder Medikamente die Resultate dieses Tests beeinträchtigen, so z. B. das Cushing-Syndrom (Überfunktion der Nebennieren) oder die Einnahme von Lithium.

Probleme beim HbA1c-Test

Das glykosylierte Hämoglobin, wie HbA1c in der Fachsprache genannt wird, ist ein sehr anfälliger Bestimmungsstoff.

HbA1c misst den an das Hämoglobin gebundenen Zucker. Sein Wert sagt aus, wie hoch der Blutzucker in den letzten drei Monaten vor der Untersuchung war. Der HbA1c-Wert liefert also keine Momentaufnahme wie die Nüchternglukose und hat somit den Vorteil, die »trickreichen« Verhaltensweisen diabetischer Patienten zu entlarven, die ein paar Tage vor der Blutabnahme eine strikte Diät einhalten oder Sport treiben, um bei der Blutabnahme zur Bestimmung der Nüchternglukose in ihrem Blutbefund »bessere« Ergebnisse zu erzielen.

HbA1c wird von Ärzten gerne als Standardparameter verwendet, da der Patient nicht nüchtern sein muss und der Arzt diesen Wert somit jederzeit messen kann (dies wird zumindest üblicherweise behauptet; da aber die Blutabnahmen in den Praxen und Krankenhäusern ohnehin zumeist nüchtern und in der Früh erfolgen, ist dieser Nutzen eigentlich hinfällig).

Die HbA1c-Werte folgen der gleichen Aufteilung, wie sie auch für die anderen Blutzuckertests gelten, womit sich folgendes Bild ergibt: **Normbereich** bis 5,7 % oder 39 mmol/mol; **Vorstufe des Diabetes** ab 5,7 % bis 6,4 % bzw. ab 39 bis 47 mmol/mol und **Diabetes** ab 6,5 % bzw. ab 48 mmol/mol.

Wie aussagekräftig ist HbA1c eigentlich?

So nützlich HbA1c, dieser Goldstandard-Parameter vieler Hausärzte und Internisten, auch ist, weil er Auskunft gibt über den Blutzucker der letzten drei Monate, so sehr sind die Ergebnisse mit Vorsicht zu betrachten, denn sie sind durchaus nicht immer korrekt. **Insbesondere bei Eisenmangel kann HbA1c falsch erhöhte Werte anzeigen.**[493]

Wie wir im Kapitel »*Eisen, Burn-out & Co.*« erfahren, wird in den USA wie auch in Europa ein Eisenmangel nur sehr selten erkannt, u. a. aufgrund der »falsch« angesetzten Normbereiche für Ferritin.[494] Aus diesem Grund besteht eine hohe Wahrscheinlichkeit, in den Blutbefunden öfters **falsch erhöhte** HbA1c-Werte zu finden. Dies kann einen Arzt dazu verleiten, einen Prädiabetes zu diagnostizieren, obwohl eigentlich gar keiner vorhanden ist – oder bei schon bekannten Zuckerkranken sogar die Therapie zu ändern, obwohl dies gar nicht notwendig wäre (vor allem wenn es versäumt wurde, noch weitere Blutzucker-Untersuchungen durchzuführen und den HbA1c-Befund mit diesen Werten abzugleichen).

Bei älteren Personen sowie bei Frauen, Jugendlichen und Kindern, die in besonderem Maße von Eisenmangel betroffen sein können, besteht ein verstärktes Risiko, dass die HbA1c-Werte **falsch hoch** ausfallen.

Dagegen führt die berüchtigte Hämolyse, also die Zerstörung der roten Blutkörperchen, die aufgrund von Fehlern bei der Blutentnahme oder auch während des Transports einer Blutprobe zum Labor eintreten kann, oft zu **falsch niedrigen** HbA1c-Befunden.

Leber- und Nierenerkrankungen, eine Schwangerschaft oder genetische und hämatologische Faktoren[495], die die Lebensdauer der roten Blutkörperchen (ca. 120 Tage) verkürzen, führen ebenfalls zu **falsch niedrigen** HbA1c-Werten.

Einige Studien besagen, dass selbst der Diabetes die Lebensspanne der roten Blutkörperchen (Erythrozyten) verkürzt.[496] Somit keimt der Verdacht auf, dass die Bestimmung von HbA1c gerade bei schon bekanntem Diabetes zu Blutwerten führt, die im Vergleich zur tatsächlichen Zuckerkonzentration im Blut dieser Patienten **zu niedrig** sind – mit der Konsequenz einer medikamentösen Unterversorgung. Weitere Studien untermauern diesen

Verdacht, denn bei diabetischen Patienten mit Niereninsuffizienz führt die Bestimmung von HbA1c zu einer Unterschätzung der effektiven glykämischen Kontrolle, das heißt, die Zuckereinstellung wird aufgrund des falsch niedrigen HbA1C-Wertes besser beurteilt, als sie tatsächlich ist.[497]

Auch aufgrund bestimmter Hämoglobin-Varianten kann HbA1c im Labor falsch gemessen werden und somit zu eigentlich unbrauchbaren Ergebnissen führen.

Eine weitere Interferenz ergibt sich bei Patienten, die hohe Dosen von Vitamin C oder Vitamin E einnehmen. Da diese Vitamine die Anlagerung der Zuckermoleküle an das Hämoglobin verhindern, sind falsch niedrige HbA1c-Werte zu erwarten, wie Schweizer Ärzte betonen.[498]

Aus Gründen, die bislang verborgen bleiben, funktioniert der HbA1c-Test im Vergleich zur Nüchternglukose bei Kindern und Jugendlichen nur schlecht – mit der Folge, dass Diabetesfälle übersehen werden können. Für diese Altersgruppe ist HbA1c als Marker somit eigentlich ungeeignet.[499]

Auch bei erwachsenen Patienten stellen mehrere Studien die mangelhafte Aussagekraft von HbA1c fest, darunter diese aus *Ars Medici*: *»Gegenüber dem oralen Glukosetoleranztest (OGTT) schneidet das HbA1c zur Diabetesdiagnose übrigens eher schlecht ab. Dies ergab die Auswertung von HbA1c- und OGTT-Resultaten einer 4-Jahres-Kohorte mit 522 Übergewichtigen mit gestörter Glukosetoleranz zu Studienbeginn.* ***Demnach […] wären rund 60 Prozent der Diabetiker unerkannt geblieben, wenn man nur den HbA1c gemessen und keinen OGTT durchgeführt hätte (10).***«[500]

Interessanterweise wurde aber auch festgestellt, dass der HbA1c bei bestimmten Gruppen von Menschen (z. B. bei den Finnen) einen Diabetes Typ 2 besser erkennen lässt als der OGTT.[501]

Dieser ganze komplexe Sachverhalt ist den Fachärzten sehr wohl bekannt, und die o. g. Europäische Leitlinie wie auch die WHO empfehlen HbA1c **nicht** als Standarduntersuchung zur Diagnose eines Diabetes einzusetzen, sondern hierzu eher auf andere Blutzuckeruntersuchungen (Nüchternglukose, OGTT, PPG-Test) zurückzugreifen.[502] Die deutsche Nationale VersorgungsLeitlinie Therapie des Typ-2-Diabetes trifft diesbezüglich keine so eindeutige Unterscheidung.

In einer Stellungnahme der Deutschen Diabetes Gesellschaft (DDG) ist zu lesen, dass »*[...]* [sich] *HbA1c als primäres Diagnostikum* [eignet], *um einen Diabetes mit großer Sicherheit auszuschließen und die Diagnose bei einem Teil der Patienten zu stellen*«. Gleichzeitig wird aber empfohlen, »*bei Vorliegen von Diabetes-Symptomen (Gewichtsverlust, Polyurie, Polydipsie) die Diabetesdiagnose primär durch Glucosemessung zu stellen*«, desgleichen auch »*... bei Zuständen, die zur Verfälschung der HbA1c-Werte führen*«. Weiter ist dort zu entnehmen: »*Bei Patienten mit HbA1c 5,7–6,4 empfiehlt die Arbeitsgruppe den Diabetes und seine Vorstadien durch Messung der Glucose nach herkömmlichen Kriterien zu stellen.*«[503]

Fazit: Als primäre Untersuchungsmethode ist HbA1c offenbar nur sehr bedingt geeignet. Das sollte man sich als Patient immer vor Augen halten, wenn der Arzt einzig diesen Parameter vom Labor hat bestimmen lassen.

Ich erinnere daran: Die Diagnose »Diabetes Typ 2« wird erst bei einem HbA1c-Wert von 6,5 % gestellt – einem Wert, bei dem bereits Netzhautveränderungen auftreten. Angesichts der falsch angesetzten Referenzbereiche sollte man sich als Patient darüber im Klaren sein, dass ein Diabetes Typ 2 eigentlich bereits bei einem HbA1c von 5,7 % diagnostiziert werden sollte.

SYMPTOME DES DIABETES

Wenn bei vorliegenden Symptomen ein Blutbefund einen »anormalen« Wert ergibt, dann muss (sofern keine Laborfehler vorliegen) in den meisten Fällen davon ausgegangen werden, dass die zugrundeliegende Krankheit – welche auch immer – schon lange existiert, das heißt, schon lange **bevor** sie sich im Blutbefund zu erkennen gibt.

Mit dem Diabetes Typ 2 ist es genauso.

Welches also sind die Symptome dieser schleichenden Erkrankung, die es einem ermöglichen würden, selbst hellhörig zu werden und sich mit einer OGTT-Untersuchung oder einem postprandialen Glukosetest auf Diabetes oder Prädiabetes checken zu lassen?

Nun, es sind ganz banale Veränderungen, auf die man kaum achtet und die man selten mit einer gravierenden Erkrankung in Verbindung bringen würde, obwohl schon **eines** dieser Symptome als Warnhinweis des Körpers zu verstehen wäre.

Eines der ersten Zeichen ist **vermehrtes Wasserlassen**. Was geschieht danach? Die Haut wird trockner. In einigen Fällen überkommt die Patienten ein unglaublicher Durst, es tritt Müdigkeit ein, und es kommt zu einer Gewichtszunahme – oder aber paradoxerweise zu einem extremen Gewichtsverlust (der Körper verwertet den Zucker nur noch bedingt und greift somit auf seine Fettdepots zurück). Atem und Schweiß können nach überreifem Obst riechen, Wunden heilen schlecht, man ist anfälliger für Infekte.[504] Weitere Anzeichen sind trockene Schleimhäute (in Mund und Rachen), Juckreiz (u.a. Leistengegend, Vagina, Fußsohlen, Brustwarzen, unter der Brust), verminderte und/oder verschwommene Sehschärfe, Kopfschmerzen, Heißhungerattacken.

All dies sind Zeichen einer schlechten Zuckerverwertung.

Auch die männliche Impotenz, bei der man allzu oft nach psychologischen Ursachen fahndet, hat häufig ihre wahre Ursache in einem unentdeckten Diabetes (übrigens auch in einer Herzerkrankung). Dunklere Hautstellen in der Achselhöhle, an der Lende oder am Hals, bei denen man nicht unbedingt an einen Diabetes denkt, können sehr wohl auf eine beginnende Zuckerkrankheit hinweisen.[505]

Was kann man selbst tun?

Schon eines dieser Symptome sollte einen dazu bewegen, zumindest eine OGTT-Untersuchung (Zuckerbelastungstest) oder einen postprandialen Glukosetest (2-Stunden-nach-einer-Mahlzeit-Blutzuckertest) durchführen zu lassen. Sollten sich die Werte den oberen Normgrenzwerten nähern oder die unteren Grenzwerte für die Diabetes-Vorstufe kaum übersteigen, sollte man sich nicht mit einer einmaligen Untersuchung begnügen, sondern diese nach einigen Wochen beim gleichen Arzt wiederholen.

Werden bei der erneuten Untersuchung ähnliche Resultate erzielt, ist höchste Vorsicht geboten – auch wenn der HbA1c-Wert in Ordnung ist und der Arzt der Ansicht ist, es läge kein Diabetes vor und man bräuchte sich keine Sorgen zu machen. Ich erinnere – siehe oben – an die falsch gesetzten Grenzwerte.

Prävention ist und bleibt die beste Medizin, und bevor sich die Lage verschlechtert, sollte man ernsthaft daran denken, seine Lebensgewohnheiten zu ändern.

WIE KANN MAN DIABETES VORBEUGEN (PRÄVENTION)?

Wie die *ÄrzteZeitung* in ihrem Artikel *Weniger Diabetes mit Hausmannskost* richtigerweise propagiert,[506] sollte man mehr selber kochen und weniger auf vorgefertigte Lebensmittel, also Industrieprodukte, Fertiggerichte und Fast Food zurückgreifen, auch wenn sie so schön bequem sind. Außerdem weniger Alkohol, colahaltige Getränke und Limonaden. So gut es geht süßen cremigen Versuchungen widerstehen (lieber einen Apfel essen). Auf das übliche Kaffeekränzchen mit Kuchen und Torte verzichten und mit den Freundinnen lieber auf einem gemeinsamen langen Spaziergang im Park plauschen.

Apropos Spaziergang: Wichtig ist es auch, mehr Bewegung in sein Leben zu bringen (im übertragenen wie auch im konkreten Sinn), das heißt regelmäßig einer sportlichen Aktivität nachgehen oder zumindest täglich zwischen 40 Minuten und einer Stunde (stramm) gehen. Den Weg zur Arbeit mit einem Spaziergang verbinden. So weit wie möglich auf öffentliche Verkehrsmittel verzichten und eine oder zwei Haltestellen vor dem Ziel aussteigen und den Rest zu Fuß gehen. Falls es ohne Auto nicht geht, den Pkw so parken, dass eine längere Strecke zu Fuß zurückgelegt werden kann. Treppen anstelle von Rolltreppen und Aufzügen benutzen. Dies sind nur einige Anregungen, um fit und gesund zu bleiben … und einem Diabetes davonzulaufen.

Mit gutem Willen und entsprechender Motivation ist das eigentlich alles durchaus machbar – man braucht dazu nur die eigene Lebensperspektive etwas zu verändern und sollte versuchen, sich nicht von seinen Gewohnheiten **einverleiben** zu lassen. Dies alles gilt umso mehr für Menschen, die sich bereits in der Vorstufe des Diabetes befinden, und noch mehr für Diabetiker.

IST DIABETES REVERSIBEL?

Die Antwort ist ein bedachtes **Ja**. Einige Ärzte und Professoren sind inzwischen absolut davon überzeugt. Ich selbst konnte bei einem 60-jährigen Freund, der viele Jahre lang einen manifesten Diabetes hatte, miterleben, wie sich seine sehr hohen Blutzuckerwerte mit der Zeit zunehmend verbesserten, bis sie nach ca. sechs Monaten im Normbereich landeten und er sein Medikament absetzen konnte (Metformin, das standardmäßig zur Therapie von Diabetes Typ 2 eingesetzt wird).

Wie hat er das geschafft? Ganz einfach. Er beschloss, früher als gewohnt aufzustehen, um zwei Stunden durch den Waldpark in der Nähe seiner Wohnung zu marschieren. Das tat er konsequent jeden Tag, auch bei Regen, Wind und Kälte. Nach einigen Wochen hatte er bereits sichtlich abgenommen, und seine Blutzuckerwerte hatten sich verbessert. Er machte unbeirrt weiter, tagein, tagaus: Aufstehen in der Frühe und ab in den Wald, ohne Frühstück oder Morgenkaffee. Nach sechs Monaten hatte er etliche Kilos herunter, seine Laune ging nach oben – und seine Blutzuckerwerte lagen in der Norm.

Die Medikation, die sein Arzt bereits einige Wochen zuvor reduziert hatte, konnte er nun gänzlich absetzen. Der Arzt blieb jedoch skeptisch und meinte, dass sich der Diabetes sicherlich bald wieder melden würde. Besagter Freund war gleicher Ansicht und bemühte sich weiter um eine bewusste, aktive Lebensführung. Er verschlang Eiscreme nicht mehr in Familienpackungen, trank kaum mehr gesüßte Getränke, stellte seinen Speiseplan um auf frisches Gemüse und mediterrane Küche und ging weiterhin regelmäßig spazieren, wenn auch nicht mehr zwei Stunden pro Tag … aber zumindest eine. Sein Ziel war, das nun erreichte Körpergewicht zu halten und auf keinen Fall wieder zuzunehmen. Inzwischen sind über zehn Jahre vergangen, und seine Blutzuckerwerte sind nach wie vor in der Norm, und zwar **ohne** Medikamente.

Diese Fallbeschreibung soll als anschauliches Beispiel dienen und aufzeigen, dass es möglich ist, einen Diabetes rückgängig zu machen (wie später auch wissenschaftlich belegt wird).

Der Diabetes Typ 2 hängt irgendwie mit den Blutfetten, insbesondere mit hohen Triglyzeriden und erhöhtem Cholesterin[507] zusammen, aber auch mit Fettleibigkeit. Je mehr Fett, desto mehr können auch Organe wie Leber und Bauchspeicheldrüse »verfettet« sein und nicht mehr richtig funktionieren (Fett sammelt sich nicht nur unter der Haut!).

Aufgrund dieser Feststellung und weiterer Studien und Belege sind einige Ärzte zu der Annahme gelangt, dass ein Diabetes bei einem Abbau von Körper- und Organfett reversibel ist, und zwar innerhalb weniger Wochen. In einigen Fällen mag das viel Disziplin und im Alltag teilweise eine drastische Neuorientierung erfordern – aber es lohnt sich, denn ein manifester Diabetes macht das Leben auch nicht gerade angenehm.

Prof. Roy Taylor (Universität Newcastle) schreibt hierzu in einer publizierten Studie: *»Seit langer Zeit geht man davon aus, dass der Diabetes Typ 2 sich trotz der blutzuckersenkenden Therapie verschlechtert, sodass 50 % der Patienten innerhalb von 10 Jahren mit Insulin behandelt werden. Dieser scheinbar unaufhaltsame Verlust der Zuckersteuerung führte zu der Auslegung, dass diese Erkrankung zwar behandelbar, aber nicht heilbar sei.«*[508]

Dies war und ist immer noch die Vorstellung vieler niedergelassener Ärzte, Diabetologen und Internisten (siehe Webseite »Internisten im Netz«: *»… Typ II Diabetes ist nicht heilbar …«)*[509].

Aber dem ist mitnichten so, wie Prof. Taylor weiter ausführt: ***»Innerhalb von 7 Tagen, nachdem man*** [bei diabetischen Patienten] *durch diätetische Maßnahmen oder durch Adipositaschirurgie eine drastische negative kalorische Bilanz eingeleitet hatte,* ***konnte man die Nüchternglukose wieder in die Normbereiche zurückführen.*** *Diese rapide Veränderung resultiert aus einem deutlichen*

Abbau der Fettablagerungen in der Leber und einer normalen hepatischen [die Leber betreffend] *Insulinsensitivität. Im Verlauf von 8 Wochen konnten sich die erste Phase sowie die maximale Ausschüttung von Insulin stetig normalisieren. Diese Veränderung geht einher mit einem kontinuierlichen Fettabbau in der Bauchspeicheldrüse.*«[510]

Prof. Taylor und seine Kollegen gehen also davon aus, dass es gerade die Fettablagerungen in der Leber und in der Bauchspeicherdrüse sind, die den Diabetes Typ 2 verursachen, indem sie diese Organe in ihrer Funktion behindern (wie man weiß, können Zucker und Kohlenhydrate auch in Fette umgewandelt werden).[511]

Diese Studie wurde 2013 publiziert, und man könnte meinen, dass es sich hierbei um eine spektakuläre neue Erkenntnis handelt. Aber nein, denn just in dieser Studie wird darauf verwiesen, dass all das schon 25 Jahre zuvor entdeckt wurde: Prof. Taylor erwähnt eine publizierte Studie von Pories und Kollegen. Deren Forschungsarbeit konnte belegen, dass von den fettleibigen Patienten, die an Diabetes Typ 2 litten, 90 % nach einer Adipositas-Operation (zur Verringerung der Leibesfülle) zehn Jahre lang keinen Diabetes mehr aufwiesen.

Dass zwischen Fettleibigkeit und Diabetes ein Zusammenhang besteht, ist seit jeher bekannt. Zusätzlich weiß man aber seit über einem Vierteljahrhundert, dass bei einer drastischen Gewichtsreduzierung eine sehr große Chance besteht, den Diabetes definitiv zu besiegen. Warum wird dies den Patienten von den Ärzten nicht nachdrücklich mitgeteilt? Warum werden diese Fälle und Studien nicht erwähnt? Warum geht man immer noch davon aus, dass die Zuckerkrankheit nicht heilbar sei? Offene Fragen, auf die ich keine Antwort finde. Denn wären die Patienten darüber informiert, würden sie sich vermutlich eher zu einer nachhaltigen Veränderung ihrer Lebensgewohnheiten bewegen lassen. Aber so lässt man sie in dem Glauben, man könnte einem Diabetes nicht entkommen und er ließe sich nur mit Medikamenten oder Insulin im Zaum halten.

Tatsache ist, dass der Rückgang eines Diabetes Typ 2 nicht nur durch eine Operation zu erlangen ist. Die obige Studie von Prof. Taylor zeigt auch, dass sich bei einer täglichen Zufuhr von 600 Kalorien die **Fettablagerungen in der Leber innerhalb einer Woche um 30 % reduzierten** und die **Nüchternglukose** der Patienten **innerhalb von 7 Tagen wieder im Normbereich** lag. Das heißt, auch eine massive Kalorienreduzierung kann diese angeblich irreversible Krankheit innerhalb einer gewissen Zeit heilen, selbst wenn sie nicht ganz so drastisch ausfallen muss wie in dieser Studie (z. B. Beschränkung auf 1000 Kalorien pro Tag).

Fettdepots zu reduzieren ist bei Fettleibigkeit, Übergewicht und Prädiabetes, aber auch bei einem manifesten Diabetes in vielen Fällen der Weg schlechthin, um die Zuckerkrankheit und ihre Vorstufen rückgängig zu machen. Dies lässt sich wie oben geschildert auch durch geplante, strukturierte und regelmäßige körperliche Aktivität erlangen – eine Strategie, die Ärzte bei Diabetes zumeist empfehlen (mit wie viel Nachdruck ist allerdings fraglich) und die den Nobelpreisträger James Watson zu einer neuen Theorie der Diabetesentstehung geführt hat.[512]

Ich erinnere: Neben der Veränderung seiner Essgewohnheiten waren es vor allem die tagtäglichen zweistündigen strammen Spaziergänge, also regelmäßige körperliche Betätigung, die es besagtem Freund von mir ermöglicht hatten, sein Gewicht innerhalb von sechs Monaten spürbar zu reduzieren und den Diabetes damit letztlich zu besiegen. Den endgültigen und langjährigen Sieg über diese Krankheit erlangte er also durch eine relativ simple Lebensumstellung, die ihm immer wieder aufs Neue Freude machte, denn bekanntlich hilft körperliche Aktivität ja auch unserer psychischen Befindlichkeit wieder auf die Sprünge.

Bevor wir uns nun den übrigen Themen widmen, machen wir an dieser Stelle einen kleinen Exkurs in die Gedankenwelt eines 87-jährigen Nobelpreisträgers.

JAMES WATSON UND EINE NEUE THEORIE ZUR DIABETES-ENTSTEHUNG

Um Krankheiten verstehen und sie gezielter behandeln und vielleicht sogar heilen zu können, muss man zunächst einmal herausfinden, wie sie eigentlich entstehen. Das Wissen und die Anzahl der internationalen Studien über Diabetes Typ 2 ist erschlagend, ein klarer Nachweis über seine Entstehung steht jedoch aus. Zwar mangelt es nicht an Vermutungen und wissenschaftlichen Hypothesen, aber der menschliche Körper ist schlicht zu komplex, um einfache Antworten zuzulassen.

Für viele steht eines zumindest fest: Diabetes Typ 2 ist selbst verschuldet – zu viele Kohlenhydrate, zu viel Zucker, zu viel Fett, zu wenig Bewegung. Eine recht einfache Sicht der Dinge, die zu einer ebenso einfachen Hypothese führte: Nach jahrelanger ungesunder Ernährung und dementsprechend erhöhter Insulinproduktion versagt die Bauchspeicheldrüse ihren Dienst, und der Zucker wird nicht mehr abgebaut. Die Krankheit gilt als behandelbar, aber unheilbar.

Wie bereits erwähnt, ist man sich diesbezüglich seit Langem offenbar gar nicht mehr so sicher. Die neuesten Erkenntnisse weisen nämlich darauf hin, dass für den Diabetes eine Verfettung von Leber und Bauchspeicheldrüse ursächlich sein könnte. Sobald man drastisch sein Gewicht reduziert, sei es durch Sport, Operation oder Diät, und sich die Fettdepots in diesen beiden Organen zurückbilden, nehmen Leber und insbesondere die Bauchspeicheldrüse wieder ganz normal ihren Dienst auf (dies natürlich in einem frühen Stadium, das heißt, wenn noch nicht allzu viele Organzellen abgestorben sind).

Mit dieser Hypothese, wenn auch von einem anderen Blickwinkel aus, befasste sich 2014 der Nobelpreisträger James Watson, der vor über einem halben Jahrhundert zusammen mit Francis Crick die DNA-Doppelhelix entdeckte – übrigens zu einem großen Teil dank der Arbeit von Rosalind Franklin, die in den Nobelpreisreden jedoch keinerlei Erwähnung fand. (Berichten zufolge hatten Crick und Watson zunächst eine falsche Struktur der DNA entwickelt und diese erst dann berichtigt, nachdem sie Franklins Röntgenbeugungsdiagramme des Moleküls gesehen und ihre chemisch korrekten Vorstellungen in ihre Arbeit einbezogen hatten, die beiden später den Nobelpreis einbrachte.)[513]

Die 2014 von James Watson vorgestellte Diabetes-Typ-2-Hypothese, die auf dem Titelblatt des angesehenen *Lancet* erschien, basiert auf einer Studie mit einer ähnlichen Hypothese, die von deutschen Gelehrten bereits 2009 aufgestellt worden war.[514]

Bislang galt es in der Medizin als erwiesen, dass Oxidanzien (die berüchtigten »freien Radikale«) im Körper Schäden verursachen (Entzündungen) und dass man, um diesen Schäden vorzubeugen, Antioxidanzien (insbesondere Vitamin C, E und A in Form von Nahrungsergänzungsmitteln) bräuchte. Seit einigen Jahren sind sich die Experten diesbezüglich aber nicht mehr so sicher; in einigen Studien wird mittlerweile sogar die Meinung vertreten, dass der ganz Rummel um die Antioxidanzien völlig übertrieben sei und man seinem Körper eigentlich mehr schaden als nützen würde, wenn man sich ständig zusätzlich Vitamin E oder Vitamin C zuführt.

Medizin ist nun einmal keine exakte Wissenschaft; vieles funktioniert nach wie vor nach dem Prinzip *Trial and Error*. Bislang ging man von der Annahme aus, die Bauchspeicheldrüse würde sich aufgrund von **zu vielen** Oxidanzien entzünden und somit immer weniger Insulin produzieren.

Nobelpreisträger James Watson sagt im Grunde genommen, dass diese Annahme falsch ist, denn nach eingehender Auswertung der einschlägigen wissenschaftlichen Studien ist auch er zu der Auffassung gelangt, dass die Bauchspeicheldrüse ihre für den Zuckerstoffwechsel wichtige Funktion vielmehr dann verliere, wenn sie **zu wenig** Oxidanzien enthält. In seiner Arbeit erklärt Watson, wie er zu diesem Schluss gekommen ist, und verweist auf den Zusammenhang zwischen Diabetes und körperlicher Bewegung.

Als »Student der Wissenschaft«, wie sich der Nobelpreisträger selbst bezeichnet, habe er verstehen wollen, warum Ärzte Patienten mit überhöhtem Blutzuckerspiegel als Erstes regelmäßige körperliche Bewegung empfehlen, anstatt unverzüglich blutzuckersenkende Medikamente einzusetzen.

»Was an Bewegung ist es, wovon Menschen mit hohen Blutzuckerwerten profitieren?«, fragte sich James Watson. Die Antwort darauf fand er dank einer bereits 2009 publizierten bahnbrechenden wissenschaftlichen Studie von Matthias Blüher und Michael Ristow (Universität Leipzig bzw. Jena).[515] Die beiden Professoren hatten aufgezeigt, dass bei Verabreichung von Antioxidanzien an Patienten mit Insulinresistenz die positive Wirkung sportlicher Aktivitäten auf diese Vorstufe des Diabetes verschwand, und zwar aus einem simplen Grund: **Körperliche Bewegung fördert nämlich die Produktion einer großen Anzahl von Oxidanzien** – insbesondere solcher, die man in der Wissenschaft als ROS (»*reactive oxygen species* = reaktive Sauerstoffverbindungen) bezeichnet. Werden nicht genügend ROS gebildet, entstehen Proteine, die nicht nur Entzündungen verursachen, sondern auch die Bauchspeicheldrüse in ihrer Funktion beeinträchtigen – und zur Entstehung von Diabetes Typ 2 beitragen. **Um dies zu verhindern, benötigt der Körper somit ausreichend körperliche Aktivität!**

(Kurzer Exkurs: Vermutlich spielt auch Jod eine wesentliche Rolle in der Bauchspeicheldrüse. Um Jodid zu oxidieren und somit Jod in die bioaktiven Moleküle zu transportieren, braucht es also eine ausreichende Anzahl an ROS-Oxidanzien.[516] (Siehe auch Abschnitt »*Wechselbeziehungen zwischen Diabetes, Jod und Schilddrüse*«.)

Dank eines betagten, aber weiterhin geistig regen und neugierigen Nobelpreisträgers wurde also diese ursprünglich von deutschen Wissenschaftlern entwickelte Hypothese der Weltöffentlichkeit zugänglich gemacht.

Die in Leipzig und Jena erarbeitete Hypothese würde die in diesem Kapitel beschriebene Geschichte des geheilten Diabetiker-Freundes erklären, der seine Krankheit dank regelmäßigem Sport besiegte.

Besonders interessant ist in diesem Zusammenhang, worauf Watson in seiner Arbeit weiterhin verweist: Es sei bekannt, so schreibt er, dass Metformin, der am häufigsten eingesetzte Wirkstoff gegen Diabetes Typ 2, die positiven Effekte von Sport und Bewegung, also die Oxidanzienbildung, unterdrücke.[517]

Was soll man dazu sagen? Sport und körperliche Aktivität bilden die besten Möglichkeiten, um insbesondere die Vorstufe zum Diabetes, aber auch den manifesten Diabetes Typ 2 zu besiegen … aber ausgerechnet das am häufigsten eingesetzte Medikament gegen diese beiden Erkrankungen macht diese Vorteile zunichte.

WECHSELBEZIEHUNGEN ZWISCHEN DIABETES, JOD UND SCHILDDRÜSE

Dass Fettleibigkeit oder Übergewicht bei Diabetes eine gewichtige Rolle spielen, wird durch einige spektakuläre Fallstudien bestätigt. In den USA sind Fälle von fettleibigen Diabetikern bekannt geworden, die aufgrund hochdosierter Jodid-Gaben ihre Diabetes-Medikamente zuerst reduzieren und nach einiger Zeit völlig absetzten konnten.

Wir alle wissen, dass Jod wichtig für die Schilddrüse ist; immerhin landen 30 % des aufgenommenen Jods in diesem kleinen Organ. Und die restlichen 70 %? Nun, auch die Augen, die Brustdrüse, die Eierstöcke und das Gehirn brauchen Jod, und eine große Menge dieses Spurenelements wandert auch in die Knochen. Die eigentliche Musik spielt aber ganz woanders, denn Jod ist absolut unverzichtbar für die Hormone, haftet es doch an fast allen Hormonrezeptoren unseres Körpers.

Bei einem Jodmangel werden diese Rezeptoren nicht mehr richtig aktiviert und können die ihnen zugeordneten Hormone nicht mehr binden. Folge: Letztere vermögen ihre Aufgabe im Körper nicht mehr zu erfüllen. Dies alles gilt auch für das Insulin – das Hormon, das den Zucker in unseren Zellen abbaut. Bei einem Jodmangel, so die Theorie, kann also auch Insulin nicht mehr richtig funktionieren, was zur berüchtigten Insulinresistenz und schließlich zum Diabetes führt.

Obwohl die jüngsten Fallbeschreibungen zahlenmäßig noch gering sind, geben sie doch zusätzlich Hoffnung auf eine Heilung des Diabetes Typ 2. Der Arzt Jorge Flechas praktiziert an seiner Privatklinik in North Carolina (USA). Er berichtet von einer Dame (160 kg Gewicht), die aufgrund eines abnorm hohen Zuckerwertes in die Notaufnahme kam. Ihr wurde sofort Insulin gespritzt. Die Therapie mit diesem Hormon wurde während des Klinikaufenthaltes beibehalten, und man unterwies die Patientin in der Handhabung eines Zuckermessgerätes, mit dem sie dann zu Hause zweimal täglich ihren Zuckerwert kontrollieren und sich entsprechend selbst Insulin spritzen sollte. Nach einigen Tagen wurde sie entlassen.

Zwei Wochen später kam sie in die Klinik zurück, um die Einstellung ihres Diabetes überprüfen zu lassen. Dabei wurde ihr eröffnet, dass sie an einer fibrozystischen Veränderung der Brüste (Mastopathie) leide und nun täglich Jodid einnehmen müsse.

Eine Woche später rief die Dame an und fragte, ob sie ihre Insulindosis verringern dürfe, da sie seit einigen Tagen zu niedrige Zuckerwerte habe. Der Arzt war einverstanden, wies die Dame aber an, ihren Blutzucker noch engmaschiger zu kontrollieren.

Vier Wochen später wurden die Daten ihres Messgeräts auf den Computer von Dr. Flechas heruntergeladen. Die Zuckerwerte lagen sämtlich im Normbereich! Als der Arzt die Patientin für ihre gute Diabetes-Kontrolle lobte, gestand sie ihm, dass sie sich seit einigen Wochen kein Insulin mehr gespritzt habe. Andere Medikamente gegen Diabetes habe sie nicht genommen.

Auf die Frage, ob sie sich diese wundersame Heilung erklären könne, meinte sie, vielleicht habe es ja an ihren Jodid-Tabletten gelegen, dass sie ihren Diabetes in den Griff bekommen hatte.

Zwei Jahre später war diese Patientin sage und schreibe 70 kg leichter, und ihre Zuckerwerte bewegten sich weiterhin im Normbereich. Das Einzige, was sie nach wie vor einnahm, war das Jod.

Aufgrund dieses besonderen Falles wurden 12 Diabetiker-Patienten ausgewählt, um an einer kleinen Studie teilzunehmen. Sechs dieser Patienten konnten aufgrund der Einnahme von Jodid ihre Medikamente völlig absetzen, bei den anderen sechs Patienten – selbst bei denen, die Insulin spritzten – konnte die Menge der Medikation reduziert und eine optimale Einstellung ihrer Blutzuckerwerte erreicht werden. Dr. Flechas hofft inständig, dass bald wissenschaftliche Studien in Angriff genommen werden, um den Zusammenhang zwischen **Jod** und Diabetes zu untermauern.[518]

Mit diesem Wunsch steht er nicht alleine, denn mit diesem Thema haben sich auch bereits andere Wissenschaftler befasst, wenngleich aus einem anderen Blickwinkel. In einer Studie aus Saudi-Arabien wurde z. B. vor einigen Jahren festgestellt, dass bei Diabetikern Typ 2 eindeutig ein Jodmangel vorliegt.[519]

Viele Forscher sind zudem der Auffassung, dass Diabetes auch aufgrund einer Unterfunktion der Schilddrüse hervorgerufen oder verschlechtert werden kann (diese ist oft mit einem Mangel an Jod verbunden; siehe dazu Kapitel *TSH – nicht erfasste Schilddrüsenkranke*).

Studien beweisen das jedenfalls: Je höher die Werte von FT3 (also des biologisch aktiven Schilddrüsenhormons), desto geringer das Risiko, eine gestörte Glukosetoleranz, das heißt einen Prädiabetes zu entwickeln.[520]

Desgleichen wurde festgestellt, dass Patienten, deren TSH-Werte sich dem **oberen** Normgrenzwert und deren FT4-Werte sich dem **unteren** Normgrenzwert nähern, sehr häufig eine Fettleber entwickeln. Die Verfettung dieses Organs korreliert mit den TSH-Werten: Je schlechter die Schilddrüse funktioniert und je mehr man sich ihrer subklinischen Unterfunktion nähert, desto fetter die Leber[521] – und desto höher das Diabetesrisiko.

Jod und die durch Jod gebildeten Schilddrüsenhormone spielen also eine wesentliche Rolle für die Blutzuckersenkung. Jodid stellt vermutlich eine zusätzliche Möglichkeit dar, die Gesundheit insbesondere von Patienten mit eingeschränkter körperlicher Bewegungsfähigkeit positiv zu beeinflussen.

FLÜSSIGE BIERHEFE: EIN MITTEL GEGEN DIABETES?

So wie Jod könnte bei Prädiabetikern und Diabetikern Typ 2 auch Bierhefe hilfreich sein. Dies betrifft insbesondere Menschen, die aufgrund körperlicher Probleme nicht in der Lage sind, sich dauerhaft sportlich zu betätigen.

Ein Blick in die Geschichte der Diabetestherapie bringt ans Licht, dass diese Krankheit in der Vergangenheit erfolgreich mit

Hefe behandelt wurde. In den 20er- und 30er-Jahren des 20. Jahrhunderts wurde die blutzuckersenkende Wirkung der Hefe anhand einer Vielzahl internationaler Untersuchungen nachgewiesen. Man ging davon aus, dass hierbei das in der Hefe enthaltene Vitamin B_1 (Thiamin) eine wesentliche Rolle spielte. Deutsche Wissenschaftler konnten dann aufzeigen, dass flüssige Bierhefe die besten Resultate erzielte. In den darauffolgenden Jahrzehnten geriet diese Erkenntnis jedoch in Vergessenheit, und die Ärzteschaft beschränkte sich auf Standardtherapien mit blutzuckersenkenden Tabletten oder Insulin.

Aber zuweilen besinnt sich die Wissenschaft wieder auf ihre Vergangenheit, und so machten deutsche Forscher 2014 erneut darauf aufmerksam, dass bei Diabetes Typ 2 ein Vitamin-B_1-Mangel herrscht.[522] Ihre Kollegen in Kalifornien konnten anhand der Nüchternglukose zeigen, dass Bierhefe eine leichte blutzuckersenkende Wirkung aufweist.[523] Aber nicht nur das – durch einige Studien ließ sich sogar nachweisen, dass diese natürliche Nahrungsquelle die »bösen« LDL-Fette im Blut verringert und helfen kann abzunehmen (wenn auch nicht kilogrammweise).

Bierhefe enthält aber nicht nur Vitamin B_1, sondern auch Chrom. Dieses Spurenelement ist Bestandteil eines wichtigen Moleküls, des sogenannten Glukosetoleranzfaktors (GTF), und somit wichtig für die Insulinwirkung.

Französische Forscher haben bereits in den 1990er-Jahren darauf aufmerksam gemacht, dass ein Mangel an Chrom insbesondere bei solchen Menschen vorliegt, die viele Kohlenhydrate zu sich nehmen, und dass dieser Mangel, wie auch andere internationale Wissenschaftler vermuten, an der Entstehung gewisser Diabetes-Formen beteiligt sein könnte.[524]

2004 haben israelische Forscher im Fazit ihrer Studie dargelegt, dass die Einnahme von Chromtabletten bei älteren Patienten mit Diabetes und erhöhten Blutfetten eine günstige Auswirkung hat.[525]

Desgleichen stellte Nitsa Mirsky von der Universität Haifa (Israel) 2012 in einer wissenschaftlichen Zusammenfassung fest, dass sich der in der Bierhefe enthaltene Glukosetoleranzfaktor nicht nur auf den Diabetes, sondern auch auf dessen typische Folgeerkrankungen positiv auswirkt, die bislang weder mit Metformin noch mit anderen Antidiabetika oder Insulin richtig in den Griff zu kriegen sind.[526]

PARODONTOSE HEILEN UND DADURCH DEM DIABETES VORBEUGEN?

Die Ärzte sind mehrheitlich der Auffassung, dass die Parodontitis (umgangssprachlich Parodontose – eine Erkrankung, die sich durch Bluten beim Zähneputzen, geschwollenes, überempfindliches oder zurückgezogenes Zahnfleisch, Mundgeruch, gelockerte oder »wandernde« Zähne etc. bemerkbar macht) nicht nur aufgrund mangelnder Mund- und Zahnhygiene und/oder Rauchen entstehe, sondern auch eine Folgeerkrankung sein kann, insbesondere des Diabetes Typ 2.[527]

Auslöser sind verschiedene Bakterien im Zahnbelag. Eine große Anzahl von Studien zeigt, dass eine gute Mundhygiene und regelmäßig zahnärztliche Kontrollen auch bei einem Diabetes zu besseren Therapieergebnissen führen – und dass eine Mundentzündung umso gravierender sein kann, je stärker ausgeprägt der Diabetes ist. Norwegische Wissenschaftler hatten sich bereits vor Jahren die Frage gestellt (auch aufgrund der Theorie, dass lokal begrenzte Entzündungen zu Systemerkrankungen führen), ob die Sachlage nicht vielleicht umgekehrt sei und die Parodontitis eine **Ursache** für einen Diabetes Typ 2 sein könnte.[528] Eine Frage, die mehrere wissenschaftlich tätige Zahnärzte beschäftigt, auf die es bislang jedoch noch keine eindeutige Antwort gibt. Man sollte diese Wechselwirkung aber immer im Blick behalten.

FAZIT

Der Diabetes Typ 2 ist eine Krankheit der Wohlstandsgesellschaften, die teilweise auf unsere unnatürliche Ernährungsweise und auf mangelhafte körperliche Bewegung zurückzuführen ist. Die Forschung zeigt uns, dass diese Krankheit, die bislang als unheilbar galt, sehr wohl reversibel ist, und zwar durch strukturierten Ausdauersport und eine drastische Senkung der Kalorienzufuhr. Dies bedeutet, dass wir uns bei entsprechender Motivation und etwas Disziplin (Stichwort: innerer Schweinehund) oft selbst helfen können. Allerdings gibt es dabei ein Problem: die Blutuntersuchungen.

Die Referenzbereiche zur Feststellung eines Diabetes und seiner Vorstufen sind viel zu hoch angesetzt, wodurch diese Krankheit oft erst viel zu spät erkannt wird (dabei geht es nicht um Wochen oder Monate, sondern um bis zu zehn Jahre). Da Diabetes Typ 2 mit den aktuell gültigen Referenzbereichen erst dann entdeckt wird, wenn in den großen und kleinen Blutgefäßen bereits gravierende Veränderungen eingetreten sind, müssen die derzeit geltenden Referenzbereiche dringend nach unten korrigiert werden. Nur so könnte man dem Tatbestand Rechnung tragen, dass es Millionen Menschen gibt, die zwar eigentlich Diabetiker sind, dies aber erst dann erfahren werden, wenn es schon viel zu spät ist.

Eine Diabetes-Frühdiagnostik mit neuen Referenzbereichen, weniger fehleranfällige Blutzuckertests und ein Screening mit OGTT oder PPG-Test gäbe diesen Menschen die Chance, ihre Gesundheit selbst in die Hand zu nehmen und den Diabetes und seine Vorstufen durch bestimmte Lebensumstellungen (bewusstere Essgewohnheiten und regelmäßige körperliche Bewegung) im Zaum zu halten oder sogar zu besiegen.

Da aber die Referenzbereiche momentan so sind, wie sie sind, und die Blutzuckertests wie auch der HbA1c-Test so ihre Schwächen haben, kann man Menschen, deren Nüchternglukosewerte sich zwischen 90 und100 mg/dl bewegen (Werte, die als völlig »normal« und nach denen wir als gesund gelten), nur ernsthaft raten, schleunigst selbst aktiv zu werden, um diese Werte wieder auf 85 mg/dl zu bringen. Das Gleiche gilt für Menschen mit einer Nüchternglukose zwischen 100 mg/dl und 126 mg/dl (bei diesen Werten spricht man von einem Prädiabetes), denn eins muss man sich klarmachen: Bei allen Werten über 85 mg/dl steigt nachweislich das Risiko für Herz-Kreislauf-Erkrankungen und Diabetes Typ 2, und zwar progressiv.

Wer also irgendwie den Eindruck hat, dass sein Zuckerstoffwechsel gestört sein könnte – sei es (u. a.), weil er nach dem Essen ein merkwürdiges Jucken an den Fußsohlen spürt, weil er vermehrt Wasser lässt und/oder mehr trinkt als üblich (siehe oben die Liste der Symptome), der sollte sich vielleicht nicht nur auf Nüchternglukose und HbA1c verlassen (diese Tests werden typischerweise in den Praxen durchgeführt), sondern seinen Arzt darauf ansprechen, ob nicht auch ein OGTT oder ein postprandialer Glukosetest angebracht sein könnte (insbesondere, wenn die Blutfettwerte nicht in Ordnung sind). Mithilfe der beiden letztgenannten Blutzuckerbestimmungen kann nämlich ein **Diabetes Typ 2 – bzw. seine Vorstufen – schneller und früher erkannt** und somit das Risiko von Herz-Kreislauf-Erkrankungen besser eingeschätzt werden als nur mit einer Nüchternglukose und HbA1c.[529]

Unser Körper ist nicht dazu geschaffen, ständig mit Kohlenhydraten, Zuckern und Fetten überladen zu werden; er kann diese hochkalorische Nahrungsaufnahme auf Dauer nicht bewältigen – zumal wenn er sich kaum bewegen darf. Die physiologischen Voraussetzungen für eine solche Lebensweise sind uns genetisch nicht mitgegeben,[530] denn wir gehören nun einmal zu den Primaten.

Kleine Nebenbemerkung: In den USA entwickeln junge Affen, die als Haustiere gehalten werden, sich wenig bewegen und amerikanisch ungesund ernährt werden, sehr schnell einen Diabetes Typ 2.[531]

Also was tun? Am besten zurück zu dem, was Menschen schon immer getan haben: sich ausreichend bewegen. Zu Beginn der Menschheitsgeschichte ist man zu Fuß von einem Kontinent zum anderen gewandert. Die Nahrungsaufnahme war mit der oft kraftzehrenden Suche nach möglichen Nahrungsquellen verbunden. Bei der Jagd mussten die Männer Tieren auflauern, sie oft über weite Strecken verfolgen, töten und zurück in die Höhle transportieren. Die Frauen streiften umher auf der Suche nach Wasser und sammelten Wurzeln und Früchte. Der Anfang der Menschheitsgeschichte stand also unter dem Zeichen der Fortbewegung von einem Ort zum anderen. Als der Mensch später sesshaft wurde und ortsfeste Siedlungen entstanden, galt es, die landwirtschaftliche Arbeit zu bewältigen, was weiterhin den Einsatz von Körperkraft und Beweglichkeit erforderte.

Und dann kam der Fortschritt unserer heutigen Zeit mit seinen Autos, Bussen, U-Bahnen, Maschinen, Arbeitsrobotern, Computern … und seinem überreichen Angebot an zuckerhaltigen Industrienahrungsmitteln und bunten Getränken. Also üppige Kalorien ausgerechnet dann, wenn man sie in dieser Menge eigentlich gar nicht mehr braucht. Fortschritt hat jedenfalls nur noch wenig mit Schritten zu tun. Ein echter Fort-Schritt wäre es, wenn wir – vor allem die Typ-2-Diabetiker – wieder zurück zu den Ursprüngen gingen. Also regelmäßige Bewegung, Sport, tägliche Spaziergänge, Tanzen – Dinge, die uns im Leben ja durchaus Spaß und Freude machen (bei körperlicher Bewegung entsteht im Gehirn bekanntlich das Wohlfühlhormon Serotonin) und uns gleichzeitig vom Diabetes und seinen Vorstufen befreien können.

Dass körperliche Bewegung die Zuckerkrankheit bekämpfen und besiegen kann hängt vermutlich auch damit zusammen, dass Serotonin nachweislich nicht nur die Stimmung hebt, sondern auch die Ausschüttung von Insulin ankurbelt,[532] also des Hormons, das für den Zuckerabbau verantwortlich ist.

Der Zirkel schließt sich: Ausdauernde Bewegung kurbelt das Glückshormon Serotonin an, Serotonin fördert die Insulinausschüttung, überschüssiger Zucker wird abgebaut – und wir fühlen uns besser. Viel besser.

KAPITEL 12

WIE SICHER SIND LABORBEFUNDE?

Um sich ein Bild von der tatsächlichen Aussagekraft von Blutbefunden machen zu können, sollte man sich auch mit dem Thema »Labormedizin« beschäftigen, um die Fehler und Störfaktoren, die in diesem Bereich auftreten können, besser zu verstehen. Diese sind oftmals alles andere als trivial.

»*Errare humanum est*« (Irren ist menschlich) sagten schon die Römer, nachdem sie erkannt hatten, dass wir Menschen eben nicht gottähnlich sind, sondern Fehler machen.

Nun, das wissen wir wohl alle – aber wenn man bedenkt, wie viele Fehler rund um die Blutabnahme passieren können (beispielsweise zu langes oder zu kräftiges Stauen der Venen, forciertes Zurückziehen des Kolbens, Schütteln der Röhrchen, mangelhafte Kühlung, fehlerhafte Kennzeichnung, Softwareprobleme usw.) und wie diese die Ergebnisse verfälschen – dürfen dann die Ärzte Blutbefunden blindlings glauben und mit ihrer Hilfe Diagnosen (immerhin zwei Drittel) erstellen?[533]

Angesichts der Tatsache, dass die Labormedizin recht anfällig ist, sind hier durchaus Zweifel angebracht, auch wenn im letzten Jahrzehnt sowohl in Europa als auch in den USA gewaltige Anstrengungen unternommen wurden und durchaus Fortschritte in Richtung Qualitätsverbesserung zu verzeichnen sind.[534]

Doch Fehlerquellen gibt es nach wie vor, und zwar in verschiedenen Phasen, die mit der Blutabnahme zusammenhängen. Hierzu gehören z. B. Kommunikations- und Handlungsfehler während der **präanalytischen** Phase, das heißt bevor die Röhrchen im Labor ankommen. Statistisch haben Fehler und Unachtsamkeiten in dieser Phase den größten Anteil an Verfälschungen von Blutbefunden (zwischen 60 und 70 %).

Dann gibt es noch die **intraanalytischen** Fehler, also solche, die während der Messungen selbst geschehen. So können beispielsweise bestimmte Antikörper mit den vollautomatisierten Blutanalysen interferieren, oder es liegen Softwaremängel vor.

Zum Schluss wären noch die **postanalytischen** Fehler zu erwähnen, die z. B. aufgrund falscher schriftlicher Eingaben der Ergebnisse im Computer zustande kommen.[535]

Um Ihnen die in diesem Kapitel dargelegten Informationen auf eine möglichst verständliche, leicht lesbare Weise zu vermitteln, werde ich bei den genannten Beispielen auf labortechnische Bezeichnungen wie Vollblut, Plasma und Serum verzichten, da diese zum Verständnis nicht unbedingt vonnöten sind. Sofern diese medizintechnischen Begriffe dennoch auftauchen (z. B. in Zitaten), finden Sie im Anschluss an dieses Kapitel eine kurze Erläuterung.

Und nun zu den Labormängeln im Einzelnen.

PHASE 1 – PRÄANALYTISCHE PROBLEME

Fehler vor der Blutentnahme

Schon die Einnahme von Nahrung und Getränken vor einer Blutentnahme kann zu einer Fehlerquelle werden, auch weil unter den Experten seit einiger Zeit eine gewisse Uneinigkeit über die jeweils notwendigen Karenzzeiten besteht.

Viele Ärzte sind inzwischen der Meinung, dass der Patient vor einer Blutentnahme nicht nur acht Stunden, sondern eigentlich viel länger nüchtern bleiben sollte, während andere immer noch der Ansicht sind, dass man vor einer morgendlichen Blutabnahme bis Mitternacht etwas essen dürfte. Nach einer US-amerikanischen Studie sind einige Wissenschaftler sogar der Auffassung, dass es selbst bei einer Bestimmung der Blutfette nicht erforderlich sei, auf Mahlzeiten zu verzichten.[536]

Dagegen haben Forscher der medizinischen Universität in Verona (Italien) und der Universität Paraná (Brasilien) in einer gemeinsamen Studie dargelegt, dass es generell von Vorteil ist, **zwölf Stunden vor der Blutabnahme nüchtern** zu bleiben, um die zumeist mit der Abendmahlzeit verzehrten Nahrungsfette vollkommen abzubauen. Da gerade die starke Präsenz von Fettstoffen im Blut zu den wichtigsten Störfaktoren zählt, würde sich dies nicht nur günstig auf eine korrekte Untersuchung der Blutfette auswirken, sondern auch bei anderen zu bestimmenden Stoffen die Möglichkeit falscher Messergebnisse mindern.[537]

Inzwischen teilt auch die Mehrheit der Laborärzte die Auffassung, dass der Patient vor einer Blutentnahme optimalerweise mindestens zwölf Stunden lang nüchtern bleiben sollte. Und nüchtern bedeutet nicht nur, zwölf Stunden lang keine feste Nahrung zu sich zu nehmen, sondern auch lediglich Wasser zu trinken: »*Die Untersuchungsergebnisse könnten sonst verfälscht werden. So könnte beispielsweise eine spätabendliche Mahlzeit die Fettwerte im Blut verändern; zuckerhaltige Morgengetränke könnten die Blutzuckerwerte erhöhen*«, schreiben die Experten der Landesärztekammer Baden-Württemberg auf ihrer Webseite.[538] Ob wir Patienten diese Zeitspanne immer einhalten und unseren Durst nur mit Wasser löschen, ist jedoch eher fraglich – wer trinkt nicht schon einmal ein Glas Wein oder Bier am Abend vor der Blutabnahme, ob allein vor dem Fernseher, vor dem Computer oder in geselliger

Runde? Um Fehlerquellen auszuschließen, sollte man sogar bereits 24 Stunden vor einer Blutentnahme keinen Alkohol zu sich nehmen (die 12 Stunden Karenzzeit gelten nämlich nur für nichtalkoholische Getränke).[539]

Aber wer sagt das einem? Auf diesem Gebiet herrscht viel Leichtfertigkeit und ein irritierender Kommunikationsmangel, was dazu führt, dass Patienten nicht immer optimal auf eine Blutabnahme vorbereitet sind. In einer Studie in Kroatien wurde festgestellt, dass die Hälfte der befragten Patienten von ihren Ärzten keinerlei Anweisungen bekamen, wie sie sich auf ihre Blutuntersuchung vorbereiten sollten.[540] Ob dies in Deutschland, in der Schweiz, in Österreich oder in anderen Ländern so viel anders ist?

Wie anfällig das System »Blutbestimmung« ist, lässt sich auch einer britischen Studie (2015) zu präanalytischen Labormängeln entnehmen: 70 % der Fehler in dieser Phase passieren bei der schriftlichen Übertragung der Patientennamen und ca. 60 % bei der Beschriftung der Blutproben. [541] Bleibt zu hoffen, dass die Lage in anderen europäischen Ländern nicht ganz so besorgniserregend ist, aber derartige Missstände werden auch in Deutschland, Österreich, der Schweiz und Italien registriert.

Die Liste der präanalytischen Störfaktoren, die zu einer Verfälschung der Blutergebnisse führen können, ist ziemlich lang. Es beginnt schon damit, dass eine Blutabnahme idealerweise zwischen 7 und 9 Uhr morgens stattfinden sollte.[542]

Wir alle wissen aber, dass den Patienten in den Arztpraxen das Blut häufig auch erst viel später abgenommen wird. Zweifellos gibt es bestimmte Substanzen, deren Konzentration im Blut im Tagesverlauf keine Änderung erfährt; die meisten aber unterliegen natürlichen Tagesschwankungen. So ist die Konzentration des Stresshormons Kortisol im Blut frühmorgens am höchsten; das ist auch sinnvoll, denn der Körper soll ja in die Gänge kommen, während er abends durch eine erhöhte Ausschüttung von Melatonin (Schlafhormon) zur Ruhe finden soll.

Die Einhaltung der oben angegebenen Entnahmezeit ist enorm wichtig, um die Konzentration bestimmter Stoffe im Blut zuverlässig messen zu können. Hier sei vorab ein weiteres Beispiel genannt, das dies verständlich macht: Gegen Mittag (11–12 Uhr) ist der Eisengehalt im Blut doppelt so hoch wie um 7 oder 8 Uhr morgens.[543] Somit ist für jeden einleuchtend, dass bei einer Patientin, der frühmorgens Blut abgenommen wird, eher ein Eisenmangel festgestellt wird, als wenn dieselbe Patientin erst im Laufe des späten Vormittags zur Blutabnahme antritt. Aufgrund der natürlichen Tagesschwankung und der natürlichen Erhöhung des Eisenspiegels um 100 % wäre ein Eisenmangel zu diesem Zeitpunkt nicht mehr zu erkennen (maskiert) – insbesondere dann, wenn die Entnahmezeit nicht festgehalten wird.

Eine schriftliche Angabe des Zeitpunkts einer Blutentnahme wird aber von den Fachgesellschaften nicht verlangt. Wie man den Anweisungen mehrerer Labors entnehmen kann, ist diese nur bei Stimulationstests oder Tagesprofilen auf dem Probegefäß und dem Anforderungsschein einzutragen.[544]

Die Labors handeln nach der *Richtlinie der Bundesärztekammer zur Qualitätssicherung laboratoriumsmedizinischer Untersuchungen (Rili-BÄK)* von 2014, die diesbezüglich keine klaren und festen Regeln enthält. Laut dieser Richtlinie muss aus der Untersuchungsanforderung des Einsenders nur Folgendes hervorgehen: »*(3) die Art des Untersuchungsmaterials und –* ***falls erforderlich*** *– der anatomische Entnahmeort am Patienten und* ***der Entnahmezeitpunkt.***«[545]

Das »muss« in der Richtlinie wird dadurch relativiert, dass es dem anfordernden Arzt überlassen bleibt, zu entscheiden, ob und bei welchen Stoffen die Uhrzeit der Entnahme mitangegeben wird.

Folgerichtig verlangen die Richtlinien weiter, dass die Laboratorien ihrerseits die Uhrzeit, zu der das Untersuchungsmaterial gewonnen wurde, nur angeben sollten, »*wenn diese Angaben zur Verfügung stehen …*« [546] Daraus wird ersichtlich, dass die Uhrzeit der Blutabnahme nicht unbedingt festgehalten werden muss – trotz anderweitiger Empfehlung seitens der gesetzlichen Krankenkassen wie beispielsweise der AOK, welche die Angabe der Entnahmezeiten empfiehlt, insbesondere bei Stoffen, die Tagesschwankungen unterliegen.[547] Diese Empfehlung ist durchaus sinnvoll: Wenn nämlich die Entnahmezeit bei Analyten wie z. B. Eisen und Kortisol nicht schriftlich festgehalten wird, kommen die Blutergebnisse ohne Rücksicht auf die Tagesschwankungen zustande und können somit stark verfälscht sein.

Nachfolgend noch einige weitere konkrete Beispiele dafür, wie stark sich die Konzentration einiger Stoffe im Tagesverlauf verändern kann:

Bei Kortisol wird der höchste Wert morgens erreicht: Gegen 8 Uhr weist er eine um 50 % höhere Konzentration auf als im Verlauf des restlichen Tages.

Die Blutkonzentration an ACTH (Adrenocorticotropes Hormon) ist in den frühen Morgenstunden 200-mal höher als mittags und abends (dieses Hormon regt die Nebennierenrinden zur Produktion von Kortisol an).

Das für die Schilddrüse wichtige TSH (Thyreoidea-stimulierendes Hormon) erfährt eine 50%ige Steigerung erst in den Abendstunden.

Hämoglobin und Leukozyten erreichen ihr Konzentrationsmaximum dagegen in den frühen Morgenstunden (es ist 20 % höher als im Verlauf des restlichen Tages).[548]

Diese extrem hohen Tagesschwankungen von Stoffen, die für unsere Gesundheit von fundamentaler Bedeutung sind, zeigen deutlich, wie wichtig es ist, bestimmte Regeln konsequent einzuhalten – beispielsweise den schriftlichen Eintrag der jeweiligen Blutentnahmezeiten.

Für eine korrekte Bestimmung des Blutbefundes spielt auch die körperliche Belastung eine wesentliche Rolle. Viele Experten sind der Auffassung, dass ein Patient »kurz vor einer Blutabnahme« (andere sprechen von drei Tagen) eigentlich keine großen körperlichen Aktivitäten unternehmen soll, weil physische Anstrengung zu Muskelabbau und somit zur Verfälschung bestimmter Blutanalysen führen kann. Eine solche Belastung kann – insbesondere bei Patienten, die untrainiert, also kaum oder wenig körperlich aktiv sind – zu einer »*Hämokonzentration mit Zunahme der Proteine, proteingebundenen Bestandteile und Blutzellen*« führen. Das heißt: »*Aus der Muskulatur werden Enzyme (CK, LDH, GOT) freigesetzt*«[549] – und die verfälschen die Blutbefunde.

> Frage: Werden Patienten, denen eine Blutentnahme bevorsteht, darüber entsprechend informiert?

Die von Fachärzten aufgestellten Regeln besagen weiterhin, dass ein Patient **10–15 Minuten vor der Blutabnahme** in der gleichen Position, und zwar in der sogenannten »unveränderten Körperlage«, verbleiben sollte (liegend im Krankenhaus bzw. sitzend in der ambulanten Arztpraxis), um jegliche Bewegungen zu vermeiden, die zu einer Verfälschung der Befunde führen könnten.[550]

Wenn man sich einmal die meisten Arztpraxen, aber auch so manche Universitätsklinik vor Augen führt, dann ist man gerade in den zehn Minuten vor einer Blutabnahme zumeist unterwegs und damit in Bewegung: Erst setzt man sich ins Wartezimmer, wird irgendwann aufgerufen, steht auf, folgt der Arzthelferin oder dem Pflegepersonal und muss dabei ggf. Treppen hinauf- oder hinuntersteigen oder einen Aufzug finden. Anschließend wird man gebeten, sich im Wartebereich vor dem Laborraum hinzusetzen. Nach einigen Minuten wird man erneut aufgerufen und steht wieder auf, um gleich danach auf dem Laborstuhl Platz zu nehmen, wo man dann in der Regel sofort oder nach einer Minute der üblichen Blutabnahmeprozedur unterzogen wird.

Lassen sich auf diese Weise die geforderten 10–15 Minuten »unveränderte Körperlage« einhalten? Wohl kaum. Dies ist aber wichtig, denn aufgrund ständig wechselnder Körperpositionen können viele Messwerte verfälscht werden, wie in den Studien über die »liegende« oder »sitzende« Körperposition bei der Blutentnahme beschrieben wird: »*... weil sie mit Volumenverlagerungen des Körperwassers einhergehen, was die Blutkonzentrationen von Proteinen, Blutzellen und proteingebundenen niedermolekularen Verbindungen beeinflussen kann.*«[551]

Man kann sich nun die Frage stellen, ob diese »Volumenverlagerungen« auch bei einem ständigen Wechsel der Körperposition (wiederholtes Hinsetzen, Aufstehen und Gehen) gegeben sind und somit ebenfalls die Blutbefunde beeinflussen können.

Fehler während der Blutentnahme

Die größten Probleme aber ergeben sich während der nun folgenden Prozedur der Blutentnahme. Es beginnt bereits mit der Stauung der Venen, die eigentlich erst dann erfolgen dürfte, wenn die richtige Punktionsstelle gefunden und desinfiziert wurde.[552] Leider gibt es noch viele Labors, die sich nicht daran halten.[553]

Sehr oft wird auch viel zu lange gestaut. Eigentlich sollte hinreichend bekannt sein, dass eine zu lang andauernde Stauung (über eine Minute; andere Wissenschaftler sprechen von mehr als 30 Sekunden) die Blutwerte verfälschen kann. Die möglichen Folgen: Hämolyse (Auflösung der roten Blutkörperchen), Verunreinigung der Blutprobe mit Gewebsthromboplastinen, Zelluntergang sowie Hämokonzentration. Schon aus diesen Gründen sollte der Stauschlauch bzw. die Staubinde nach Einführung der Nadel in die Vene und erfolgtem ersten Blutabfluss sofort geöffnet werden.[554] Dies geschieht aber nur selten – und welcher Patient achtet schon darauf oder stoppt die Zeit, um sicherzugehen, dass sein Arm nicht länger als 30 Sekunden eingeschnürt wird?

Und wer kann beurteilen, ob der Stauschlauch oder die Staubinde zu straff angelegt wurde? Auch dieser Umstand *kann* die Blutergebnisse stark beeinflussen, denn ein zu langer und/oder zu heftiger Venenstau kann zu einer lokalen Aktivierung der Fibrinolyse und zur Blutgerinnung führen, was die Konzentration der Gerinnungsfaktoren im Blut fälschlicherweise erhöhen kann.[555] Zum anderen kann es bei einem übermäßigen Venenstau auch zur Hämolyse kommen, ebenfalls mit der Folge falsch erhöhter Messwerte.[556]

Was versteht man eigentlich unter einer Hämolyse?
Wie bereits kurz erwähnt, handelt es sich dabei um eine Auflösung der roten Blutkörperchen, was die Messwerte verfälschen kann: »Durch Zerstörung der Zellmembran werden Hämoglobin sowie andere zytoplasmatische Bestandteile (vor allem Lactatdehydrogenase und Kalium) freigesetzt und im Blut nachweisbar.«[557]

Auch die Art und Weise der Desinfektion kann die Ergebnisse einer Blutabnahme beeinflussen. Bei den zu diesem Zweck verwendeten Produkten ist die jeweils vorgeschriebene Einwirkzeit unbedingt einzuhalten (sie liegt üblicherweise **zwischen 30 und 60 Sekunden**, manchmal ist sie aber auch länger). Erst **danach** sollte die Stelle mit einem Tupfer trockengewischt und die Nadel eingeführt werden. Nicht vorher.

Nach meinen persönlichen Erfahrungen wage ich zu behaupten, dass diese Anweisungen häufig nicht eingehalten werden. Eine allzu »schnelle« Einführung der Nadel ohne Rücksicht darauf, ob die Punktionsstelle bereits richtig trocken ist, kann auch hier u. a. zur Hämolyse und somit zu einer Verfälschung der Blutbefunde führen.[558]

Nach den Regeln der medizinischen Kunst sollte eine Blutentnahme »atraumatisch« erfolgen, das heißt, starkes Beklopfen der zu punktierenden Stelle, aber auch Pumpen mit der Hand und Ballen der Hand zur Faust sind zu unterlassen, damit keine Hämolyse entsteht. Inzwischen dürfte bekannt sein, dass das Pumpen durch Bilden einer Faust eine drastische Erhöhung beispielsweise der Kaliumwerte verursacht. Trotzdem werden die Patienten immer wieder dazu aufgefordert – vermutlich weil die medizinische Alltagsrealität auch auf diesem Gebiet nicht immer auf dem neuesten wissenschaftlichen Stand ist. Tatsache ist, dass Fachärzte in den Massenmedien und in der Fachpresse weiterhin solche Methoden empfehlen, um die Venen besser zum Vorschein zu bringen.[559]

Eine weitere Quelle falscher Befunde im Zusammenhang mit der Prozedur »Blutentnahme« ist eine Verunreinigung des Blutes durch Gewebeflüssigkeit. Dies passiert u. a. dann, wenn die Laborantin oder der Arzt **in der Punktionsstelle herumstochert**, um die Vene zu treffen. Ein solches Vorgehen ist als grober Fehler zu bewerten, denn man sollte es, wenn eine Vene nicht gefunden wird, laut Expertenmeinung einfach am anderen Arm oder an einer Hand versuchen. Es ist zwar verständlich, dass das Laborpersonal dem Patienten ein zweimaliges Piksen ersparen möchte, aber häufig ist das Herumstochern weitaus unangenehmer als eine neue Punktion – und rein labortechnisch ist zu bedenken, dass gerade dieses Vorgehen zu einer Verunreinigung der Blutproben mit Gewebeflüssigkeit führen kann.[560]

Aber auch hier scheint die niedergelassene Ärzteschaft bzw. das Laborpersonal den wissenschaftlichen Studien hinterherzuhinken, denn das »Stochern« wird nach wie vor geduldet – eben mit der Begründung, man wolle dem Patienten einen zweiten Einstich nicht zumuten.[561]

Ebenfalls eine Rolle spielt der Blutfluss, das heißt die Geschwindigkeit, mit der das Blut in das Laborröhrchen »eingesaugt« wird (»Aspiration«).

Je **größer** der Sog (forciertes Ziehen am Kolben) und somit die Geschwindigkeit des Blutflusses, desto mehr besteht die Gefahr einer Schädigung der Thrombozyten und damit einer Hämolyse.

Je **langsamer** oder stockender der Blutfluss, desto größer ist das Risiko einer Teilgerinnung des Blutes.

Auf den Laborbefunden können aufgrund der bisher geschilderten Fehler Werte erscheinen, die der tatsächlichen Blutkonzentration des betreffenden Analyten nicht entsprechen. [562]

Problematisch ist auch die Blutentnahme aus einem Arm, an dem gerade eine Infusion läuft. Dies ist nicht auf die leichte Schulter zu nehmen, wie das Klinische Labor des Universitätsklinikums Ulm anhand eines Beispiels zur Blutgerinnung auf seiner Webpage darlegt: *»Einem Patienten nach Herzinfarkt wird Blut zur aPTT-Kontrolle* [aktivierte Thromboplastinzeit, Anm. d. A.] *aus dem gleichem Arm abgenommen, an dem die Heparininfusion läuft. Die aPTT ist (fälschlich) stark verlängert, die Heparininfusion wird abgestellt …«*[563]

Betrachten wir dieses Beispiel einmal näher, um uns vor Augen zu führen, was »falsche« Werte bedeuten können: An dem Arm, an dem eine Infusionslösung einläuft, ist das Blut üblicherweise verdünnt. Das Labor – nicht wissend, dass das zu untersuchende Blut einem Arm entnommen worden war, an dem ein Infusionsschlauch hing, und dass es somit verdünnt war – hat die auf diese Weise entstandenen falschen Blutbefunde an die Ärzte weitergeleitet.

Da in den Augen der Ärzte aufgrund der »vom Labor festgestellten« längeren Blutgerinnungszeit bei dem Patienten kaum mehr die Gefahr einer Thrombose, eines Schlaganfalls oder eines erneuten Herzanfalls bestand, sondern vielmehr das Risiko einer Blutungsgefahr, wurde beschlossen, die blutgerinnungshemmende Heparintherapie unverzüglich zu beenden.

In Wirklichkeit hätte der Patient diese Heparin-Infusionen aber weiter benötigt, denn im Gegensatz zum Blutbefund war die tatsächliche Blutgerinnungszeit wesentlich kürzer (was bei der Blutentnahme am anderen Arm hätte festgestellt werden können).

Die Ärzte aber, die den Laborwerten voll vertrauten (genau das ist das Problem mit dem Dogma Blutbefunde), beschlossen eine Therapieänderung, die falsch war.

Was diesem Herzinfarktpatienten danach passiert ist, wird nicht geschildert, aber die Punkte am Ende des Zitats lassen nichts Gutes vermuten.[564]

Die Konsequenzen solch angeblich banaler Fehler, wie den »falschen« Arm zu punktieren, in einer Vene herumzustochern oder diese zu lange oder zu heftig zu stauen, mit der Hand zu pumpen, die Punktionsstelle zu beklopfen, Infusionen nicht zu beachten usw. sind alles andere als trivial: Sie verfälschen Blutbefunde.

Das Problem liegt darin, dass auf diese Weise vielleicht überhöhte Werte »gemessen« und in den Blutbefunden angegeben werden, während der Patient in Wirklichkeit im Normbereich liegt. Oder es ergeben sich Normwerte, obwohl eigentlich zu niedrige oder erhöhte Werte vorliegen, die erkannt würden, wenn es einen der oben genannten Fehler nicht gegeben hätte. Auf diese Weise kann es leicht passieren, dass notwendige Therapiemaßnahmen unterbleiben oder unnötige bzw. falsche Behandlungen oder Medikationen eingeleitet werden – unter Umständen mit fatalen Folgen.

Bleiben wir in der präanalytischen Phase und schauen uns an, welche weiteren Fehler hier auftreten können.

Bei der Blutabnahme sind die Gefäße und Entnahmeröhrchen in einer bestimmten Reihenfolge zu füllen, weil die meisten von ihnen Zusatzstoffe enthalten, die zur Blutbestimmung erforderlich sind. Die korrekte Reihenfolge ist: Zuerst die Blutkultur, danach ein Röhrchen ohne Zusatz, dann das Röhrchen mit Citrat (zur Bestimmung von Blutgerinnung und Blutsenkung), dann das Röhrchen mit Heparin (Elektrolyte, Enzyme und viele andere Stoffe), dann das Röhrchen mit EDTA (Blutbild, das heißt rote und weiße Blutkörperchen usw.) und schließlich das Röhrchen mit Natriumfluorid (für die Blutzuckerbestimmung). Insbesondere das Citrat-Röhrchen sollte **nicht** als Erstes genommen werden, da sonst die Gerinnungswerte verfälscht werden könnten.[565]

Eine kurze Erklärung, was das Natriumfluorid-Röhrchen betrifft: Schon seit vielen Jahren ist bekannt, dass sich in den Entnahmeröhrchen mit diesem Zusatzstoff der Zucker ungehindert weiter abbaut und somit falsch niedrigere Glukosekonzentrationen festgestellt werden, als im Blut der Patienten tatsächlich vorhanden sind. Trotzdem wurde lange Zeit nichts unternommen. Dieser gravierende Mangel wurde in Deutschland erst 2014 durch ein Verbot dieser Röhrchen durch die *Deutsche Diabetes Gesellschaft* behoben (siehe Kapitel *Glukose – der honigsüße Diabetes*). Nun müssen diese Natriumfluorid-Röhrchen zusätzlich noch Citrat enthalten.

Bei gewissen Proben muss außerdem darauf geachtet werden, dass das Blutvolumen den angegebenen Mengen entspricht und die Röhrchen wirklich bis zum Markierungsstrich gefüllt werden. *»Bei unvollständig gefüllten Röhrchen können falsche Laborwerte auftreten. Schon eine Unterfüllung der Gerinnungsröhrchen von mehr als 10 % führt zu falsch verlängerten Gerinnungszeiten.«*[566]

Wird so etwas vom Labor erkannt? Vermutlich schon angesichts der Behauptung, dass die meisten präanalytischen Mängel behoben werden. Doch bei den Abermillionen von Blutbestimmungen ist der Prozentsatz an unerkannten Fehlern trotzdem besorgniserregend, denn: *»… 6 % der fehlerhaften Proben bleiben unentdeckt – mit potenziell weitreichenden Konsequenzen, wenn Patienten aufgrund des falschen Laborwertes falsch therapiert werden [4]. Die Gefahr für Patienten ist die eine Seite. Auf der anderen Seite generieren die Fehler darüber hinaus aber auch unnötige Kosten [3, 5].«*[567]

Laut einer 2009 in *Blutbild* publizierten Studie muss man davon ausgehen, dass präanalytische Fehler allein in einem einzigen Krankenhaus jährlich durchschnittlich ca. 350 000 € an vermeidbaren Kosten verursachen.[568]

Die Anzahl der möglichen Störfaktoren ist wirklich sehr hoch (dabei habe ich nicht einmal *sämtliche* möglichen Variablen aufgelistet) und lässt darüber staunen, dass sich Ärzte bei der Erstellung von Diagnosen so stark auf die Blutbefunde verlassen und vorhandene Symptome zunehmend vernachlässigen. All die oben aufgelisteten Interferenzen müssten Ärzten wohlbekannt sein – wie auch die folgenden, die uns weitere Anfälligkeiten der Labormedizin aufzeigen, auch wenn in den letzten Jahrzehnten zugegeben große Anstrengungen unternommen worden sind, um Fehlerquellen auszuschalten.

Fehler nach der Blutentnahme

Seit vielen Jahren ist bekannt, dass bestimmte Röhrchen unmittelbar nach der Blutentnahme nicht geschüttelt werden dürfen, weil auch dies zu einer Hämolyse und somit zu Blutbefund-Verfälschungen führt. Das Laborpersonal sollte solche Röhrchen nur langsam über Kopf wenden und dann 3- bis 5-mal leicht schwenken (einige Röhrchen sogar bis 8- oder 10-mal).[569]

(Ich frage mich, was eigentlich von all den vor Jahren durchgeführten Bluttests zu halten ist, denn früher wurden die Röhrchen vorrangig *geschüttelt* … waren etliche Befunde deswegen womöglich falsch?)

Weitere Probleme sind einer Studie des South Georgia Medical Center (USA) zu entnehmen. Dort wurde festgestellt, wie in einem Artikel in *Blutbild* ausgeführt, »*dass 38 % der gravierenden Fehler in der präanalytischen Phase auf die fehlerhafte Beschriftung der Proben bei der Probenentnahme zurückzuführen sind.[…] Schief aufgeklebte Etiketten können zu Fehlern beim Ablesen des Barcodes (im Labor) führen. Dadurch werden eventuell Ausfallzeiten des Lesegerätes und unnötige Verzögerungen verursacht. Werden die Etiketten so platziert, dass Herstelleretikett und Patientenetikett zusammen das gesamte Röhrchen umspannen, wird es unmöglich, die Füllhöhe zu beurteilen und die Probenqualität visuell zu erfassen – beides kann für eine zuverlässige Diagnostik von entscheidender Bedeutung sein.*«[570]

Dies bedeutet im Klartext, dass bei einem unsachgemäßen Anbringen der Etiketten nur schwer zu erkennen ist, ob eine Probe zu viele zerstörte rote Blutkörperchen enthält oder ob mit dem entnommenen Material etwas anderes nicht in Ordnung ist, was zu falschen Messwerten führen könnte. Weiterhin lässt sich dann nicht mehr feststellen, ob die für bestimmte wichtige Parameter vorgeschriebene Füllmenge einer Probe tatsächlich gewährleistet ist. Und wird das Laborpersonal trotz des bekannten Risikos einer

Patientenverwechslung die Etiketten ablösen und die Proben neu etikettieren?

Die konsequente Einhaltung der Laborregeln ist manchmal nicht einfach, gerade wenn unter Zeitdruck gearbeitet wird. So ist es beispielsweise nicht zulässig, unzentrifugiertes Blut im Kühlschrank aufzubewahren – aber es geschieht. Dabei dürfen die Proben erst dann kühl gelagert werden, wenn Blutkuchen (Gallertklumpen aus geronnenem Blut) und Serum voneinander getrennt sind. Ebenfalls unzulässig ist die Aufbewahrung von Blutproben in der Nähe von Wärmequellen, also auf Heizkörpern oder auf Flächen, die dem Sonnenlicht ausgesetzt sind (z. B. auf einem Fensterbrett). Gerade solche Fehler, die womöglich nicht einmal einem Laien passieren würden, kommen immer wieder vor, wie den Abbildungen auf der Webseite der Abteilung »Klinische Chemie« des Universitätsklinikums Ulm zu entnehmen ist.[571]

Auch durch das Einfrieren der Blutproben kann die korrekte Bestimmung von Analyten beeinflusst werden. Wird Vollblut vor der Zentrifugation eingefroren und dann wieder aufgetaut, kann eine Hämolyse eintreten, die nicht augenfällig ist und somit vom Laborpersonal nicht wahrgenommen wird. Diese Auflösung der roten Blutkörperchen führt bei bestimmten wichtigen Stoffen unweigerlich zu falschen Messwerten – sofern sie nicht auf andere Weise doch noch erkannt wird. [572]

Selbst die Zentrifuge kann eine Quelle fehlerhafter Blutbefunde werden, wenn sie beispielsweise nicht korrekt austariert ist oder die Proben mit zu hoher Geschwindigkeit schleudert. Die Folge ist auch hier eine Hämolyse.[573]

Bevor wir auf die Fehler eingehen, die im Untersuchungslabor selbst passieren können, sei noch kurz erläutert, inwiefern Blutbefunde und somit Diagnosen auch durch bestimmte medizinische Untersuchungen, therapeutische Maßnahmen (z. B. Medikamente) und bestimmte Genussmittel (Kaffee, Cannabis) verfälscht werden können. Hierzu nur einige gängige Beispiele.

Diagnostische Störfaktoren

Wird die Brust einer Frau mittels Betastung (Palpation) untersucht, kann es bei einer anschließenden Blutabnahme zu abweichenden Werten des Hormons Prolaktin kommen. Ähnlich kann bei einem Mann nach einer Prostatauntersuchung der PSA-Wert steigen (aber auch bei Entzündungen oder sexueller Aktivität).[574] Angesichts der Anfälligkeit des PSA-Tests werden seit 2015 die Kosten dafür von den gesetzlichen Krankenkassen nicht mehr übernommen – diese Untersuchung gilt als nicht mehr »*treffsicher*«.[575] Hier zeigt sich einmal mehr, dass man sich jahrzehntelang auf diesen Test verlassen hat, der sich schließlich als unbrauchbar herausstellte. Es wäre schön, wenn man daraus eine Lehre ziehen würde: Zur Absicherung einer Diagnose **hauptsächlich** auf Symptome achten und den Blutbefund nur als Orientierungshilfe heranziehen.

Auch nach einem Allergietest kann ein Bluttest zu falschen Befunden führen, insbesondere was die Menge der eosinophilen Granulozyten betrifft. Es handelt sich dabei um eine Untergruppe der weißen Blutkörperchen, die bei einer großen Anzahl von Erkrankungen ansteigen.

Ziemlich neu ist die Erkenntnis, dass sich auch Kontrastmittel, wie sie typischerweise für eine Magnetresonanztomographie (MRT) verwendet werden (z. B. Gadolinium) negativ auf die Genauigkeit eines Blutbefundes auswirken – vor allem wenn die Blutentnahme innerhalb von zwei Stunden nach der MRT-Untersuchung erfolgt.[576]

Wie bereits beschrieben, können selbst Infusionen zu abweichenden Blutergebnissen führen: Schon die Infusion selbst bewirkt eine verfälschende Blutverdünnung, aber auch die Substanzen oder

Medikamente, die dem Körper durch die Infusion zugeführt werden, können einen Befund negativ beeinflussen.

Medikamente

Medikamente können Reaktionen im Körper des Patienten hervorrufen oder mit den automatisierten Laborverfahren interferieren – beides kann die Blutergebnisse beeinflussen und verfälschen. Auch können sie die Genauigkeit bestimmter Messmethoden, die insbesondere bei wichtigen und routinemäßig getesteten Stoffen angewandt werden, stark mindern. Unter diesem Gesichtspunkt sind gerade jene Laboranalysen besonders anfällig, bei denen es um die Bestimmung von Kreatinin, Glukose, Cholesterin, Harnsäure und Bilirubin geht.[577]

Als weitere Störfaktoren gelten häufig eingenommene Sexualhormone (z. B. die Pille) sowie Schmerzmittel und Antibiotika, aber auch Medikamente gegen Herzrhythmusstörungen, Epilepsie und Krebs. Aufgrund verbesserter Analysemethoden ist der Störeinfluss dieser Medikamente auf die automatisierten Messmethoden inzwischen angeblich nur noch gering, aber er besteht nach wie vor. Seit Anfang 2015 stellt man sich in der Fachwelt beispielsweise die Frage, inwieweit die neu entwickelten Blutverdünner zu einer Hämolyse führen und somit den Blutbefund verfälschen können.[578]

Einen großen Einfluss auf die Blutbefunde haben natürlich diejenigen Medikamente, welche die Konzentration vieler Stoffe/Analyten im Körper quantitativ verändern. Hier seien wieder nur einige Beispiele genannt:

Die alkalische Phosphatase, die u. a. zur Bestimmung des Knochenabbaus gemessen wird, **steigt an**, wenn der Patient harntreibende Diuretika, Antibiotika oder bestimmte Medikamente gegen Reflux und zur Kontrolle der Magensäureproduktion einnimmt.

Immerhin sind dies alles recht gängige Medikamente, die sehr vielen von uns verschrieben werden.

Die Pille, die weltweit von Abermillionen Frauen eingenommen wird, lässt die Werte der alkalischen Phosphatase dagegen **sinken**. Andererseits verursacht sie eine Erhöhung der Leukozyten (weiße Blutkörperchen) sowie des Transferrins (ein wichtiger Stoff zur Feststellung von Eisenmangel).

Die ursprünglich aus einem Rosengewächs gewonnene und später künstlich hergestellte Acetylsalicylsäure (Markenname u. a. *Aspirin*) verursacht eine **Erhöhung** der Bilirubin-, Kreatinin- und Leberwerte.

Bei anderen Werten führt Acetylsalicylsäure dagegen zu einer **Verminderung** – so bei T4 (einem der am häufigsten untersuchten Hormone der Schilddrüse), bei den Triglyzeriden (den berüchtigten Blutfetten) und bei der Harnsäure (Kreatinin).

Nimmt der Patient harntreibende Schleifendiuretika, kann die Kalziumkonzentration im Blutbefund **verringert** sein. Kortisonpräparate dagegen **erhöhen** den Blutzuckerspiegel.[579]

Genussmittel – Kaffee, Zigaretten, Alkohol und Cannabis

Die Anzahl der Störfaktoren, die einen Blutbefund verfälschen können, scheint uferlos zu sein – insbesondere wenn man noch weitere, ganz alltägliche Aspekte mit einbezieht.

Ich kenne viele Patienten, die sich trotz der Anweisung, nüchtern zur Blutabnahme zu kommen, kurz davor einen Kaffee oder einen kleinen Espresso gönnen in der Annahme, dass das ja wohl nicht viel schaden könne. Koffein kann aber u. a. die Glukosekonzentration, also den Blutzuckergehalt, **erhöhen**.

Und wie steht es mit dem Rauchen? Eine Stunde nach dem (Nikotin-)Genuss einer Zigarette kann im Blut eine **Erhöhung** von Adrenalin, Aldosteron, Kortisol und der freien Fettsäuren zu verzeichnen sein, sowie ein erhöhter Zuckerspiegel.

Erwähnenswert ist auch, wie sich der Genuss von Alkohol auf die zu untersuchenden Stoffe auswirken kann. In *akuten* Fällen ist der Blutzuckerspiegel **vermindert** und die Triglyzerid-Konzentration **erhöht**.

Bei Menschen, die dem Alkohol *regelmäßig und häufig* zusprechen, zeigt sich im Blutbefund dagegen ein Mangel an Vitamin B_6 und Folsäure, während bei HDL-Cholesterin, den Leber-Parametern GPT und GOT sowie Kortisol und Östradiol eine **Erhöhung** zu konstatieren ist.

Cannabis wiederum hat einen Einfluss auf Natrium, Kalium, Harnstoff, Chlorid sowie Kreatinin, Glukose und Harnsäure.[580]

PHASE 2 – INTRAANALYTISCHE PROBLEME

Hierbei geht es um die Fehler, die man im Labor entdeckt bzw. die während eines Messvorgangs passieren können. Bei 3 % der geschätzten 500 Millionen Laborproben/Jahr der gesetzlichen Krankenkassen kommt es zur Hämolyse, was potenziell immerhin 15 Millionen Blutproben betreffen kann. Die Hämolyse stellt somit den *weitaus bedeutendsten Störfaktor* dar.[581]

Hämolysiertes Blut hat aber nicht nur den oben beschriebenen Nachteil, wie der Webseite des *Schweizerischen Zentrums für Qualitätskontrolle* zu entnehmen ist (dieses Zentrum wurde von medizinischen Fachgesellschaften gegründet):

»*Die Zerstörung der roten Blutkörperchen führt zur Freisetzung von Farbstoffen,* ***die stark mit den optischen Eigenschaften der Probe interferieren****. Beispiele: Hämoglobin, Bilirubin. Für die Messung der Konzentration eines Stoffes werden bei bestimmten Methoden Enzyme verwendet. Die Zerstörung der roten Blutkörperchen kann zur Freisetzung von normalerweise im Plasma oder Serum nicht vorhandenen Erythrozytenenzymen führen,* ***welche stark mit***

den bei der Bestimmung ablaufenden Reaktionen interferieren und die Resultate massiv verfälschen.«[582]

Wie bereits beschrieben, entsteht die Hämolyse, das Sorgenkind der Labormedizin, durch unsachgemäße Handhabung während der Blutentnahme, aber auch durch einen unkorrekten Umgang mit den Blutproben *(»Schütteln, zu starkes Abkühlen oder Erwärmen, zu lange Aufbewahrungszeiten, unvollständige Zentrifugation usw.«*[583]*)*. Dies alles führt zu einer falschen Erhöhung derjenigen Stoffe, die in den roten Blutkörperchen in besonders hoher Konzentration vorliegen – z. B. Kalium, Phosphat, LDH, GOT, freies Hämoglobin, Eisen und Zink.[584]

Tatsache ist, dass die Labore eine durch Hämolyse »verunreinigte« Probe eigentlich zurückweisen müssten, um vom Arzt eine neue zu erhalten. Dies aber geschieht in den seltensten Fällen.

Laut einer US-amerikanischen Studie, an der 3495 Labors teilgenommen haben, sind die Ergebnisse alarmierend: Nur 7 % hatten alle Proben, bei denen man visuell oder auch mit anderen Mitteln eine Hämolyse feststellen konnte, abgelehnt. In 4 % der Laboratorien wurde keine einzige durch zerstörte rote Blutkörperchen »verunreinigte« Probe zurückgewiesen, während 88 % nur solche Blutproben ausgeschlossen hatten, bei denen der Hämolysegrad sehr hoch war.

Eine weitere besorgniserregende Tatsache ist, dass bei **57 %** der angeforderten Elektrolytanalysen – mit denen u. a. die Werte von Kalzium, Kalium, Natrium und Magnesium bestimmt werden – die Blutproben vor der Bestimmung **nicht auf eine Hämolyse untersucht werden.**[585]

Wie wir inzwischen wissen, ist gerade bei Kalium (das zu den zehn am häufigsten untersuchten Stoffen gehört) die Hämolyse von größter Bedeutung, weil sie die Werte dieses Stoffes drastisch steigen lässt und Blutbefunde somit massenhaft verfälscht.

Im konkreten Fall würde dies Folgendes bedeuten: Bei einem Patienten, der über Muskelschwäche, -krämpfe oder -schmerzen klagt und damit womöglich an einer **Kaliumunterversorgung** leidet, würde man diesen Kaliummangel im Blut nicht entdecken, wenn die abgelieferte Blutprobe hämolytisch ist und das im Labor nicht bemerkt wird. Bekanntermaßen führt eine Hämolyse zu einem fehlerhaften **Anstieg** des Kaliums, das sich in einem solchem Fall somit im Normbereich befindet, was den vorliegenden Mangel maskiert.[586] Das heißt, falls sich der Arzt einzig und allein auf den Blutbefund verlässt, gilt dieser eigentlich an Kaliummangel leidende Patient als gesund (und wird dementsprechend nicht behandelt).

Eine weitere komplizierte Interferenz ist die sogenannte **Lipämie.** In diesem Fall enthält eine Blutprobe zu viele Blutfette (Triglyzeride >300 mg/dl). Das Gleiche kann eintreten, wenn der Patient nicht nüchtern zur Blutabnahme erscheint.

Solche hohen Fettkonzentrationen im Blut können nicht nur abweichende Natriumwerte ergeben, sondern auch die photometrischen Messmethoden stark beeinflussen. Aber nicht nur das: *»Viele Bestimmungsmethoden beruhen auf Antigen-Antikörper-Bindungen. Zu viele Lipide können mit der Affinität bestimmter Antikörper interferieren oder diese verändern und so die Resultate verfälschen.«*[587]

Photometrische Messmethoden werden insbesondere für bestimmte, fast routinemäßig kontrollierte Hormone angewandt, wie z. B. die der Schilddrüse (T4, T3 und TSH), aber auch für HbA1c, einen der wichtigen Diabetes-Parameter.

Abweichende Blutkonzentrationen an Cholesterin, Kreatinin und Harnsäure sind zu erwarten, wenn eine Probe zu viel Bilirubin enthält (ein Abbauprodukt von Hämoglobin), das zu optischen Interferenzen führt. *»Bei einer abnormalen Erhöhung des Bilirubins* *wird die Probe als ikterisch bezeichnet. Ursache sind meist Erkrankungen der Leber.«*[588] Mit anderen Worten: Wenn ein Patient unter einer Lebererkrankung leidet, führt die erhöhte Bilirubinkonzentration in seinem Blut dazu, dass die Befunde für die drei oben genannten Laborparameter nur bedingt zuverlässig sind.

Das *Schweizerische Zentrum für Qualitätskontrolle* weist darauf hin, dass eine Blutentnahme nach Möglichkeit wiederholt werden sollte, wenn eine Probe durch zerstörte rote Blutkörperchen oder zu viele Fettstoffe »verunreinigt« ist. Leider gehen auch die schweizerischen Experten davon aus (wie ihre Kollegen in den USA), dass die Labors die Proben trotz Hämolyse oder zu hoher Fettstoffspiegel dennoch untersuchen und die so »unkorrekt« gewonnenen Blutbefunde abgeben. Auf der Webseite des Zentrums ergeht daher eine Anweisung an das Laborpersonal, in diesen Fällen *»unbedingt eine Bemerkung zu Händen des Arztes anzufügen«.*[589]

Die Frage ist: Hält man sich dann auch tatsächlich daran? Oder werden die Labors nicht doch eher auf zusätzliche Anmerkungen verzichten, um das ohnehin komplexe Prozedere nicht noch weiter zu verkomplizieren?

Labortechnische und maschinelle Fehler

Die vorangegangenen Probleme entstehen durch den fehlerhaften Umgang der Labors mit präanalytischen Mängeln, die bereits bei der Blutabnahme in den Arztpraxen oder beim Transport ins Labor (z. B. durch starke Erschütterungen)[590] aufgetreten sind. Weitere intraanalytische Fehler ergeben sich durch die inzwischen fast vollautomatisierte Labordiagnostik und die jeweilige Gerätesoftware in den Labors selbst. Auch diese können einen Blutbefund negativ beeinflussen.

So hat z. B. die Firma Philips im Mai 2015 an ihre Kunden (= die Labors) eine dringende Sicherheitsmitteilung herausgegeben mit dem Hinweis auf ein Problem eines ihrer diagnostischen Geräte, »*das bei erneutem Auftreten eine Gefahr für die Patienten bedeuten kann.*«[591]

Diese Sicherheitsmitteilung besagte, dass Blutbefunde am Monitor falsch angezeigt würden aufgrund eines Softwarefehlers, der »*ein erwartetes Dezimaltrennzeichen ... aus dem Laborwert entfernt, sodass die angezeigte Zahl eine höhere als die erwartete Größenordnung aufweist. Wenn falsche Laborwerte vorliegen, könnte ein Arzt eine falsche Behandlung einleiten bzw. eine notwendige Behandlung zu spät einleiten. [...] Philips führt diese freiwillige Korrekturmaßnahme durch, um die Software auf den betroffenen Geräten zu berichtigen. Auf den nächsten Seiten finden Sie Anweisungen für geeignete Abhilfemaßnahmen.*«[592]

Aber nicht nur Fehlprogrammierungen der Software, sondern auch problematische Reagenzien, Substanzen und Nachweisverfahren (Assays) zur Messung der im Blut vorhandenen Stoffe können zu einer Verfälschung der Blutbefunde führen, die oft jahrelang unentdeckt bleiben – bis einige Wissenschaftler und Forscher darauf aufmerksam werden.

Besonders davon betroffen ist das Hormon TSH, das in Europa bei vielen Patienten fast routinemäßig untersucht wird.

Eine holländische Studie hat sich 2013 eingehend mit den Fehlermöglichkeiten bei verschiedenen Schilddrüsenfunktionstests befasst: »*Die Hauptquellen an Unwägbarkeiten in den Messungen und Interpretationen sind:*

1. *Tagesschwankungen des TSH,*
2. *unterschiedliche Ergebnisse, die vom Zeitpunkt der Einnahme der Schilddrüsenmedikamente beeinflusst werden,*
3. *Fehler in der Sensitivität von TSH und FT4, die von den im Labor benutzten Assay abhängig sind,*

4. *die Tatsache, dass Zahlen nach dem Komma bei FT4 entweder aufgerundet oder weggelassen werden …«*[593].

Der Auflistung weiter zu folgen würde hier den Rahmen sprengen, aber schon diese wenigen Punkte verdeutlichen, wie anfällig auch die intraanalytische Phase ist – trotz der ständigen Beteuerungen, dass diese am wenigsten fehleranfällig sei. Wie einige US-amerikanischen Experten beteuern, ist gerade diese aber die heikelste Phase, denn im Labor werden die Blutproben untersucht und anhand dieser Analyseergebnisse die Befunde erstellt.

So berichteten Fachärzte einer belgischen Universität 2012 darüber, dass sogenannte heterophile Antikörper (unspezifische Antikörper) während des Messverfahrens zu falschen TSH-Bestimmungen führen können.[594] Wer kontrolliert, ob die in den automatisierten Labors ermittelten Resultate auf Interferenzen mit dem verwendeten Nachweisverfahren beruhen wie in diesem Fall?

Dass es sich dabei mitnichten um bedauerliche Einzelfälle handelt, zeigte eine kalifornische Studie zwei Jahre später (2014). Hier konnten die Wissenschaftler feststellen, dass vier von der *Food and Drug Administration (FDA)* zugelassene Antikörper, mit deren Hilfe das TSH in den Labors gemessen wird, bei einigen Patienten nicht geeignet waren, diesen Stoff richtig zu binden, sodass das TSH kaum aufgespürt wurde.

Die Folge davon: In den Blutbefunden der Labors, die diese Nachweisverfahren benutzt hatten, stand fälschlicherweise, dass der TSH-Wert extrem erniedrigt war. Dies führte zu der Diagnose »Überfunktion der Schilddrüse« – obwohl bei den vorwiegend weiblichen Patienten das TSH eigentlich völlig in Ordnung war. Das stellte sich aber erst später heraus …[595]

Die Konsequenzen solcher Laborfehler sind nicht zu unterschätzen, denn bei den betroffenen Patienten kann dadurch eine

Unter- oder Überfunktion der Schilddrüse diagnostiziert werden, obwohl sie eigentlich gesund sind!

Angesichts der Tatsache, dass diese Fehlerquellen inzwischen bekannt sind, wundert man sich, dass sich die Mehrzahl der Ärzte und Endokrinologen auf den TSH-Wert aus den Blutbefunden seit Jahren so sehr verlassen, dass sie – liegt er im Normbereich – auf viele weitere und für den Patienten notwendige Schilddrüsenuntersuchungen verzichten (siehe Kapitel *TSH – nicht erfasste Schilddrüsenkranke)* oder – liegt dieser Wert (fälschlicherweise) außerhalb des Normbereichs – unnötige Therapien einleiten.

Wie die genannten Studien zeigen, kann dieser fast unerschütterliche (weil auch sehr bequeme) Glaube an die absolute Aussagekraft der Blutbefunde (in diesem Fall bezogen auf den TSH-Befund) für den Patienten gefährlich werden: Wenn nämlich in einem Labor aufgrund eines unzulänglichen Nachweisverfahrens trügerisch niedrige, fast inexistente TSH-Werte validiert werden, verleitet dies die Ärzte zu falschen Diagnosen. Irgendwie befindet sich die Medizin hier – zumindest was den fast dogmatischen Glauben an die Verlässlichkeit von Blutbefunden betrifft – auf dem Holzweg, da solche Mängel leider nicht nur die Schilddrüsenwerte, sondern auch andere Parameter betreffen. Aufgrund von fehlerbehafteten Nachweismethoden im Labor wurden nämlich auch schon falsch erhöhte Bilirubinwerte festgestellt[596], was dazu verleiten kann, eine Lebererkrankung oder -schädigung zu diagnostizieren, die aber gar nicht vorliegt.

Unterschiedliche Blutbefunde – je nach Labor

Die Frage, die sich allmählich unweigerlich stellt, nämlich ob Laboranalysen eigentlich einer Kontrolle unterliegen, kann man bejahen. Die *Richtlinie der Bundesärztekammer zur Qualitätssicherung laboratoriumsmedizinischer Untersuchungen* (Rili-BÄK) sieht vor, dass die Labors eine ständige interne Qualitätskontrolle durchführen und an Ringversuchen (externe Kontrollen) teilnehmen.

Das heißt konkret, dass die Qualitätssicherung in den einzelnen Labors durch interne wie externe Prüfungen und Versuche gewährleistet werden sollte, in deren Rahmen bestimmte Untersuchungen wiederholt werden. Solche Überprüfungen der diagnostischen Messverfahren sollen Aussagen über die Messgenauigkeit erlauben.

Die obengenannte Richtlinie lässt hier allerdings einen gewissen Spielraum zu (vermutlich angesichts der fehlenden exakten Reproduzierbarkeit von Labordaten). Das bedeutet in der Praxis, dass zwischen den Blutbefunden des zu kontrollierenden Labors und denen des Kontroll-Labors kleine bis sehr große prozentuale Abweichungen gestattet sind (die Liste der betroffenen Analyten ist lang).

Nach den Tabellen der besagten Richtlinie sind bei internen Laborkontrollen bei Einzelnachweisen Abweichungen von ca. 4 bis 20 % erlaubt. Bei Ringversuchen, also bei den externen Kontrollen, sind diese Abweichungen noch viel größer; bei bestimmten Stoffen können sie sogar über 30 % betragen.[597]

Nehmen wir hypothetisch an, in einem Labor wird ein Ferritin-Blutwert von 15 µg/l gemessen, also ein Befund, der sich an der unteren Normgrenze befindet und somit, was den deutschen Referenzbereich für Ferritin betrifft, noch in Ordnung ist.

Nehmen wir weiter an, dass diese Blutprobe von einem anderen, externen Labor kontrolliert wird, das mit dem gleichen Referenzbereich arbeitet.

Die *Richtlinie der Bundesärztekammer* erlaubt bei diesem Stoff eine Abweichung von 25 % (nach oben oder nach unten). »Nach unten« würde aber bedeuten, dass der Patient anhand der Daten des Kontroll-Labors die Diagnose »Eisenmangel« erhalten würde. Aufgrund der Blutbefunde des ersten Labors wäre sein Ferritinwert jedoch innerhalb des Normbereichs, das heißt, sein Arzt würde ihn als gesund erachten und ohne Therapie nach Hause schicken.

Wir brauchen uns also nicht zu wundern, wenn sich in den einschlägigen Internetforen viele Menschen besorgt darüber austauschen, dass sie nicht verstehen, warum ihre Blutwerte, die am selben Tag von unterschiedlichen Labors untersucht wurden, derart extreme Abweichungen aufweisen. Denn für sie stellt sich natürlich die Frage: Welches Labor liefert denn nun den richtigen Befund und welchem soll man glauben?

Nun ist es aber auch so, dass unterschiedliche Labors teilweise mit unterschiedlichen Referenzbereichen arbeiten. Deren unterschiedliche Werte liegen oft nahe an denen, die von den Fachgesellschaften in den Leitlinien festgelegt wurden. Mitunter kommt es aber vor, dass Patienten ihr Blut am selben Tag von verschiedenen Labors haben untersuchen lassen und besorgniserregend abweichende Blutbefunde zurückbekommen haben.

Das Argument, dass unterschiedliche Labors eben mit leicht unterschiedlichen Referenzbereichen arbeiten, gilt hier aber nicht, denn bei dem einen Labor kann ein Blutwert noch **innerhalb** des (von diesem Labor) gewählten Referenzbereichs und damit in der Norm liegen, während er sich bei dem anderen Labor **außerhalb** des gewählten Referenzbereiches bewegt und somit als krankhaft verändert gilt. Ist man also nach dem einen Befund krank, nach dem anderen jedoch gesund? Irgendetwas läuft hier ganz falsch.

PHASE 3 – POSTANALYTISCHE FEHLER

Hierbei handelt es sich um Fehlerquellen und Mängel, die *nach* der Blutanalyse (also nach der eigentlichen Messung) passieren können. Darunter zählen z. B. fehlerhafte Validationen (die Bestätigung der Korrektheit von Laborergebnissen, die aber eindeutig falsch sind, z. B. absurde Werte), aber auch Transkriptionsfehler, wie sie bei der manuellen Übertragung von Daten in eine Datenbank auftreten können. Auch diese beiden Missstände sind nicht zu unterschätzen, denn die Weiterleitung eines Blutbefunds, der aufgrund einer Namensverwechslung eigentlich jemand ganz anderen betrifft, kann für einen Patienten ernsthafte Konsequenzen haben.

In den letzten Jahren ist die Labormedizin immerhin darum bemüht, Fehlerquellen zu reduzieren.

SCHLUSSBEMERKUNG

Tatsache ist, dass die »*Wichtigkeit der Patientensicherheit und der Reduktion von Fehlern in der Diagnostik in den letzten Jahren immer stärker wahrgenommen wird. … Daher bietet eine stärkere Kontrolle der präanalytischen Phase ein großes Potenzial, die gesamte Qualität der Labordiagnostik zu verbessern und die Zufriedenheit der beteiligten Personen zu erhöhen.*«[598]

Um dies zu gewährleisten, findet seit 2011 alle zwei Jahre ein europäischer Ärzte-Kongress statt, der sich speziell den präanalytischen Fehlern in der Labordiagnostik widmet. Der letzte Kongress war im Frühling 2015, und die Probleme, die in den Abstracts/Zusammenfassungen »kurz und bündig« vorgestellt wurden, füllen über 90 Seiten …[599]

Professor Giuseppe Lippi (Universität Verona) hat sich ein Leben lang mit diesem Thema befasst. 2015 erhielt er eine Art Oscar für Labormedizin. Der »Outstanding Contributions to Management Sciences and Patient Safety Award« wurde ihm von der *Amerikanischen Gesellschaft für Klinische Chemie (AACC)* verliehen, die über 17 000 Mitglieder vereint, darunter die international renommiertesten Experten dieser Zunft.

Es ist Lippis besonderes Anliegen, die Fehlerquellen und Probleme in der Labormedizin zu mindern, denn *»die Fehlerwahrscheinlichkeit ist nicht unerheblich und könnte negative Auswirkungen auf die Messqualität sowie auf die Sicherheit der Patienten haben.«*[600]

Eine erfreuliche Entwicklung. Trotzdem, an vorderster Stelle sind erneut die behandelnden Ärzte aufgefordert, sich bei der Diagnosestellung eben nicht nur auf die Blutbefunde zu stützen, sondern vermehrt die vorhandenen Symptome in den Vordergrund zu stellen. Blutbefunde sollten wieder den Stellenwert erhalten, den sie seit jeher haben: Es sind Befunde des *Blutes*, nicht des *Körpers*. Angesichts der Anfälligkeit der Messverfahren in allen Bereichen der Laborbestimmung sollten sie daher nur als Orientierungshilfe dienen.

EINIGE BEGRIFFSERLÄUTERUNGEN ZUR LABORMEDIZIN

»Als **Vollblut** bezeichnet man Blutprodukte, die alle physiologisch vorkommenden Blutbestandteile, das heißt Zellen, Proteine und sonstige Bestandteile, enthalten. Blutproben für diagnostische Zwecke werden ebenfalls gelegentlich als Vollblut bezeichnet.«[601]

Aus dem Vollblut wird dann durch Zentrifugieren das Blutplasma (besser bekannt als Plasma) gewonnen.

»Unter **Blutplasma** versteht man den nicht-zellulären Anteil des Blutes, der zu ca. 90 % aus Wasser und zu 10 % aus darin gelösten Substanzen besteht. Sein Anteil am Blutvolumen beträgt etwa 55 %.

Zum Blutplasma zählen als wichtigste Bestandteile:

- Elektrolyte (Na^+, Cl^-, K^+, Ca^{2+}, Mg^{2+}, Bikarbonat, Phosphate)
- Plasmaproteine (Albumine, Lipoproteine, Immunglobuline, Fibrinogen)
- Hormone (Signalmoleküle)
- Nährstoffe (z. B. Glukose)
- Abbauprodukte der diversen Stoffwechselwege (z. B. Laktat, Pyruvat, Kreatinin, Kreatin, Harnsäure)«[602]

»Unter dem *Blutserum*, häufig verkürzt einfach »Serum« genannt, versteht man den flüssigen Teil des Blutes nach abgeschlossener Blutgerinnung. [...] Das Serum ist im Gegensatz zum Blutplasma frei von Fibrinogen. Darüber hinaus ist seine Zusammensetzung mit der des Blutplasmas identisch.«[603]

ANMERKUNGEN

1 When normal is not: The dilemma of interpreting laboratory averages of bioactive molecules subject to heterogeneous regulatory feedback and epigenetic mosaicism, John D. Doux*, Anthony J. Yun; Palo Alto Institute, 470 University Avenue, Palo Alto, CA 94301, United States. Medical Hypotheses; DOI: http://dx.doi.org/10.1016/j.mehy.2005.11.014 http://www.medical-hypotheses.com/article/S0306-9877%2805%2900598-0/abstract

2 Zur »Gefährlichkeit« von Vitaminen und Mikronährstoffen; Dr. sc. med. Bodo Kuklinski, OM & Ernährung, 2009 | Nr. 127 http://www.dr-kuklinski.info/publikationen/gefaehrlichkeit-vitamine-mikronaehrstoffe.pdf

3 Pharmazeutische Zeitung Online, Glomeruläre Filtrationsrate – Eine Frage der Formel, Ulrike Viegener. http://www.pharmazeutische-zeitung.de/index.php?id=53687

4 When normal is not: The dilemma of interpreting laboratory averages of bioactive molecules subject to heterogeneous regulatory feedback and epigenetic mosaicism John D. Doux, Anthony J. Yun; Palo Alto Institute, 470 University Avenue, Palo Alto, CA 94301, United States. Medical Hypotheses; DOI: http://dx.doi.org/10.1016/j.mehy.2005.11.014

5 https://www.aacc.org/publications/cln/cln-stat/2019/march/21/building-better-reference-intervals-for-children

6 https://www.sciencedirect.com/science/article/pii/S1743919106000471

7 »A response to systematic bias, wastage, error, and fraud in research underpinning patient care« – https://www.ncbi.nlm.nih.gov/pubmed/28720642

8 When normal is not: The dilemma of interpreting laboratory averages of bioactive molecules subject to heterogeneous regulatory feedback and epigenetic mosaicism, John D. Doux, Anthony J. Yun, Palo Alto Institute, 470 University Avenue, Palo Alto, CA 94301, United States; Medical Hypotheses; DOI: http://dx.doi.org/10.1016/j.mehy.2005.11.014; http://www.medical-hypotheses.com/article/S0306-9877%2805%2900598-0/abstract

9 Urine Reflection of Changes in Blood, Chapter 2, in: Youhe Gao (Hrsg.): Urine Proteomics in Kidney Disease Biomarker Discovery; Springer Verlag, 2015. Menglin Li, National Key Laboratory of Medical Molecular Biology, Department of Pathophysiology, Institute of Basic Medical Sciences, Chinese Academy of Medical Sciences/School of Basic Medicine, 5 Dong

Dan San Tiao, Beijing, China. https://books.google.de/books?id=WhAfBQ AQBAJ&pg=PA12&lpg=PA12&dq=urine+proteomics+in+disease+ li&source=bl&ots=Ztc-8iTEch&sig=YVm4_42tLdu2Uo4sKlnu-0oAF7g&hl=de&sa=X&ved=0ahUKEwiZ77a2ttbLAhVJ1ywKHTWLDOMQ6AEIKTAB#v=onepage&q=urine%20proteomics%20in%20disease%20li&f=false

10 Magnesium basics, Wilhelm Jahnen-Dechent1 and Markus Ketteler2, 1RWTH Aachen University, Helmholtz Institute for Biomedical Engineering, Biointerface Laboratory, Aachen, Germany; 2 Klinikum Coburg, III. Medizinische Klinik, Coburg, German, Clin Kidney J (2012) 5 (Suppl 1): i3-i14. doi: 10.1093/ndtplus/sfr163. This article appears in: Magnesium – a versatile and often overlooked element: New perspectives with a focus on chronic kidney disease. http://ckj.oxfordjournals.org/content/5/Suppl_1/i3.full

11 Aging (Milano). 1990 Sep; 2(3):291-6. The magnesium load test: experience in elderly subjects. Martin BJ1. 1Department of Geriatric Medicine, Glasgow Royal Infirmary Group, Lightburn Hospital, Scotland, U.K. http://www.ncbi.nlm.nih.gov/pubmed/2094368

12 Holtmeier HJ. Das Magnesiummangelsyndrom beim Menschen. In: Holtmeier, H. J. (Hrsg.): Magnesium und Calcium. Wissenschaftliche Verlagsgesellschaft mbH, Stuttgart 1995: 3-32. Zitat wiedergegeben in Heft 1/1998 (13. Jahrgang), LABORATORIUM FÜR SPEKTRALANALYTISCHE UND BIOLOGISCHE UNTERSUCHUNGEN; DR. BAYER http://www.labor-bayer.de/publikationen/1_mineralstoffbestimmung.pdf

13 Magnesium in Chronic Kidney Disease: Unanswered Questions. Spiegel, D. M., University of Colorado, Denver, Colorado, USA. Blood Purif 2011;31:172–176, (DOI:10.1159/000321837) http://www.karger.com/Article/Fulltext/321837

14 Assessment of magnesium status for diagnosis and therapy, Volume 23, numéro 4, december 2010, Ronald J Elin, Department of Pathology and Laboratory Medicine, School of Medicine, University of Louisville, Louisville, USA, DOI : 10.1684/mrh.2010.0213, Page(s): 194-8; 2010. http://www.jle.com/fr/revues/mrh/e-docs/assessment_of_magnesium_status_for_diagnosis_and_therapy_287105/article.phtml

15 Clinical Methods: The History, Physical, and Laboratory Examinations. 3rd edition. Chapter 195 – Serum Potassium, Asghar Rastegar. 1990. http://www.ncbi.nlm.nih.gov/books/NBK307/ sowie: Pharmazeutische Zeitung Online, Glomeruläre Filtrationsrate – Eine Frage der Formel, Ulrike Viegener. http://www.pharmazeutische-zeitung.de/index.php?id=53687

16 Special Considerations in Interpreting Liver Function Tests, DAVID E. JOHNSTON, M.D., University of New Mexico School of Medicine, Albuquerque, New Mexico, Am Fam Physician. 1999 Apr 15;59(8):2223-2230. http://www.aafp.org/afp/1999/0415/p2223.html

17 Am J Emerg Med. 2015 Oct 23. pii: S0735-6757(15)00867-0. doi: 10.1016/j.ajem.2015.10.026. [Epub ahead of print] Acute pancreatitis with normal amylase and lipase-an ED dilemma. Singh A1, Shrestha M2, Anand C3.

1Department of Internal medicine, St Vincent Hospital, 123, Summer Street, Worcester, MA 01608. 2Department of Internal medicine, St Vincent Hospital, 123, Summer Street, Worcester, MA 01608. 3Department of Gastroenterology, St Vincent Hospital, 123, Summer Street, Worcester, MA 01608. http://www.ncbi.nlm.nih.gov/pubmed/26521195 sowie: Pancreas. 1998 Jan;16(1):45-9. A comparison of lipase and amylase in the diagnosis of acute pancreatitis in patients with abdominal pain. Keim V1, Teich N, Fiedler F, Hartig W, Thiele G, Mössner J. 1Medizinische Klinik und Poliklinik II, Universität Leipzig, Germany. http://www.ncbi.nlm.nih.gov/pubmed/9436862

18 Am J Gastroenterol. 2002 Jun; 97(6):1309-18. A critical evaluation of laboratory tests in acute pancreatitis. Yadav D1, Agarwal N, Pitchumoni CS. 1Department of Surgery, Our Lady of Mercy University Medical Center, New York Medical College, Bronx 10466, USA. http://www.ncbi.nlm.nih.gov/pubmed/12094843

19 Mitteilung IFP Infozentrum für Prävention und Früherkennung. http://www.vorsorge-online.de/presse/tipp-der-woche/news/labortests-fuer-die-gesundheit-1/

20 Defensive Medizin kann verführerisch sein, Anke Thomas, Medical Tribune, 05.10.2015 http://www.medical-tribune.de/home/news/artikeldetail/defensive-medizin-kann-verfuehrerisch-sein.html

21 Defensive Medizin kann verführerisch sein, Anke Thomas, Medical Tribune, 05.10.2015 http://www.medical-tribune.de/home/news/artikeldetail/defensive-medizin-kann-verfuehrerisch-sein.html

22 http://www.egms.de/static/de/journals/awmf/2014-11/awmf000295.shtml

23 Youhe Gao, National Key Laboratory of Medical Molecular Biology, Department of Pathophysiology, Institute of Basic Medical Sciences, Chinese Academy of Medical Sciences/School of Basic Medicine, 5 Dong Dan San Tiao, Beijing, China. Urine is a Better Biomarker Source Than Blood Especially for Kidney Diseases Chapter 1; aus: Urine Proteomics in Kidney Disease Biomarker Discovery; herausgegeben von Youhe Gao; Springer Verlag,2015https://books.google.debooks?id=WhAfBQAAQBAJ&pg=PA12&lpg=PA12&dq=urine+proteomics+in+disease+li&source=bl&ots=Ztc-8iTEch&sig=YVm4_42tLdu2Uo4sKlnu-0oAF7g&hl=de&sa=X&ved=ahUKEwiZ77a2ttbLAhJ1ywKHTWLDOMQ6AEIKTAB#v=onepage&q=urine%20proteomics%20in%20disease%20li&f=false Auch: Adv Exp Med Biol. 2015;845:3-12. doi: 10.1007/978-94-017-9523-4_1. http://www.ncbi.nlm.nih.gov/pubmed/25355564

24 When normal is not: The dilemma of interpreting laboratory averages of bioactive molecules subject to heterogeneous regulatory feedback and epigenetic mosaicism John D. Doux, Anthony J. Yun, Palo Alto Institute, 470 University Avenue, Palo Alto, CA 94301, United States Medical Hypotheses; DOI: http://dx.doi.org/10.1016/j.mehy.2005.11.014; http://www.medical-hypotheses.com/article/S0306-9877%2805%2900 598-0/abstract

25 PLoS One. 2014 Mar 5;9(3):e90226. doi: 10.1371/journal.pone.0090226. eCollection 2014. Rapid point-of-care breath test for biomarkers of breast cancer and abnormal mammograms. Phillips M1, Beatty JD2, Cataneo RN3, Huston J4, Kaplan PD3, Lalisang RI5, Lambin P6, Lobbes MB7, Mundada M3, Pappas N8, Patel U3. 1Breath Research Laboratory, Menssana Research Inc., Newark, New Jersey, United States of America; Department of Medicine, New York Medical College, Valhalla, New York, United States of America. 2Swedish Cancer Institute, Seattle, Washington, United States of America. 3Breath Research Laboratory, Menssana Research Inc., Newark, New Jersey, United States of America. 4HackensackUMC Mountainside, Montclair, New Jersey, United States of America. 5Division of Medical Oncology, Department of Internal Medicine, GROW School of Oncology and Developmental Biology, Maastricht University Medical Centre, Maastricht, The Netherlands. 6Department of Radiotherapy (MAASTRO), GROW School of Oncology and Developmental Biology, Maastricht University Medical Centre, Maastricht, The Netherlands. 7Department of Radiology, GROW School of Oncology and Developmental Biology, Maastricht University Medical Centre, Maastricht, The Netherlands. 8Saint Michael's Medical Center, Newark, New Jersey, United States of America. http://www.ncbi.nlm.nih.gov/pubmed/24599224

26 Sensors and Actuators B: Chemical, Volume 223, February 2016, Pages 217–225, Numerical modeling and experimental validation of a universal secondary electrospray ionization source for mass spectrometric gas analysis in real-time, César Barrios-Colladoa, b, c, Guillermo Vidal-de-Miguelb c, Pablo Martinez-Lozano Sinuesc; a Department of Energy Engineering and Fluid Dynamics, University of Valladolid, Spain; b SEADM S.L., Spain; c Department of Chemistry and Applied Biosciences, ETH Zurich, Zurich, Switzerland.
http://www.sciencedirect.com/science/article/pii/S0925400515303804

27 Atemluft ersetzt Blutprobe, Sara Käch, Interpharma – Forschung http://newsroom.interpharma.ch/2016-02-12-atemluft-ersetzt-blutprobe#iph

28 PLoS One. 2016 Mar 16;11(3):e0151715. doi: 10.1371/journal.pone.0151 715. eCollection 2016. Smelling the Diagnosis: The Electronic Nose as Diagnostic Tool in Inflammatory Arthritis. A Case-Reference Study. Brekelmans MP1, Fens N2, Brinkman P2, Bos LD2,3, Sterk PJ2, Tak PP1, Gerlag DM1. 1Division of Clinical Immunology and Rheumatology, Academic Medical Centre, University of Amsterdam, Amsterdam, the Netherlands. 2Department of Respiratory Medicine, Academic Medical Centre, University of Amsterdam, Amsterdam, the Netherlands. 3Department of Intensive Care Medicine, Academic Medical Centre, University of Amsterdam, Amsterdam, the Netherlands. http://www.ncbi.nlm.nih.gov/pubmed/26982569

29 AOK – Die Gesundheitskasse – IGe-Leistungen von A-Z – Blutbild und Immunparameter https://portale.aok.de/entscheidungshilfen/blutbild-immunparameter-7982.php

30 »Pediatric reference intervals are key to medical decisionmaking, but suffer from errors and large information gaps …« https://www.aacc.org/publications/cln/cln-stat/2019/march/21/building-better-reference-intervals-for-children
31 https://journal.chestnet.org/article/S0012-3692(16)33270-6/fulltext
32 https://www.medscape.com/viewarticle/844214
33 https://www.ahajournals.org/doi/full/10.1161/01.cir.92.8.2190
34 https://www.spiegel.de/gesundheit/diagnose/eine-raetselhafte-patientin-dement-auf-zeit-a-1268969.html
35 https://casereports.bmj.com/content/12/5/e229044
36 http://www.ijamhrjournal.org/article.asp?issn=2349-4220;year=2015;volume=2;issue=2;spage=106;epage=108;aulast=Poovathingal
37 https://www.ncbi.nlm.nih.gov/pubmed/30122939
37a https://www.ncbi.nlm.nih.gov/pubmed/28513119
38 »It appears that we are witnessing a consequential historic shift in the treatment of thyroid disease, driven by over-reliance on a single laboratory parameter TSH. The focus on biochemistry rather than patient symptom relief should be re-assessed. A joint consideration together with a more personalized approach may be required to address the recent surge in patient complaint rates.« https://www.ncbi.nlm.nih.gov/pubmed/30999905
39 »In conclusion, pituitary TSH cannot be readily interpreted as a sensitive mirror image of thyroid function because the negative TSH-fT4 correlation is frequently broken, even inverted, by common conditions. The interrelationships between TSH and thyroid hormones and the interlocking elements of the control system are individual, dynamic, and adaptive. This demands a paradigm shift of its diagnostic use.« https://www.ncbi.nlm.nih.gov/pubmed/29375474
40 https://ncbi.nl.nih.gov/pubmed/31188745
41 https://www.aerzteblatt.de/int/archive/article/191815/Latent-hypothyroidism-in-adults
42 https://endo.confex.com/endo/2016endo/webprogram/Paper24901.html
43 https://www.ncbi.nlm.nih.gov/pubmed/27374871
44 https://www.ncbi.nlm.nih.gov/pubmed/31181658
45 https://endo.confex.com/endo/2016endo/webprogram/Paper24901.html
46 https://endo.confex.com/endo/2016endo/webprogram/Paper24901.html
47 https://www.ncbi.nlm.nih.gov/pubmed/28800677
48 https://www.ncbi.nlm.nih.gov/pubmed/29718334
49 https://www.michaelwest.com.au/statin-wars-secrecy-and-the-worlds-most-lucrative-drugs/
50 https://www.ncbi.nlm.nih.gov/pubmed/29687875
51 https://www.ncbi.nlm.nih.gov/pubmed/28724175
52 https://www.aerzteblatt.de/int/archive/article/191815/Latent-hypothyroidism-in-adults

53 https://www.awmf.org/uploads/tx_szleitlinien/053-046l_S2k_erhoehter_TSH_Wert_2017-04.pdf

54 »Although researchers aren't entirely sure why there is a link between hypothyroidism and depression, it is likely that some people are taking antidepressants when they should really be taking thyroid medication.« https://www.health.harvard.edu/diseases-and-conditions/when-depression-starts-in-the-neck

55 https://www.vox.com/science-and-health/2018/6/14/17458726/depression-drugs-suicide-side-effect

56 https://www.womenshealthmag.com/health/a19932735/real-women-thyroid-horror-stories/

57 https://feiersun.de/bella-und-die-hashimoto-thyreoiditis/

58 https://www.spiegel.de/forum/gesundheit/psyche-depression-kann-mit-der-schilddruese-zusammenhaengen-thread-747559-1.html

58a https://privatpraxis-bonn.de/verdacht-auf-schilddruesen-unterfunktion/

58b https://www.ncbi.nlm.nih.gov/pmc/articles/PMC5590144/

58c https://www.pharmazeutische-zeitung.de/biotin-praeparate-koennen-bluttests-beeinflussen/

58d https://www.degruyter.com/document/doi/10.1515/cclm-2020-0936/html

58e https://bmcmededuc.biomedcentral.com/articles/10.1186/s12909-022-03518-0
https://www.welt.de/print/die_welt/wissen/article13378722/EKG-warnt-nicht-vorm-Herzinfarkt.html
https://www.ndr.de/ratgeber/gesundheit/ekg107.html
https://www.ncbi.nlm.nih.gov/pmc/articles/PMC4137910/

58f https://www.pharmazeutische-zeitung.de/biotin-praeparate-koennen-bluttests-beeinflussen/

58g https://www.dicardiology.com/article/fda-warns-biotin-dietary-supplements-interfere-cardiac-troponin-tests

58h https://leitlinien.dgk.org/files/2021_kommentar_management_akutes_koronarsyndrom_ohne_st_strecken-hebung_ow.pdf
https://academic.oup.com/eurheartj/article/42/14/1289/5898842?login=false

58i https://www.thyroid.org/patient-thyroid-information/ct-for-patients/december-2018/vol-11-issue-12-p-3-
https://pubmed.ncbi.nlm.nih.gov/31923773/

58j https://www.ncbi.nlm.nih.gov/pmc/articles/PMC6818550/
https://www.ncbi.nlm.nih.gov/pmc/articles/PMC6103391/

58k https://www.ncbi.nlm.nih.gov/pmc/articles/PMC5806317/

58l https://www.ncbi.nlm.nih.gov/pmc/articles/PMC5951654/

58m https://www.ncbi.nlm.nih.gov/pmc/articles/PMC5951654/
Biotin interference – Underrecognized patient safety risk in laboratory testing

58n https://erj.ersjournals.com/content/58/1/2100956

58o https://ashpublications.org/blood/article/139/23/3430/484463/The-interaction-between-anti-PF4-antibodies-and
58p https://www.medizin.uni-tuebingen.de/de/das-klinikum/pressemeldungen/498
58q https://www.bmj.com/content/374/bmj.n1931
58r https://www.publichealth.hscni.net/sites/default/files/2021-07/COVID-19_V4_AZ_factsheet_9pp_A4_11_07_21_final.pdf
58s https://www.mdpi.com/2543-6031/90/4/39/pdf
58t https://smrj.scholasticahq.com/article/18652-using-quantitative-d-dimer-to-determine-the-need-for-pulmonary-ct-angiography-in-covid-19-patients
58u https://jamanetwork.com/journals/jama/fullarticle/1841967
58v https://www.ncbi.nlm.nih.gov/pmc/articles/PMC8553152/
58w https://www.cdc.gov/coronavirus/2019-ncov/vaccines/safety/myocarditis.html
58x https://pubmed.ncbi.nlm.nih.gov/31923773/
58y https://amj.amegroups.com/article/view/3697/4431
58z https://www.apotheken-umschau.de/diagnose/laborwerte/d-dimere-hinweis-auf-thrombose-oder-embolie-740689.html
58aa https://www.schenk-ansorge.de/labor/content/99/d-dimer
59 https://www.ncbi.nlm.nih.gov/pubmed/31081903
60 https://www.ncbi.nlm.nih.gov/pubmed/31074404
61 https://www.ncbi.nlm.nih.gov/pubmed/30916167
62 https://www.researchgate.net/publication/237904919_Unnotige_Labor untersuchungen
63 https://www.medscape.com/viewarticle/844214
64 »Subclinical magnesium deficiency: a principal driver of cardiovascular disease and a public health crisis« – https://www.ncbi.nlm.nih.gov/pmc/articles/PMC5786912/
65 https://www.ncbi.nlm.nih.gov/pmc/articles/PMC5786912/
66 https://www.spiegel.de/forum/gesundheit/warnung-von-verbraucher-schuetzern-magnesium-praeparate-oft-zu-hoch-dosiert-thread-556438-1.html
67 https://www.ncbi.nlm.nih.gov/pmc/articles/PMC3662091/
68 https://www.ncbi.nlm.nih.gov/pmc/articles/PMC5786912/
69 https://www.nutricity.it/dubbi-e-verita-sugli-effetti-extrascheletrici-della-vitamina-d/
70 https://www.ncbi.nlm.nih.gov/pubmed/28977344
71 https://www.rki.de/SharedDocs/FAQ/Vitamin_D/FAQ01.html
72 https://www.ncbi.nlm.nih.gov/pubmed/31063279
73 https://www.ncbi.nlm.nih.gov/pubmed/23279309
74 https://www.ncbi.nlm.nih.gov/pubmed/31262856 sowie: https://journals.sagepub.com/doi/abs/10.1177/0961203318801520?journalCode=lupa
75 https://www.ncbi.nlm.nih.gov/pubmed/28925469

76 »Redefining vitamin D reference values seems to be either a critical or urgent issue. [...] The optimal serum concentration of vitamin D has been considered to lead not to a PTH elevation. Such criterion is clearly resulted from a partial knowledge of the biology of vitamin D so that it can be considered at least obsolete.« http://www.annclinlabsci.org/content/47/4/508.short

77 »Vitamin D, or more precisely its active metabolite calcitriol (1,25-(OH) 2D3), plays a fundamental role .... Recent decades have brought about the discovery of the role of calcitriol in processes regulating cell differentiation, proliferation, angiogenesis and apoptosis. This creates the potential for numerous therapeutic applications of vitamin D in diseases associated with autoaggressive immune responses or in cancer.«

78 »Drug induced bone-loss: a major safety concern in Europe«; https://www.ncbi.nlm.nih.gov/pubmed/30222369

79 https://www.ncbi.nlm.nih.gov/pmc/articles/PMC5986027/

80 https://www.sciencemag.org/news/2019/03/war-prediabetes-could-be-boon-pharma-it-good-medicine

81 https://www.ncbi.nlm.nih.gov/pmc/articles/PMC4360422/

82 https://www.ncbi.nlm.nih.gov/pmc/articles/PMC4317304/

83 https://www.ncbi.nlm.nih.gov/pubmed/29804353

84 »We have some reservations about the universal application of these ALT cutoffs and we are concerned that the implementation of these recommendations may lead to overdiagnosis and unnecessary further testing.« http://clinchem.aaccjnls.org/content/clinchem/63/7/1196.full.pdf

85 https://www.aerzteblatt.de/nachrichten/70463/Wie-die-US-Zuckerindustrie-den-Fetten-die-Schuld-gab

86 https://www.ncbi.nlm.nih.gov/pubmed/28207435

87 https://www.sueddeutsche.de/gesundheit/cholesterinsenker-kehrtwende-in-der-fettecke-1.1829749-0

88 https://www.ncbi.nlm.nih.gov/pubmed/26376619

89 For half a century, a high level of total cholesterol (TC) or low-density lipoprotein cholesterol (LDL-C) has been considered to be the major cause of atherosclerosis and cardiovascular disease (CVD), and statin treatment has been widely promoted for cardiovascular prevention. However, there is an increasing understanding that the mechanisms are more complicated and that statin treatment, in particular when used as primary prevention, is of doubtful benefit. Areas covered: The authors of three large reviews recently published by statin advocates have attempted to validate the current dogma. This article delineates the serious errors in these three reviews as well as other obvious falsifications of the cholesterol hypothesis. Expert commentary: Our search for falsifications of the cholesterol hypothesis confirms that it is unable to satisfy any of the Bradford Hill criteria for causality and that the conclusions of the authors of the three reviews are based on misleading statistics, exclusion of unsuccessful trials and by ignoring numerous contradictory observations.« – https://www.ncbi.nlm.nih.gov/pubmed/30198808

90 It is simply no longer possible to believe much of the clinical research that is published, or to rely on the judgment of trusted physicians or authoritative medical guidelines. I take no pleasure in this conclusion, which I reached slowly and reluctantly over my two decades as an editor.« – https://ethicalnag.org/2009/11/09/nejm-editor/

91 »Over the past 35 years, patients have suffered from a largely hidden epidemic of side effects from drugs that usually have few offsetting benefits. The pharmaceutical industry has corrupted the practice of medicine through its influence over what drugs are developed, how they are tested, and how medical knowledge is created. […] Unless this corruption of regulatory intent is reversed, the situation will continue to deteriorate.« https://www.ncbi.nlm.nih.gov/pubmed/24088149

92 »Also, the raw data on the efficacy and safety of statins are being kept secret and have not been subjected to scrutiny by other scientists. This lack of transparency has led to an erosion of public confidence. Doctors and patients are being misled about the true benefits and harms of statins, and it is now a matter of urgency that the raw data from the clinical trials are released.« https://bjsm.bmj.com/content/52/14/905

93 https://www.thelancet.com/journals/lancet/article/PIIS0140-6736(02)09327-3/fulltext

94 https://bjsm.bmj.com/content/bjsports/early/2018/01/16/bjsports-2017-098497.full.pdf?ijkey=Rsap0XafljfcOCR&keytype=ref

95 https://www.arznei-telegramm.de/html/2002_08/0208083_01.html

96 https://www.pharmazeutische-zeitung.de/2012-02/fda-neue-warnhinweise-fuer-statine/

97 https://www.aerzteblatt.de/nachrichten/63067/Studie-untersucht-Gedaechtnisverlust-durch-Statine

98 »During the past 36 months, the authors have had no conflicts of interest relevant to this work. Dr. Ott received grant support for clinical trials in Alzheimer's disease from Lilly, Avid, Roche, Baxter, TauRx, Merck, Pfizer and Jannsen; […]« https://link.springer.com/article/10.1007/s11606-014-3115-3

99 https://www.gesundheitsstadt-berlin.de/statine-wirken-sich-wohl-doch-nicht-negativ-aufs-gedaechtnis-aus-5426/

100 https://bjsm.bmj.com/content/52/14/905

101 Part 1: https://www.michaelwest.com.au/statin-wars-secrecy-and-the-worlds-most-lucrative-drugs/ Part 2: https://www.michaelwest.com.au/statin-wars-how-big-pharma-infiltrates-governments-and-the-medical-profession/

102 https://www.gelbe-liste.de/kardiologie/verschreibung-statine-zehn-irrtuemer

103 https://www.thelancet.com/journals/lancet/article/PIIS0140-6736(17)30721- 3/fulltext#back-bib2 – https://www.zeit.de/2017/35/cholesterin-nebenwirkungen-herzgefaesse/komplettansicht

104 https://www.thelancet.com/journals/lancet/article/PIIS0140-6736(16)32082- 7/fulltext

105 https://www.zeit.de/2017/35/cholesterin-nebenwirkungen-herzgefaesse

106 https://www.ebm-netzwerk.de
107 https://www.ebm-netzwerk.de
108 »These unfavorable outcomes and inconsistent results suggest that the lipid hypothesis has failed the test of time« – https://www.amjmed.com/article/S0002-9343(18)30404-2/fulltext
109 https://www.ncbi.nlm.nih.gov/pmc/articles/PMC5958441/
110 https://www.ncbi.nlm.nih.gov/pubmed/31030614
111 https://www.fda.gov/drugs/drug-safety-and-availability/fda-drug-safety-communication-important-safety-label-changes-cholesterol-lowering-statin-drugs
112 https://www.reuters.com/article/us-pfizer-lipitor-lawsuits-insight/pfizer-confronts-surge-of-lawsuits-over-lipitor-idUSKBN0G80E520140808
113 https://www.classaction.com/lipitor/settlement/
114 https://www.johnfoy.com/lipitor-lawsuit-lawyer/
115 https://www.ncbi.nlm.nih.gov/pubmed/28370314
116 https://www.ncbi.nlm.nih.gov/pubmed/26203098
117 https://www.verywellhealth.com/is-the-cholesterol-hypothesis-obsolete-4136732
118 https://www.amjmed.com/article/S0002-9343(18)30404-2/fulltext
119 SINDYA N. BHANOO 3.8.2015 Wild Uganda Chimpanzees Using Clay as Food http://www.sciencemag.org/news/2015/07/uganda-chimpazees-are-binge-eating-clay Siehe auch: http://www.nytimes.com/2015/08/04/science/wild-uganda-chimpanzees-using-clay-as-food.html?_r=0
120 Why On Earth?: Evaluating Hypotheses About The Physiological Functions Of Human Geophagy. Sera L. Young, Paul W. Sherman, Julius B. Lucks, Gretel H. Pelto. Source: The Quarterly Review of Biology, Vol. 86, No. 2 (June 2011), pp. 97-120 Published by: The University of Chicago Press. Stable URL: http://www.jstor.org/stable/10.1086/659884 | http://www.ncbi.nlm.nih.gov/pubmed/21800636
121 BMC Blood Disord. 2010 Dec 22;10:9. doi: 10.1186/1471-2326-10-9. Pica associated with iron deficiency or depletion: clinical and laboratory correlates in 262 non-pregnant adult outpatients. Barton JC1, Barton JC, Bertoli LF. 1Southern Iron Disorders Center, Birmingham, Alabama, USA. http://www.ncbi.nlm.nih.gov/pubmed/21176208 Siehe auch: Geophagy. Dr Henry Knipe et al. http://radiopaedia.org/articles/geophagy sowie http://radiopaedia.org/cases/geophagy und: Geophagy – case Report Switzerland. J Med Case Rep. 2008 Oct 6;2:324. doi: 10.1186/1752-1947-2-324. Pica and refractory iron deficiency anaemia: a case report, von Garnier C1, Stünitz H, Decker M, Battegay E, Zeller A. 1Medical Outpatient Department, University Hospital Basel, Petersgraben, Basel, Switzerland. http://www.ncbi.nlm.nih.gov/pubmed/18838005
122 Transfus Clin Biol. 2014 Nov;21(4-5):189-92. doi: 10.1016/j.tracli. 2014. 08.135. Epub 2014 Oct 2.[Iron deficiency and digestive disorders].Cozon

GJ1. 1Pavillon F, hôpital E.-Herriot, place d'Arsonval, 69437 Lyon cedex 03, France; UFR Lyon-Est UCBL, domaine Rockefeller, 8, avenue Rockefeller, 69373 Lyon cedex 08, France. http://www.ncbi.nlm.nih.gov/pubmed/25282486

123 http://www.coaching-for-health.net/eisenzentrum/abc_e.pdf

124 Tex Heart Inst J. 2006; 33(3): 340–344. PMCID: PMC1592266. The Cardiomyopathy of Iron Deficiency. Nikita Hegde, MD, Michael W. Rich, MD, and Charina Gayomali, MD. Department of Medicine, Summa Health System and Northeastern Ohio Universities College of Medicine (NEOUCOM), Akron, Ohio 44304. http://www.ncbi.nlm.nih.gov/pmc/articles/PMC1592266/

125 http://www.schmerz-bb.de/glossar/eiseninfusionen-bei-eisenmangel/

126 Eisenstoffwechselambulanz Universitätsklinikum Hamburg. http://www.eiseninfo.de/

127 http://www.chirurgie-portal.de/innere-medizin/internistische-untersuchungen/eisenbestimmung/eisenbestimmung.html

128 Lothar Thomas, Christian Thomas, Hermann Heimpel, Neue Parameter zur Diagnostik von Eisenmangelzuständen; Retikulozytenhämoglobin und löslicher Transferrinrezeptor, Deutsches Ärzteblatt Jg. 102, Heft 9, 4. März 2005, https://www.aerzteblatt.de/pdf/102/9/a580.pdf

129 WHO – Iron deficiency anaemia. http://www.who.int/nutrition/topics/ida/en/

130 Causes and diagnosis of iron deficiency anemia in the adult. Stanley L Schrier, MD. http://www.uptodate.com/contents/causes-and-diagnosis-of-iron-deficiency-anemia-in-the-adult

131 https://ods.od.nih.gov/factsheets/Iron-HealthProfessional/

132 Leitlinie Eisenmangel und Eisenmangelanämie. https://www.onkopedia.com/de/onkopedia/guidelines/eisenmangel-und-eisenmangelanaemie/@@view/html/index.html

133 https://www.dge.de/presse/pm/kinder-vegetarisch-ernaehren-ja-oder-nein/

134 http://www.ht-mb.de/forum/archive/index.php/t-1101874.html

135 Geriatr Psychol Neuropsychiatr Vieil. 2014 Jun;12 Suppl 2:11-5. doi: 10.1684/pnv.2014.0479. [Iron deficiency in elderly people: clinical presentation and management]. Chassagne P1, Bahri O1, Roca F1. 1Service de médecine interne gériatrique, CHU de Rouen, France. http://www.ncbi.nlm.nih.gov/pubmed/25031217

136 Cohen, Suzy, R Ph – Acid Reflux Medications Are Big Drug Muggers Causing Many Side Effects http://www.huffingtonpost.com/suzy-cohen-rph/acid-reflux-medication-_b_2522466.html Siehe auch: Dig Dis Sci. 2010 Mar; 55(3): 548–559. Published online 2010 Jan 27. doi: 10.1007/s10620-009-1108-6. PMCID: PMC2822907 Evaluation and Treatment of Iron Deficiency Anemia: A Gastroenterological Perspective Amy Zhu,1,2 Marc Kaneshiro,1,2 and Jonathan D. Kaunitz, 1,3,4,5. 1Greater Los Angeles Veterans Affairs Healthcare System, Los Angeles, CA USA. 2Cedars-Sinai—VA Residency Program, Los Angeles, CA USA. 3Department of Medicine,

School of Medicine, University of California Los Angeles, Los Angeles, CA USA. . 4Brentwood Biomedical Research Institute, Los Angeles, CA 90073 USA. 5West Los Angeles VA Medical Center, Bldg. 114, Suite 217, 11301 Wilshire Blvd., Los Angeles, CA 90073 USA http://www.ncbi.nlm.nih.gov/pmc/articles/PMC2822907/#

137 European Crohn's and Colitis Organisation Congress. http://ironresource.europeanironacademy.org/gastroenterology/european-crohn%E2%80%99s-and-colitis-organisation-congress#
Siehe auch: Curr Drug Targets. 2014;15(11):1011-9. Iron deficiency: the hidden miscreant in inflammatory bowel disease. Allocca M, Fiorino G, Danese S1. 1IBD Center, Division of Gastroenterology, IRCCS Istituto Clinico Humanitas ICH 20089, Rozzano, Milan, Italy. http://www.ncbi.nlm.nih.gov/pubmed/25213175

138 Appendix B der »Revised European Best Practice Guidelines for the Management of Anaemia in Patients with Chronic Renal Failure«, Volume 19 suppl 2 May 2004 (Überarbeitete europäische evidenz-basierte Leitlinie für die Behandlung der Anämie bei Patienten mit chronischer Niereninsuffizienz, http://ndt.oxfordjournals.org/content/19/suppl_2/ii39.full.pdf+html

139 Thomas F. Lüscher, GedankenMedizin, Springer Verlag, pp. 77-85, 2010 http://link.springer.com/chapter/10.1007%2F978-3-642-00388-2_6

140 Patient, http://patient.info/doctor/non-anaemic-iron-deficiency

141 Leitlinie Eisenmangel und Eisenmangelanämie. https://www.onkopedia.com/de/onkopedia/guidelines/eisenmangel-und-eisenmangelanaemie/@@view/html/index.html

142 Leitlinie Eisenmangel und Eisenmangelanämie. https://www.onkopedia.com/de/onkopedia/guidelines/eisenmangel-und-eisenmangelanaemie/@@view/html/index.html

143 Leitlinie Eisenmangel und Eisenmangelanämie. https://www.onkopedia.com/de/onkopedia/guidelines/eisenmangel-und-eisenmangelanaemie/@@view/html/index.html (Hervorhebung durch die Autorin)

144 Lothar Thomas, Christian Thomas, Hermann Heimpel, Neue Parameter zur Diagnostik von Eisenmangelzuständen; Retikulozytenhämoglobin und löslicher Transferrinrezeptor Deutsches Ärzteblatt Jg. 102, Heft 9, 4. März 2005, https://www.aerzteblatt.de/pdf/102/9/a580.pdf

145 Nephrology Times, February 2009 - Volume 2 - Issue 2 - p 1, 15, doi: 10.1097/01.NEP.0000346561.31172.fa; Serum Ferritin: Different Assays Mean Different Results, Study Reports, Hogan, Michelle http://journals.lww.com/nephrologytimes/Fulltext/2009/02000/Serum_Ferritin__Different_Assays_Mean_Different.1.aspx

146 Iron Deficiency Anemia: Evaluation and Management; Family Physician Guidelines 2013. http://www.aafp.org/afp/2013/0115/p98.html

147 European Consensus on the Diagnosis and Management of Iron Deficiency and Anaemia in Inflammatory Bowel Diseases; Axel U. Dignass, Chris-

toph Gasche, Dominik Bettenworth, Gunnar Birgegård, Silvio Danese, Javier P Gisbert, Fernando Gomollon, Tariq Iqbal, Konstantinos Katsanos, Ioannis Koutroubakis, Fernando Magro, Guillaume Savoye, Jürgen Stein, Stephan Vavricka; DOI: http://dx.doi.org/10.1093/ecco-jcc/jju009 211-222 First published online: 3 December 2014; http://ecco-jcc.oxfordjournals.org/content/9/3/211

148 Schaub, Beat, Das Eisenmangelsyndrom IDS (Iron Deficiency Syndrome) in Ars Medici, 9, 2008, pp. 387-392; http://www.rosenfluh.ch/rosenfluh/stories/publikationen/arsmedici/2008-09/14_PEB_Eisenmangel_9.08.pdf Hervorhebung durch die Autorin

149 http://www.nzz.ch/energy--drink-in-die-vene-1.1237365

150 http://www.coaching-for-health.net/eisenzentrum/Leserbrief_SIHO_Sept_11.pdf

151 http://drhedberg.com/the-ferritin-test/

152 Lorenz, Gernot Johannes, Der Einfluss von Eisenmangel auf die Schilddrüsenfunktion - Eine retrospektive Querschnittsstudie, Dissertation, LMU München, 2009
https://edoc.ub.uni-muenchen.de/10485/1/Lorenz_Gernot_Johannes.pdf

153 Mov Disord. 2007;22 Suppl 18:S440-8. The role of iron in restless legs syndrome. Allen RP1, Earley CJ. 1Department of Neurology, Johns Hopkins University, Baltimore, Maryland, USA. http://www.ncbi.nlm.nih.gov/pubmed/17566122 sowie: National Institute of Neurological Disorders and Stroke http://www.ninds.nih.gov/news_and_events/news_articles/news_article_rls_iron.htm

154 http://www.aerztezeitung.de/medizin/krankheiten/neuro-psychiatrische_krankheiten/schlafstoerungen/article/492330/unruhige-beine-dopaminerge-arzneien.html?sh=4&h=962166470

155 J Neurol Neurosurg Psychiatry 2005;76:1009-1010 doi:10.1136/jnnp.2003.030536. Restless legs syndrome and low brain iron levels in patients with haemochromatosis, J Haba-Rubio1, L Staner1, C Petiau2, G Erb1, T Schunck1, J P Macher1- 1FORENAP (Institute for Research in Neurosciences and Neuropsychiatry), Rouffach, France - 2Clinique Sainte Barbe, Strasbourg, France, http://jnnp.bmj.com/content/76/7/1009.full

156 http://www.restless-legs.org/wp-content/uploads/DGN-Leitfaden-RLS-2012.pdf

157 Z Gerontol Geriatr. 2015 Nov 23. [Epub ahead of print] Intravenous iron administration in restless legs syndrome : An observational study in geriatric patients. Lieske B1, Becker I2, Schulz RJ1, Polidori MC3, Kassubek J3, Roehrig G4,5. 1Department of Geriatric Medicine, St. Marien-Hospital, Cologne, Germany. 2Institute of Medical Statistics, Informatics and Epidemiology, University of Cologne, Cologne, Germany. 3Department of Neurology, University of Ulm, Oberer Eselsberg 45, 89081, Ulm, Germany. 4Department of Geriatric Medicine, St. Marien-Hospital, Cologne, Germany. 5Ageing Clinical Research, Department II of Internal Medicine,

University of Cologne, Herderstraße 52, 50931, Cologne, Germany. http://www.ncbi.nlm.nih.gov/pubmed/26597718

158 Am J Clin Nutr. 2015 Dec;102(6):1585-94. doi: 10.3945/ajcn.114.103366. Epub 2015 Nov 11. Guidelines on the diagnosis and treatment of iron deficiency across indications: a systematic review. Peyrin-Biroulet L1, Williet N2, Cacoub P3. http://www.ncbi.nlm.nih.gov/pubmed/26561626

159 http://dgk.org/pressemitteilungen/2013-jahrestagung/2013-ft-wissenschaftliche-pm/eisenmangel-bei-chronischer-herzinsuffizienz-signifikant-haufiger-bei-frauen-bzw-anamie-im-herzinsuffizienzkollektiv-kardiologischer-versorgungspraxen-ergebnisse-des-prep-i-register/

160 Tex Heart Inst J. 2006; 33(3): 340–344. PMCID: PMC1592266. The Cardiomyopathy of Iron Deficiency; Nikita Hegde, MD, Michael W. Rich, MD, and Charina Gayomali, MD; Department of Medicine, Summa Health System and Northeastern Ohio Universities College of Medicine (NEOUCOM), Akron, Ohio 44304. http://www.ncbi.nlm.nih.gov/pmc/articles/PMC1592266/

161 Leitlinie Eisenmangel und Eisenmangelanämie. https://www.onkopedia.com/de/onkopedia/guidelines/eisenmangel-und-eisenmangelanaemie/@@view/html/index.html

162 Guideline for the laboratory diagnosis of functional iron deficiency; D. Wayne Thomas1, Rod F. Hinchliffe2, Carol Briggs3, Iain C. Macdougall4, Tim Littlewood5, Ivor Cavill6 and British Committee for Standards in Haematology*. British Journal of Haematology, Volume 161, Issue 5, pages 639–648, June 2013. DOI: 10.1111/bjh.1231, © 2013 John Wiley & Sons Ltd. http://onlinelibrary.wiley.com/doi/10.1111/bjh.12311/full

163 Obes Surg. 2008 Jul;18(7):854-62. doi: 10.1007/s11695-008-9504-0. Epub 2008 Apr 3. Systemic inflammation and cardiovascular risk factors: are morbidly obese subjects different? Faintuch J1, Marques PC, Bortolotto LA, Faintuch JJ, Cecconello I. 1Department of Gastroenterology, Hospital das Clinicas, São Paulo, Brazil. http://www.ncbi.nlm.nih.gov/pubmed/18392896

164 Revised European Best Practice Guidelines for the Management of Anaemia in Patients with Chronic Renal Failure – Appendix B. http://ndt.oxfordjournals.org/content/19/suppl_2/ii39.full.pdf+html sowie: http:/www.mdi-labor.de/pdf/forumDiagnostik/04_Haematologie/Diagnostik-des-Eisenmangels-aus-dem-Blutbild_02.2014.pdf

165 http://www.mdi-labor.de/pdf/forumDiagnostik/04_Haematologie/Diagnostik-des-Eisenmangels-aus-dem-Blutbild_02.2014.pdf

166 Interpreting raised serum ferritin levels. BMJ 2015; 351 doi: http://dx.doi.org/10.1136/bmj.h3692(published 03 August 2015) Cite this as: BMJ 2015;351:h3692 – Rapid Response. http://www.bmj.com/content/351/bmj.h3692/rapid-responses «While it was once thought that serum ferritin levels might reflect liver iron stores, our modern understanding (and the systems biology models) recognise, as indeed do Koperdanova and Cullis 1,

that it is far more commonly an inflammatory marker...... We think that it is time for a re-evaluation of what serum ferritin measurements are really telling us.« Hervorhebung durch die Autorin

167 http://www.kleiderkreisel.de/foren/fitness-ernahrung-and-lifestyle/fitness-and-gesundheit/1691986-eisenmangel-und-ferritin

168 http://www.internisten-im-netz.de/de_eisenmangel-symptome_1098.html

169 http://www.ncbi.nlm.nih.gov/pubmed/23603926

170 http://www.coaching-for-health.net/eisenzentrum/abc_e.pdf

171 J Cachexia Sarcopenia Muscle. 2015 Dec;6(4):358-64. doi: 10.1002/jcsm.12061. Epub 2015 Nov 15. Deranged iron status in psoriasis: the impact of low body mass. Ponikowska M1, Tupikowska M1, Kasztura M2, Jankowska EA2, Szepietowski JC1. 1Department of Dermatology, Venereology, and Allergology, Wroclaw Medical University Wroclaw, Poland. 2Laboratory for Applied Research on Cardiovascular System, Department of Heart Diseases, Wrocław Medical University Wrocław, Poland ; Cardiology Department, Centre for Heart Diseases, Military Hospital Wrocław, Poland. http://www.ncbi.nlm.nih.gov/pubmed/26673741

172 https://www.nlm.nih.gov/medlineplus/ency/article/000584.htm

173 http://www.bfr.bund.de/cm/350/verwendung_von_mineralstoffen_in_lebensmitteln_bfr_wissenschaft_4_2004.pdf

174 J Res Med Sci. 2014 Feb; 19(2): 164–174. PMCID: PMC3999603. Review on iron and its importance for human health, Nazanin Abbaspour, Richard Hurrell,1 and Roya Kelishadi, 2, Department of Environmental Systems Science, Institute of Terrestrial Ecosystem, Swiss Federal Institute of Technology, Zurich, Switzerland. 1Department of Health Sciences and Technology, Laboratory of Human Nutrition, Institute of Food, Nutrition and Health, Swiss Federal Institute of Technology, Zurich, Switzerland. 2Child Growth and Development Research Center, Isfahan University of Medical Sciences, Isfahan, Iran http://www.ncbi.nlm.nih.gov/pmc/articles/PMC3999603/

175 Linus Pauling Institute – Micronutrient Information Center: http://lpi.oregonstate.edu/mic/vitamins/vitamin-A

176 DoccHeck. http://flexikon.doccheck.com/de/Hepcidin

177 http://www.ncbi.nlm.nih.gov/pubmed/24204002. J Am Soc Nephrol. 2014 Mar;25(3):564-72. doi: 10.1681/ASN.2013040355. Epub 2013 Nov 7. Suppression of iron-regulatory hepcidin by vitamin D. Bacchetta J1, Zaritsky JJ, Sea JL, Chun RF, Lisse TS, Zavala K, Nayak A, Wesseling-Perry K, Westerman M, Hollis BW, Salusky IB, Hewison M.

178 Am J Clin Nutr. 2011 Jun;93(6):1274-84. doi: 10.3945/ajcn.110.008409. Epub 2011 Apr 27. Correcting a marginal riboflavin deficiency improves hematologic status in young women in the United Kingdom (RIBOFEM). Powers HJ1, Hill MH, Mushtaq S, Dainty JR, Majsak-Newman G, Williams EA. http://www.ncbi.nlm.nih.gov/pubmed/21525198 Siehe dazu auch: http://ajcn.nutrition.org/content/77/6/1352.full

179 »The possibility of this forgotten historical illness should not be overlooked in the presence of these dermatological and rheumatologic signs, since this can help avoid unnecessary or excessively aggressive investigations.« Siehe: Ann Dermatol Venereol. 2015 Nov;142(11):675-9. doi: 10.1016/j.annder.2015.08.004. Epub 2015 Sep 9. [Infantile scurvy: Two cases]. Roudil P1, Jaffelin C2, Gay C3, Mory O4, Stephan JL5. http://www.ncbi.nlm.nih.gov/pubmed/26363998

180 American Society for Nutrition 2011. Early Iron Deficiency Has Brain and Behavior Effects Consistent with Dopaminergic Dysfunction1,2,3. Betsy Lozoff. Center for Human Growth and Development and Department of Pediatrics and Communicable Diseases, University of Michigan, Ann Arbor, MI 48109. http://jn.nutrition.org/content/141/4/740S.full

181 Neuropsychiatr Dis Treat. 2014 Nov 10. 10:2087-95. doi: 10.2147/NDT.S72491. eCollection 2014. Iron deficiency and cognitive functions. Jáuregui-Lobera I1. 1Department of Nutrition and Bromatology, Pablo de Olavide University, Seville, Spain. http://www.ncbi.nlm.nih.gov/pubmed/ 25419131

182 An Pediatr (Barc). 2013 Oct;79(4):230-5. doi: 10.1016/j.anpedi.2013.02.008. Epub 2013 Apr 11.[Role of iron in the treatment of attention deficit-hyperactivity disorder]. Soto-Insuga V1, Calleja ML, Prados M, Castaño C, Losada R, Ruiz-Falcó ML. 1Servicio de Neurología Infantil, Hospital Niño Jesús, Madrid, España. http://www.ncbi.nlm.nih.gov/pubmed/23582950
Siehe auch: Postgrad Med. 2014 Jul;126(4):155-70. doi: 10.3810/pgm.2014.07.2793. Attention-deficit/hyperactivity disorder, iron deficiency, and obesity: is there a link? Cortese S1, Angriman M. 1Child Neuropsychiatry Unit, G.B. Rossi Hospital, Department of Life Science and Reproduction, Verona University, Verona, Italy; Phyllis Green and Randolph Cowen Institute for Pediatric Neuroscience, Child Study Center, New York University Langone Medical Center, New York, NY. http://www.ncbi.nlm.nih.gov/pubmed/25141253

183 Pediatr Neurol. 2014 Dec;51(6):831-3. doi: 10.1016/j.pediatrneurol. 2014.08.035. Epub 2014 Sep 6. Cognitive impairment associated with low ferritin responsive to iron supplementation. Qubty W1, Renaud DL2. 1Department of Neurology, Mayo Clinic, Rochester, Minnesota. 2Department of Neurology, Mayo Clinic, Rochester, Minnesota; Department of Pediatrics, Mayo Clinic, Rochester, Minnesota. http://www.ncbi.nlm.nih.gov/pubmed/25283751

184 Singapore Med J. 2014 Nov;55(11):587-92. Effects of iron supplementation twice a week on attention score and haematologic measures in female high school students. Rezaeian A, Ghayour-Mobarhan M, Mazloum SR, Yavari M1, Jafari SA. 1Education Development Office, Faculty of Nursing and Midwifery, Mashhad University of Medical Sciences, Ibn Sina Street, Mashhad, Iran. http://www.ncbi.nlm.nih.gov/pubmed/25631970

184a J Nutr. 2016 Jan;146(1):30-7. doi: 10.3945/jn.115.223586. Epub 2015 Dec 9. Iron Status Is Associated with Performance on Executive Functioning

Tasks in Nonanemic Young Women. Scott SP1, Murray-Kolb LE2. 1Department of Nutritional Sciences, The Pennsylvania State University, University Park, PA. 2Department of Nutritional Sciences, The Pennsylvania State University, University Park, PA. http://www.ncbi.nlm.nih.gov/pubmed/26661838

185 Rote-Hand-Brief – Eiseninfusionen Überempfindlichkeitsreaktionen. http://arznei-news.de/eiseninfusion-eisenpraeparat-rote-hand/

186 http://www.fda.gov/downloads/drugs/guidancecomplianceregulatoryinformation/enforcementactivitiesbyfda/warninglettersandnoticeofviolationletterstopharmaceuticalcompanies/ucm432965.pdf

187 Revista Brasileira de Hematologia e Hemoterapia. Volume 37, Issue 6, November–December 2015, Pages 400–405. Intravenous ferric carboxymaltose for the treatment of iron deficiency anemia. João Ricardo Friedrischa, Rodolfo Delfini Cançadob. a Hospital de Clínicas de Porto Alegre (HCPA), Porto Alegre, RS, Brazil. b Faculdade de Ciências Médicas da Santa Casa de São Paulo (FCMSCSP), São Paulo, SP, Brazil. http://www.sciencedirect.com/science/article/pii/S1516848415001462 sowie http://www.aerztezeitung.de/includes/pdf/mwi2011-pdf/Fachinfo-Ferinject.pdf

188 Vifor Pharma – Fachinformationen. http://www.aerztezeitung.de/includes/pdf/mwi2011-pdf/Fachinfo-Ferinject.pdf

189 http://www.aerztezeitung.de/includes/pdf/mwi2011-pdf/Eisentherapie-Folge4.pdf

190 Vanessa Koch – Essen in der Schwangerschaft. http://www.hebamme.cc/essen-in-der-schwangerschaft/

191 http://www.mamiweb.de/fragen/schwangerschaft/schwanger/4531533_unfassbar-seltsame-gelueste-36ssw.html

192 http://www.webmd.com/diet/iron-rich-foods

193 Cindy Schubert, Dissertation Medizin: Bedeutung der medizinischen Semiotik und deren Hürden bei der Anwendung im klinischen Alltag, Universität Ulm, 2011, Seite 77
http://vts.uni-ulm.de/docs/2012/8250/vts_8250_12087.pdf

194 Kachani AT, Cordás TA. Da opera-bufa ao caos nosológico: pica. Rev Psiq Clín. 2009; 36(4):162-9. http://www.scielo.br/pdf/rpc/v36n4/a06v36n4.pdf

194a http://www.gutefrage.net/frage/rostiger-nagel-im-apfel-erhoeht-eisenwert-im-blut-stimmt-das

194b *»But if she should seek to have potters earth or chalk or coals, let beans cooked with sugar be given to her.«* J R Soc Med. 2002 Mar; 95(3): 143–146. PMCID: PMC1279487. Geophagia: the history of earth-eating Alexander Woywodt, MD and Akos Kiss, FCS (SA) Department of Surgery, Chris Hani Baragwanath Hospital, University of the Witwatersrand, Gauteng Province, Republic of South Africa. Correspondence to: Alexander Woywodt MD, Division of Nephrology, Department of Medicine, University of Hannover School of Medicine, Carl-Neuberg-Strasse 1, 30625 Hannover, Germany. Siehe: http://www.ncbi.nlm.nih.gov/pmc/articles/PMC 1279487/

194c Pica and iron-deficiency anaemia, E A Arbiter, Dora Black, Department of Child and Adolescent Psychiatry, Royal Free Hospital, London, England. Child Care Health and Development (Impact Factor: 1.69). 07/1991; 17(4):231-4. DOI: 10.1111/j.1365-2214.1991.tb00693.x Source: PubMed https://www.researchgate.net/publication/21242077_Pica_and_iron-deficiency_anaemia
Siehe auch: Pica associated with iron deficiency or depletion: clinical and laboratory correlates in 262 non-pregnant adult outpatients, James C Barton123, J Clayborn Barton1 and Luigi F Bertoli134, 1 Southern Iron Disorders Center, Birmingham, Alabama, USA; 2 Department of Medicine, University of Alabama at Birmingham, Birmingham, Alabama, USA; 3 Department of Medicine, Brookwood Medical Center, Birmingham, Alabama, USA; 4 Brookwood Biomedical, Birmingham, Alabama, USA ; BMC Blood Disorders 2010, 10:9 doi:10.1186/1471-2326-10-9. Published: 22 December 2010; http://www.biomedcentral.com/1471-2326/10/9/abstract. Sowie: Geophagy - Case Report SwitzerlandJ Med Case Rep. 2008 Oct 6;2:324. doi: 10.1186/1752-1947-2-324. Pica and refractory iron deficiency anaemia: a case report, von Garnier C1, Stünitz H, Decker M, Battegay E, Zeller A. 1Medical Outpatient Department, University Hospital Basel, Petersgraben, Basel, Switzerland. http://www.ncbi.nlm.nih.gov/pubmed/18838005

195 J R Soc Med. 2002 Mar; 95(3): 143–146. PMCID: PMC1279487. Geophagia: the history of earth-eating, Alexander Woywodt, MD and Akos Kiss, FCS (SA). Department of Surgery, Chris Hani Baragwanath Hospital, University of the Witwatersrand, Gauteng Province, Republic of South Africa. Correspondence to: Alexander Woywodt MD, Division of Nephrology, Department of Medicine, University of Hannover School of Medicine, Carl-Neuberg-Strasse 1, 30625 Hannover, Germany. Siehe: http://www.ncbi.nlm.nih.gov/pmc/articles/PMC1279487/

196 Pica in pregnant teens linked to low iron, Cornell University USA, Cornell Chronicle, Krishna Ramanujan, 18.8.2014, http://www.news.cornell.edu/stories/2014/08/pica-pregnant-teens-linked-low-iron

197 Transfusion. 2013 Aug;53(8):1645-52. doi: 10.1111/trf.12260. Epub 2013 Jun 13. Restless legs syndrome, pica, and iron status in blood donors. Spencer BR1, Kleinman S, Wright DJ, Glynn SA, Rye DB, Kiss JE, Mast AE, Cable RG; REDS-II RISE Analysis Group. 1 American Red Cross Blood Services, New England Region, Dedham, Massachusetts 02026, USA. Bryan.Spencer@redcross. http://www.ncbi.nlm.nih.gov/pubmed/23763445

198 http://link.springer.com/article/10.1007%2FBF02676264#page-1
sowie: http://www.ncbi.nlm.nih.gov/pubmed/13833863

199 Atherogenic Lipoproteins in Subclinical Hypothyroidism and Their Relationship with Hepatic Lipase Activity: Response to Replacement Treatment with Levothyroxine, Brenta Gabriela, Berg Gabriela, Miksztowicz Veronica, Lopez Graciela, Lucero Diego, Faingold Cristina, Murakami Masami,

Machima Tetsudo, Nakajima Katsuyuki, and Schreier Laura. Thyroid. February 2016, ahead of print. doi:10.1089/thy.2015.0140. Online Ahead of Print: February 23, 2016. Online Ahead of Editing: February 3, 2016. Gabriela Brenta,1 Gabriela Berg,2 Veronica Miksztowicz,2 Graciela Lopez,2 Diego Lucero,2 Cristina Faingold,1 Masami Murakami,3 Tetsudo Machima,3 Katsuyuki Nakajima,4 and Laura Schreier2 1Department of Endocrinology and Metabolism, Cesar Milstein Hospital, Buenos Aires, Argentina. 2Department of Clinical Biochemistry, Laboratory of Lipids and Atherosclerosis, Faculty of Pharmacy and Biochemistry, INFIBIOC-University of Buenos Aires, Argentina. 3Department of Clinical Laboratory Medicine, Gunma University Graduate School of Medicine, Gunma, Japan. 4Graduate School of Health Sciences, Gunma University, Gunma, Japan. http://online.liebertpub.com/doi/abs/10.1089/thy.2015.0140

200 Ärztezeitung, 23.04.2007 http://www.aerztezeitung.de/medizin/krankheiten/hormonstoerungen/schilddruesen-erkrankungen/article/446532/epidemiologie-schilddruesenerkrankungen.html

201 https://www.thieme.de/statics/dokumente/thieme/final/de/dokumente/tw_heilpraxis/PM_CAM_2015_Schwerpunkt_Hashimoto150226.pdf

202 Leitlinie zur Schilddrüsendiagnostik, M. Dietlein, J. Dressler, F. Grünwald, K. Joseph, B. Leisner, E. Moser, Chr. Reiners, J. Rendl1, H. Schicha, P. Schneider, O. Schober 1federführend,Klinik für Nuklearmedizin, St. Vincentius-Kliniken Karlsruhe, Südendstr. 32, 76137 Karlsruhe http://www.nuklearmedizin.de/leistungen/leitlinien/html/schild_diagn.php?navId=53

203 ATA/AACE Guidelines, CLINICAL PRACTICE GUIDELINES FOR HYPOTHYROIDISM IN ADULTS: COSPONSORED BY THE AMERICAN ASSOCIATION OF CLINICAL ENDOCRINOLOGISTS AND THE AMERICAN THYROID ASSOCIATION, https://www.aace.com/files/final-file-hypo-guidelines.pdf sowie: Georg Brabant, Georg J. Kahaly, Harald Schicha. Christoph Reiners, Milde Formen der Schilddrüsenfehlfunktion, Ursachen, Diagnostik, Vorgehen, Deutsches Ärzteblatt, Jg. 103. Heft 31–327, August 2006. https://www.aerzteblatt.de/pdf/103/31/a2110.pdf

204 Ist die Medizin eine exakte Wissenschaft? Zu den Grundlagen ärztlichen Handelns und der Diskussion um Rationalisierung und Rationierung im Gesundheitswesen, Prof. Dr. Med. T. F. Lüscher, Schweizerische Ärztezeitung / Bulletin des médecins suisses / Bollettino dei medici svizzeri • 2001;82: Nr ½ http://www.saez.ch/docs/saez/archiv/de/2001/2001-01/ 2001-02-1404.pdf

205 http://www.ht-mb.de/forum/showthread.php?1157892-krank-trotz-normaler-TSH-Werte

206 http://de.slideshare.net/NI0049/mslgesundheitsstudie-2012

207 https://www.tk.de/tk/regional/hamburg/pressemitteilungen/806600

208 http://www.aerztezeitung.de/medizin/krankheiten/hormonstoerungen/schilddruesen-erkrankungen/article/811216/schilddruesen-check-primaer-tsh-bestimmen.html?sh=21&h=-1369394513

209 Is there a need to redefine the upper normal limit of TSH? G Brabant, P Beck-Peccoz1, B Jarzab2, P Laurberg3, J Orgiazzi4, I Szabolcs5, A P Weetman6 and W M Wiersinga7, Abteilung Gastroenterologie, Hepatologie und Endokrinologie, Medizinische Hochschule, Hannover, Germany, 1Institute of Endocrine Sciences, University of Milan, Ospedale Maggiore IRCCS, Padiglione Granelli, 20122-Milan, Italy, 2Department of Nuclear Medicine and Endocrine Oncology, Maria Sklodowska-Curie Memorial Cancer Center and Institute of Oncology, Gliwice Branch, Poland, 3Department of Endocrinology and Medicine, Aalborg Hospital, Aarhus University Hospital, DK-9000 Aalborg, Denmark, 4Service d'Endocrinologie Diabetologie, Centre Hospitalier Lyon Sud, Lyon, France, 5Department of Internal Medicine, National Medical Center and Department of Dietetics, Semmelweis University, Budapest, Hungary, 6Clinical Sciences Centre, Northern General Hospital, University of Sheffield, Sheffield, UK and 7Academisch Medisch Centrum, Universiteit van Amsterdam, Meibergdreef 9, 1105 AZ Amsterdam, The Netherlands. http://www.eje-online.org/content/154/5/633.full

210 When normal is not: The dilemma of interpreting laboratory averages of bioactive molecules subject to heterogeneous regulatory feedback and epigenetic mosaicism, John D. Doux, Anthony J. Yun Palo Alto Institute, 470 University Avenue, Palo Alto, CA 94301, United States. http://www.medical-hypotheses.com/article/S0306-9877%2805%2900598-0/abstract

211 Psychoneuroendocrinology. 2013 Jul;38(7):1058-66. doi: 10.1016/j.psyneuen.2012.10.012. Epub 2012 Nov 14. Reduced cerebrospinal fluid level of thyroxine in patients with Alzheimer's disease. Johansson P1, Almqvist EG, Johansson JO, Mattsson N, Hansson O, Wallin A, Blennow K, Zetterberg H, Svensson J. 1Department of Neuropsychiatry, Skaraborg Hospital, Falköping, Sweden. http://www.ncbi.nlm.nih.gov/pubmed/23159010

212 Carolyn Fedler: Laboratory Tests of Thyroid Function: Pitfalls in Interpretation CME Journal, July 2006 Vol. 24. No. 7. http://www.cmej.org.za/index.php/cmej/article/viewFile/442/289

213 Best Pract Res Clin Endocrinol Metab. 2013 Dec; 27(6): 745–762. doi: 10.1016/j.beem.2013.10.003 PMCID: PMC3857600. Pitfalls in the measurement and interpretation of thyroid function tests. Olympia Koulouri, MRCP, NIHR Academic Clinical Fellow,a Carla Moran, MRCPI, Senior Clinical Fellow,a David Halsall, PhD, FRCPath, Consultant Clinical Scientist,b Krishna Chatterjee, FRCP, Professor of Endocrinology,a and Mark Gurnell, PhD, FRCP, Senior Lecturer in Endocrinology & Associate Clinical Deana,c, - a Metabolic Research Laboratories, Wellcome Trust - MRC Institute of Metabolic Science, University of Cambridge and National Institute for Health Research Cambridge Biomedical Research Centre, Addenbrooke's Hospital, Cambridge CB2 0QQ, UK b Department of Clinical Biochemistry, University of Cambridge and National Institute for Health Research Cambridge Biomedical Research Centre, Addenbrooke's Hospi-

tal, Cambridge CB2 0QQ, UK. c School of Clinical Medicine, University of Cambridge, Addenbrooke's Hospital, Cambridge CB2 0QQ, UK. Metabolic Research Laboratories, Institute of Metabolic Science, University of Cambridge, Box 289, Addenbrooke's Hospital, Hills Road, Cambridge CB2 0QQ, UK.

214 Georg Brabant, Georg J. Kahaly, Harald Schicha. Christoph Reiners, Milde Formen der Schilddrüsenfehlfunktion, Ursachen, Diagnostik, Vorgehen, Deutsches Ärzteblatt, Jg. 103. Heft 31–327, August 2006. https://www.aerzteblatt.de/pdf/103/31/a2110.pdf

215 http://www.ht-mb.de/forum/showthread.php?1073870-Diese-TSH-Normalwerte-stimmen-nicht-oder

216 Fortnightly review: Hypothyroidism: screening and subclinical disease. BMJ 1997; 314 doi: http://dx.doi.org/10.1136/bmj.314.7088.1175 (Published 19 April 1997) Cite this as: BMJ 1997;314:1175 A P Weetman, professor of Medicine, Department of Medicine, University of Sheffield Clinical Sciences Centre, Northern General Hospital, Sheffield S5 7AU http://www.bmj.com/content/314/7088/1175

216a Leitlinie zur Schilddrüsendiagnostik, M. Dietlein, J. Dressler, F. Grünwald, K. Joseph, B. Leisner, E. Moser, Chr. Reiners, J. Rendl1, H. Schicha, P. Schneider, O. Schober – 1 federführend, Klinik für Nuklearmedizin, St. Vincentius-Kliniken Karlsruhe, Südendstr. 32, 76137 Karlsruhe. http://www.nuklearmedizin.de/leistungen/leitlinien/html/schild_diagn.php?navId=53

216b ATA/AACE Guidelines, CLINICAL PRACTICE GUIDELINES FOR HYPOTHYROIDISM IN ADULTS: COSPONSORED BY THE AMERICAN ASSOCIATION OF CLINICAL ENDOCRINOLOGISTS AND THE AMERICAN THYROID ASSOCIATION. https://www.aace.com/files/final-file-hypo-guidelines.pdf

216c J Clin Endocrinol Metab. 2007 Nov;92(11):4236-40. Epub 2007 Aug 7. National Health and Nutrition Examination Survey III thyroid-stimulating hormone (TSH)-thyroperoxidase antibody relationships demonstrate that TSH upper reference limits may be skewed by occult thyroid dysfunction. Spencer CA1, Hollowell JG, Kazarosyan M, Braverman LE. 1Department of Medicine, Division of Endocrinology, Keck School of Medicine, University of Southern California, Los Angeles, California 90032, USA. http://www.ncbi.nlm.nih.gov/pubmed/17684054

217 Georg Brabant, Georg J. Kahaly, Harald Schicha. Christoph Reiners, Milde Formen der Schilddrüsenfehlfunktion, Ursachen, Diagnostik, Vorgehen, Deutsches Ärzteblatt, Jg. 103. Heft 31–327, August 2006. https://www.aerzteblatt.de/pdf/103/31/a2110.pdf

218 Ist die Medizin eine exakte Wissenschaft? Zu den Grundlagen ärztlichen Handelns und der Diskussion um Rationalisierung und Rationierung im Gesundheitswesen, Prof. Dr. Med. T. F. Lüscher, Schweizerische Ärztezeitung / Bulletin des médecins suisses / Bollettino dei medici svizzeri

ö 2001; 82: Nr ½. http://www.saez.ch/docs/saez/archiv/de/2001/2001-01/2001-02-1404.pdf

219 http://www.laborbayer.de/laborinformationen_publikationen/hormone_neurotransmitter/DrBayer-Schilddruesendiagnostik-web.pdf

220 Swiss Med Wkly. 2014 Dec 23;144:w14058. doi: 10.4414/smw.2014.14058. eCollection 2014. Subclinical hypothyroidism: summary of evidence in 2014. Baumgartner C1, Blum MR1, Rodondi N1. 1Department of General Internal Medicine, Inselspital, Bern University Hospital, Switzerland. http://www.ncbi.nlm.nih.gov/pubmed/25536449

221 Clinical Practice Guidelines for Hypothyroidism in Adults: Cosponsored by the American Association of Clinical Endocrinologists and the American Thyroid Association Jeffrey R. Garber, Rhoda H. Cobin, Hossein Gharib, James V. Hennessey, Irwin Klein, Jeffrey I. Mechanick, Rachel Pessah-Pollack, Peter A. Singer, and Kenneth A. Woeber for the American Association of Clinical Endocrinologists and American Thyroid Association Taskforce on Hypothyroidism in Adults. Thyroid. December 2012, 22(12): 1200-1235. doi:10.1089/thy.2012.0205. Published in Volume: 22 Issue 12: December 4, 2012. http://online.liebertpub.com/doi/full/10.1089/thy.2012.0205

222 Atherogenic Lipoproteins in Subclinical Hypothyroidism and Their Relationship with Hepatic Lipase Activity: Response to Replacement Treatment with Levothyroxine, Brenta Gabriela, Berg Gabriela, Miksztowicz Veronica, Lopez Graciela, Lucero Diego, Faingold Cristina, Murakami Masami, Machima Tetsudo, Nakajima Katsuyuki, and Schreier Laura. Thyroid. February 2016, ahead of print. doi:10.1089/thy.2015.0140. Online Ahead of Print: February 23, 2016. Online Ahead of Editing: February 3, 2016. Gabriela Brenta,1 Gabriela Berg,2 Veronica Miksztowicz,2 Graciela Lopez,2 Diego Lucero,2 Cristina Faingold,1 Masami Murakami,3 Tetsudo Machima,3 Katsuyuki Nakajima,4 and Laura Schreier2 – 1 Department of Endocrinology and Metabolism, Cesar Milstein Hospital, Buenos Aires, Argentina. 2 Department of Clinical Biochemistry, Laboratory of Lipids and Atherosclerosis, Faculty of Pharmacy and Biochemistry, INFIBIOC-University of Buenos Aires, Argentina. 3 Department of Clinical Laboratory Medicine, Gunma University Graduate School of Medicine, Gunma, Japan. 4 Graduate School of Health Sciences, Gunma University, Gunma, Japan. http://online.liebertpub.com/doi/abs/10.1089/thy.2015.0140

223 SAGE Open Med. 2015 Sep 30;3:2050312115605518. doi: 10.1177/2050312 115605518. eCollection 2015. Risk of new-onset diabetes associated with statin use. Beckett RD1, Schepers SM2, Gordon SK1. 1Manchester University College of Pharmacy, Fort Wayne, IN, USA. 2Parkview Regional Medical Center, Fort Wayne, IN, USA. http://www.ncbi.nlm.nih.gov/pubmed/26770803 sowie: Curr Opin Lipidol. 2015 Dec;26(6):492-501. doi: 10.1097/MOL.0000000000000236. Statin intolerance. Laufs U1, Scharnagl H, März W. 1 Klinik Innere Medizin III (Kardiologie, Angiologie und Internistische Intensivmedizin), Universitätsklinikum des Saarlandes, Hom-

burg, Germany, b Clinical Institute of Medical and Chemical Laboratory Diagnostics, Medical University of Graz, Graz, AustriacMedical Clinic V (Nephrology, Hypertensiology, Rheumatology, Endocrinology, Diabetology), Medical Faculty Mannheim, University of Heidelberg, Heidelbergd-Synlab Academy, Synlab Services GmbH, Mannheim and Augsburg, Germany. http://www.ncbi.nlm.nih.gov/pubmed/26780003

224 http://www.aerztezeitung.de/medizin/krankheiten/hormonstoerungen/schilddruesen-erkrankungen/article/860160/hyperlipidaemie-schilddruesen-test-erfolgt-selten.html?sh=3&h=-1369394513 siehe auch: http://www.aerztezeitung.de/medizin/med_specials/special-schilddruesenwoche/p-2/default.aspx

225 http://en.wikipedia.org/wiki/List_of_largest_selling_pharmaceutical_products

226 JAAPA. 2016 Jan;29(1):11-2. doi: 10.1097/01.JAA.0000475471.02134.37. Are statins protective or harmful to cognitive function? Mospan CM1. 1Cortney M. Mospan is an assistant professor of pharmacy practice at East Tennessee State University's Bill Gatton College of Pharmacy in Johnson City, Tenn. She also serves as a clinical pharmacist with ETSU's Mooney Pharmacy. The author has disclosed no potential conflicts of interest, financial or otherwise.
http://www.ncbi.nlm.nih.gov/pubmed/26704648 sowie: FDA Expands Advice on Statin Risks.
http://www.fda.gov/ForConsumers/ConsumerUpdates/ucm293330.htm

227 Endocrinol Metab Clin North Am. 2016 Mar;45(1):101-16. doi: 10.1016/j.ecl.2015.09.007. Statins and Cognitive Side Effects: What Cardiologists Need to Know. Rojas-Fernandez C1, Hudani Z2, Bittner V3. 1Schlegel-UW Research Institute for Ageing & School of Pharmacy, University of Waterloo, Waterloo, Ontario, Canada; School of Public Health and Health Systems, Faculty of Applied Health Sciences, University of Waterloo, Waterloo, Ontario, Canada; Michael G. DeGroote School of Medicine, Department of Family Medicine, McMaster University, Hamilton, Ontario, Canada. 2University of Waterloo School of Pharmacy, 10 Victoria St S, Kitchener, Ontario N2G 1C5, Canada. 3Division of Cardiovascular Disease, University of Alabama at Birmingham, LHRB 310, 701 19th Street South, Birmingham, AL 35294, USA. http://www.ncbi.nlm.nih.gov/pubmed/26893000

228 Front Aging Neurosci. 2014 Nov 7;6:309. doi: 10.3389/fnagi.2014.00309.e Collection 2014.Cognitive Impairment and Age-Related Vision Disorders: Their Possible Relationship and the Evaluation of the Use of Aspirin and Statins in a 65 Years-and-Over Sardinian Population. Mandas A1, Mereu RM2, Catte O2, Saba A2, Serchisu L1, Costaggiu D1, Peiretti E3, Caminiti G3, Vinci M3, Casu M3, Piludu S3, Fossarello M3, Manconi PE1, Dessí S1. 1 Dipartimento di Scienze Mediche, Università degli Studi di Cagliari, Cagliari, Italy. 2 Divisione Geriatria, Centro Alzheimer e disturbi della Memoria, P.O. SS. Trinità, Cagliari, Italy. 3 Dipartimento di Scienze Chirurgi-

che e Odontoiatriche, Clinica Oculistica, Università degli Studi di Cagliari, Cagliari, Italy.

229 Parkinsonism Relat Disord. 2016 Feb 2. pii: S1353-8020(16)30033-5. doi: 10.1016/j.parkreldis.2016.02.005. [Epub ahead of print] Statin-associated cerebellar ataxia. A Brazilian case series. Teive HA1, Moro A2, Moscovich M2, Arruda WO2, Munhoz RP3. 1Movement Disorders Unit, Neurology Service, Internal Medicine Department, Hospital de Clínicas, Federal University of Paraná, Curitiba, PR, Brazil. 2Movement Disorders Unit, Neurology Service, Internal Medicine Department, Hospital de Clínicas, Federal University of Paraná, Curitiba, PR, Brazil. 3Department of Medicine, Morton and Gloria Shulman Movement Disorders Centre, Toronto Western Hospital, University of Toronto, Toronto, ON, Canada. http://www.ncbi.nlm.nih.gov/pubmed/26897092

230 J Clin Endocrinol Metab. 2014 Nov;99(11):E2341-6. doi: 10.1210/jc.2014-2112. Epub 2014 Aug 8. Levothyroxine replacement in hypothyroid humans reduces myocardial lipid load and improves cardiac function. Scherer T1, Wolf P, Winhofer Y, Duan H, Einwallner E, Gessl A, Luger A, Trattnig S, Hoffmann M, Niessner A, Baumgartner-Parzer S, Krššák M, Krebs M. 1Department of Medicine III, Division of Endocrinology and Metabolism (T.S., P.W., Y.W., A.G., A.L., S.B.-P., M.Krš., M.Kre.); Department of Nuclear Medicine (H.D., M.H.); Department of Medical and Chemical Laboratory Diagnostics (E.E.); Department of Biomedical Imaging and Image Guided Therapy, High Field Magnetic Resonance Centre of Excellence (S.T., M.Krš.); and Department of Internal Medicine II, Division of Cardiology (A.N.), Medical University of Vienna, 1090 Vienna, Austria. http://www.ncbi.nlm.nih.gov/pubmed/25105733

231 Eur Thyroid J 2013;2:215–228 DOI: 10.1159/000356507 2013 ETA Guideline: Management of Subclinical Hypothyroidism, Simon H.S. Pearce, Georg Brabant, Leonidas H. Duntas, Fabio Monzani, Robin P. Peeters, Salman Razvi, Jean-Louis Wemeau Institute of Genetic Medicine, Newcastle University, and Royal Victoria Infirmary, Newcastle upon Tyne, UK; Medizinische Klinik I, Universitätsklinikum Schleswig-Holstein, Lübeck, Germany; Endocrine Unit, Evgenidion, Hospital, University of Athens, Athens, Greece; Department of Clinical and Experimental Medicine, Università di Pisa, Pisa, Italy; Rotterdam Thyroid Center, Department of Internal Medicine, Erasmus Medical Center, Rotterdam,The Netherlands; Queen Elizabeth Hospital, Gateshead, UK; Clinique Endocrinologique Marc Linquette, CHU, Lille, France. http://www.eurothyroid.com/files/download/ETA-Guideline-Management-of-Subclinical-Hypothyroidism.pdf

232 http://www.nuklearmedizin.org/schilddruese-kinderwunsch.htm Hervorhebung durch die Autorin

233 http://www.aerztezeitung.de/medizin/med_specials/special-schilddruesenwoche/article/672603/kombitherapie-schrumpfen-schilddruesenknoten.html?sh=27&h=-1369394513

234 http://www.aerztezeitung.de/medizin/krankheiten/hormonstoerungen/schilddruesen-erkrankungen/article/836940/schilddruese-stoerung-kann-psyche-gehen.html?sh=14&h=-1369394513

235cUniversum Innere Medizin 04/07 – im Web unter: http://www.schilddrueseninstitut.at/multimedia/UIM4_Schilddruese.pdf Hervorhebung durch die Autorin

236 Is there a need to redefine the upper normal limit of TSH? G Brabant, P Beck-Peccoz1, B Jarzab2, P Laurberg3, J Orgiazzi4, I Szabolcs5, A P Weetman6 and W M Wiersinga7 Abteilung Gastroenterologie, Hepatologie und Endokrinologie, Medizinische Hochschule, Hannover, Germany, 1Institute of Endocrine Sciences, University of Milan, Ospedale Maggiore IRCCS, Padiglione Granelli, 20122-Milan, Italy, 2Department of Nuclear Medicine and Endocrine Oncology, Maria Sklodowska-Curie Memorial Cancer Center and Institute of Oncology, Gliwice Branch, Poland, 3Department of Endocrinology and Medicine, Aalborg Hospital, Aarhus University Hospital, DK-9000 Aalborg, Denmark, 4Service d'Endocrinologie Diabetologie, Centre Hospitalier Lyon Sud, Lyon, France, 5Department of Internal Medicine, National Medical Center and Department of Dietetics, Semmelweis University, Budapest, Hungary, 6Clinical Sciences Centre, Northern General Hospital, University of Sheffield, Sheffield, UK and 7Academisch Medisch Centrum, Universiteit van Amsterdam, Meibergdreef 9, 1105 AZ Amsterdam, The Netherlands. http://www.eje-online.org/content/154/5/ 633.full

237 Die Welt vom 10.4.2013 – http://www.welt.de/vermischtes/article115162662/Hashimoto-kann-einem-das-Leben-zur-Hoelle-machen.html

238 http://www.sd-bv.de/thread.php?postid=48546

239 Primärärztliche Versorgung in Deutschland im internationalen Vergleich – Ergebnisse einer strukturvalidierten Ärztebefragung, Klaus Koch, Ulrich Gehrmann, Peter T. Sawicki, Deutsches Ärzteblatt Jg. 104, Heft 38, 21. September 2007, http://www.aerzteblatt.de/pdf/104/38/a2584.pdf

240 Diabetes in Deutschland DETECT: Eine bundesweite Studie in 3.500 Hausarztpraxen und 55.000 Patienten, Hans-Ulrich Wittchen und die DETECT Study Group, Technische Universität Dresden, Institut für Klinische Psychologie und Psychotherapie, AG Epidemiologie und Gesundheitsberichterstattung. http://www.detect-studie.de/publikationen/DETECT_EXUBERA.pdf – Seite 33

241 Mitteilung IFP Infozentrum für Prävention und Früherkennung, http://www.vorsorge-online.de/patienten/vorsorgen-mit-labortests/

242 Ingeborg Bördlein, Schilddrüse: Labortest ersetzt nicht die Tastuntersuchung, ÄrzteZeitung 19.04.2012. http://www.aerztezeitung.de/medizin/krankheiten/hormonstoerungen/schilddruesen-erkrankungen/article/811117/schilddruese-labortest-ersetzt-nicht-tastuntersuchung.html

243 Dr. Martina Melzer, Schilddrüse: Was sind heiße und kalte Knoten?, aktualisiert 16.03.201. http://www.apotheken-umschau.de/Schilddruese/Schilddruese-Was-sind-heisse-und-kalte-Knoten-208445.html

244 http://www.awmf.org/leitlinien/detail/anmeldung/1/ll/053-046.html

245 http://www.awmf.org/leitlinien/detail/anmeldung/1/ll/053-046.html

246 http://www.ht-mb.de/forum/archive/index.php/t-1227265.html Hervorhebung durch die Autorin

247 http://www.ht-mb.de/forum/archive/index.php/t-1227265.html

248 http://www.aerzteblatt.de/nachrichten/53921/Nuklearmediziner-warnen-vor-Vitamin-D-Mangel sowie: Int J Health Sci (Qassim). 2013 Nov;7(3): 267-75. Vitamin d deficiency and its association with thyroid disease. Mackawy AM1, Al-Ayed BM2, Al-Rashidi BM2. 1Assistant Professor of Medical Biochemistry, Medical Laboratory Department, Applied Medical Science College, Qassim University, Saudi Arabia. 2Students in the Medical Laboratory Department, Applied Medical Science College, Qassim University, Saudi Arabia. http://www.ncbi.nlm.nih.gov/pubmed/24533019

249 Thyroid-Stimulating Hormone, Why Efforts to Harmonize Testing Are Critical to Patient Care, Author: James D. Faix, MD, and Linda M. Thienpont, PhD // Date: MAY.1.2013 // Source: Clinical Laboratory NeAmerican Association for Clinical Chemistry. https://www.aacc.org/publications/cln/articles/2013/may/tsh-harmonization

250 Swiss Med Wkly. 2014 Dec 23;144:w14058. doi: 10.4414/smw.2014.14058. eCollection 2014. Subclinical hypothyroidism: summary of evidence in 2014. Baumgartner C1, Blum MR1, Rodondi N1. 1Department of General Internal Medicine, Inselspital, Bern University Hospital, Switzerland. http://www.ncbi.nlm.nih.gov/pubmed/25536449

251 Trust Thyroid Trial. http://www.trustthyroidtrial.com/index.cfm?p=BA655206-CAA5-D99A-71C8D08FF9EB7D8F

252 Medizin und Recht: Arzt – der durchnormierte Beruf, Dtsch Arztebl 2009; 106(13): A-593 / B-507 / C-491 Stüwe, Heinz. http://www.aerzteblatt.de/archiv/63926

253 Evolution of Dietary Antioxidants: Role of Iodine, Lecture held at the »Thyroid Club« Annual Meeting of Bologna University, Feb. 6, 2007, Sebastiano Venturi and Mattia Venturi, Servizio di Igiene, ASL n. 1, Regione Marche, Pennabilli (PU) Italy, and *Department of Oral Science, University of Bologna, Italy http://www.academia.edu/2007862/EVOLUTION_OF_DIETARY_ANTIOXIDANTS

254 Enciclopedia Treccani 1933, Iodio, http://www.treccani.it/enciclopedia/iodio_%28Enciclopedia-Italiana%29/

255 Evolution of Dietary Antioxidants: Role of Iodine, Lecture held at the »Thyroid Club« Annual Meeting of Bologna University, Feb. 6, 2007, Sebastiano Venturi and Mattia Venturi, Servizio di Igiene, ASL n. 1, Regione Marche, Pennabilli (PU) Italy, and *Department of Oral Science, University of Bologna, Italy. https://www.researchgate.net/profile/Sebastiano_Venturi2/publication/228472414_Evolution_of_Dietary_Antioxidants_Role_of_Iodine/links/0912f50fa2e948e0c4000000.pdf oder http://www.academia.edu/2007862/EVOLUTION_OF_DIETARY_ANTIOXIDANTS

256 Thyroid Res. 2011; 4: 14. Published online 2011 Oct 5. doi: 10.1186/1756-6614-4-14 PMCID: PMC3204293. Assessment of Japanese iodine intake based on seaweed consumption in Japan: A literature-based analysis, Theodore T Zava1 and David T Zava 1ZRT Laboratory, 8605 SW Creekside Place, Beaverton, 97008, USA http://www.ncbi.nlm.nih.gov/pmc/articles/PMC3204293/ sowie: Breast Cancer Res. 2003;5(5):235-8. Epub 2003 Jul 29. The thyroid, iodine and breast cancer. Smyth PP1. 1Endocrine laboratory, Department of Medicine and Therapeutics, and Conway Institute of Biomolecular and Biomedical Research, University College Dublin, Ireland. http://www.ncbi.nlm.nih.gov/pubmed/12927031

257 Can J Surg. 1993 Oct;36(5):453-60. Iodine replacement in fibrocystic disease of the breast. Ghent WR1, Eskin BA, Low DA, Hill LP. 1Department of Surgery, Queen's University, Hotel Dieu Hospital, Kingston, Ont. http://www.ncbi.nlm.nih.gov/pubmed/8221402

258 http://www.ht-mb.de/forum/archive/index.php/t-1211744.html

259 Breast Cancer Res. 2003;5(5):235-8. Epub 2003 Jul 29. The thyroid, iodine and breast cancer. Smyth PP1. 1Endocrine laboratory, Department of Medicine and Therapeutics, and Conway Institute of Biomolecular and Biomedical Research, University College Dublin, Ireland. http://www.ncbi.nlm.nih.gov/pubmed/12927031 sowie:

260 J Endocrinol. 2015 Oct;227(1):R1-R12. doi: 10.1530/JOE-15-0234. Epub 2015 Aug 18., Iodide transport and breast cancer, Poole VL1, McCabe CJ2. 1School of Clinical and Experimental MedicineInstitute of Biomedical Research, University of Birmingham, Birmingham B15 2TT, UK.
2School of Clinical and Experimental MedicineInstitute of Biomedical Research, University of Birmingham, Birmingham B15 2TT, UK
http://www.ncbi.nlm.nih.gov/pubmed/26285906

261 J Mammary Gland Biol Neoplasia. 2005 Apr;10(2):189-96. Is iodine a gatekeeper of the integrity of the mammary gland? Aceves C1, Anguiano B, Delgado G. 1Instituto de Neurobiología, Universidad Nacional Autónoma de México, Juriquilla. http://www.ncbi.nlm.nih.gov/pubmed/16025225

262 Int J Med Sci. 2008; 5(4): 189–196. Published online 2008 Jul 8. PMCID: PMC2452979 Iodine Alters Gene Expression in the MCF7 Breast Cancer Cell Line: Evidence for an Anti-Estrogen Effect of Iodine, Frederick R. Stoddard II,1,2 Ari D. Brooks,1 Bernard A. Eskin,3 and Gregg J. Johannes2 1. Department of Surgery, Drexel University College of Medicine, Philadelphia, PA 19102, USA 2. Department of Pathology, Laboratory Medicine, Drexel University College of Medicine, Philadelphia, PA 19102, USA 3. Department of OB/GYN, Drexel University College of Medicine, Philadelphia, PA 19102, USA Conflict of interest: The authors have declared that no conflict of interest exists http://www.ncbi.nlm.nih.gov/pmc/articles/PMC2452979/

263 Eur J Nutr. 2007 Aug;46(5):251-6. Epub 2007 May 11. Iodine prophylaxis--the protective factor against stomach cancer in iodine deficient areas. Gołkowski F1, Szybiński Z, Rachtan J, Sokołowski A, Buziak-Bereza M,

Trofimiuk M, Hubalewska-Dydejczyk A, Przybylik-Mazurek E, Huszno B. 1Dept. of Endocrinology, Jagiellonian University, Collegium Medicum, Faculty of Medicine, Kopernika 17, 31-501, Krakow, Poland. http://www.ncbi.nlm.nih.gov/pubmed/17497074

264 Clin Chem Lab Med. 2005;43(6):581-4. Comparison of iodine contents in gastric cancer and surrounding normal tissues. Gulaboglu M1, Yildiz L, Celebi F, Gul M, Peker K. 1Department of Biochemistry, Faculty of Pharmacy, Ataturk University, Erzurum, Turkey. http://www.ncbi.nlm.nih.gov/pubmed/16006252

265 Eur J Cancer Prev. 1993 Jan;2(1):17-23. A new hypothesis: iodine and gastric cancer. Venturi S1, Venturi A, Cimini D, Arduini C, Venturi M, Guidi A. 1Servizio di Igiene e Sanita Pubblica, USL N1, Regione Marche, Novafeltria (PS), Italy. http://www.ncbi.nlm.nih.gov/pubmed/8428171

266 J Nutr. 2015 Sep;145(9):2067-75. doi: 10.3945/jn.115.213439. Epub 2015 Jul 22. Iodine Supplementation Decreases Hypercholesterolemia in Iodine-Deficient, Overweight Women: A Randomized Controlled Trial. Herter-Aeberli I1, Cherkaoui M2, El Ansari N3, Rohner R4, Stinca S4, Chabaa L5, von Eckardstein A6, Aboussad A3, Zimmermann MB7. 1Human Nutrition Laboratory, Institute of Food, Nutrition, and Health, ETH Zurich, Zurich, Switzerland; 2Laboratory of Human Ecology, Faculty of Sciences Semlalia, an 3Medical and Pharmaceutical Faculty, University Cady Ayyad, Marrakesh, Morocco; Mohammed VI University Hospital, Marrakesh, Morocco; 4Human Nutrition Laboratory, Institute of Food, Nutrition, and Health, ETH Zurich, Zurich, Switzerland; 5Mohammed VI University Hospital, Marrakesh, Morocco; 6Institute for Clinical Chemistry, University Hospital Zurich, Zurich, Switzerland; and 7Human Nutrition Laboratory, Institute of Food, Nutrition, and Health, ETH Zurich, Zurich, Switzerland; Iodine Global Network, Zurich, Switzerland. http://www.ncbi.nlm.nih.gov/pubmed/26203098

267 Biol Trace Elem Res. 1996 Sep;54(3):207-12. Interaction of bromine with iodine in the rat thyroid gland at enhanced bromide intake. Vobecký M1, Babický A, Lener J, Svandová E. 1Academy of Sciences of Czech Republic, Institute of Analytical Chemistry, Praha, Czech Republic. http://www.ncbi.nlm.nih.gov/pubmed/8909694

268 J Epidemiol Community Health. 2015 Jul;69(7):619-24. doi: 10.1136/jech-2014-204971. Epub 2015 Feb 24. Are fluoride levels in drinking water associated with hypothyroidism prevalence in England? A large observational study of GP practice data and fluoride levels in drinking water. Peckham S1, Lowery D1, Spencer S1. 1Centre for Health Services Studies, University of Kent, Canterbury, Kent, UK. http://www.ncbi.nlm.nih.gov/pubmed/25714098

269 http://www.zentrum-der-gesundheit.de/fluorid.html#ixzz4374Xs3Wt

270 http://denmark.dk/en/green-living/sustainable-projects/a-land-enriched-by-water/

271 Biol Trace Elem Res. 2010 Nov;137(2):159-67. doi: 10.1007/s12011-009-8575-7. Epub 2009 Dec 10. Salivary fluoride concentrations and fluoride ingestion following application of preparations containing high concentration of fluoride. Opydo-Szymaczek J1, Opydo J. 1Department of Pediatric Dentistry, Poznan University of Medical Sciences, Bukowska 70, 60-812 Poznan, Poland. http://www.ncbi.nlm.nih.gov/pubmed/20012384

272 http://bigstory.ap.org/article/mtn-dew-latest-drop-controversial-ingredient

273 ÄrzteZeitung, 13.03.2015, Deutschland – Jodversorgung noch nicht optimal http://www.aerztezeitung.de/medizin/krankheiten/hormonstoerungen/schilddruesen-erkrankungen/article/881134/deutschland-jodversorgung-noch-nicht-optimal.html

274 Eur J Endocrinol. 2015 Dec;173(6):709-18. doi: 10.1530/EJE-15-0358. Thyroid function and autoimmunity in Danish pregnant women after an iodine fortification program and associations with obstetric outcomes. Bliddal S1, Boas M2, Hilsted L2, Friis-Hansen L2, Tabor A2, Feldt-Rasmussen U2. 1Departments of Medical EndocrinologySection 2132Growth and ReproductionClinical BiochemistryCopenhagen University Hospital (Rigshopitalet), Blegdamsvej 9, 2100 Copenhagen, DenmarkDepartment of Clinical BiochemistrySlagelse-Naestved Hospital, Naestved, Denmark-Department of ObstetricsCenter of Fetal Medicine, Copenhagen University Hospital (Rigshospitalet), Copenhagen, Denmark sofiebliddal@gmail.com. http://www.ncbi.nlm.nih.gov/pubmed/26315374

275 Thyroid. 2013 Aug; 23(8): 938–946. doi: 10.1089/thy.2012.0579. PMCID: PMC3752513. The Extrathyronine Actions of Iodine as Antioxidant, Apoptotic, and Differentiation Factor in Various Tissues, Carmen Aceves, Brenda Anguiano, and Guadalupe DelgadoInstitute of Neurobiology, National Autonomous University of Mexico (UNAM), Juriquilla, Mexico. http://www.ncbi.nlm.nih.gov/pmc/articles/PMC3752513/

276 Prim Care Companion J Clin Psychiatry. 2007; 9(3): 238. PMCID: PMC1911186. Vitamin B12 Deficiency Manifested as Mania: A Case Report, German Jorge Gomez-Bernal, M.D.1 and Milagros Bernal-Perez, Ph.D.2 1Rehabilitation Unit, Psychiatric Hospital of Teruel, Teruel, Spain 2University of Zaragoza, Zaragoza, Spain. http://www.ncbi.nlm.nih.gov/pmc/articles/PMC1911186/

277 Encephale. 2003 Nov-Dec;29(6):560-5. [Psychiatric manifestations of vitamin B12 deficiency: a case report]. Durand C1, Mary S, Brazo P, Dollfus S. 1Centre Esquirol, Service du Professeur S. Dollfus, CHU de Caen, avenue Côte-de-Nacre, 14033 Caen. http://www.ncbi.nlm.nih.gov/pubmed/15029091

278 J Nippon Med Sch. 2006 Apr;73(2):65-9. Vitamin B12 could be a »master key« in the regulation of multiple pathological processes. Volkov I1, Press Y, Rudoy, Department of Family Medicine, Faculty of Health Sciences, Ben-Gurion University of the Negev, Israel. http://www.ncbi.nlm.nih.gov/pubmed/16641529?ordinalpos=1&itool=EntrezSystem2.PEntrez.

PubMed.PubMed_ResultsPanel.PubMed_DiscoveryPanel.PubMed_Discovery_RA&linkpos=4&log$=relatedreviews&logdbfrom=pubmed

279 K. Kisters, Vitamin-B12-Mangel Symptome, Diagnostik und Therapie, Allgemeinarzt-Online, 07.05.2014. http://www.allgemeinarzt-online.de/a/ 1640196

280 Acta Diabetol. 2014 Oct 15. Cobalamin status and its relation with depression, cognition and neuropathy in patients with type 2 diabetes mellitus using metformin. Biemans E1, Hart HE, Rutten GE, Cuellar Renteria VG, Kooijman-Buiting AM, Beulens JW. Julius Center for Health Sciences and Primary Care, University Medical, Center Utrecht, The Netherlands. http://www.ncbi.nlm.nih.gov/pubmed/25315630

281 Encephale. 2003 Nov-Dec; 29(6):560-5. [Psychiatric manifestations of vitamin B12 deficiency: a case report]. [Article in French] Durand C1, Mary S, Brazo P, Dollfus S. 1Centre Esquirol, Service du Professeur S. Dollfus, CHU de Caen, avenue Côte-de-Nacre, 14033 Caen. http://www.ncbi.nlm.nih.gov/pubmed/15029091

282 Ger J Ophthalmol. 1993 Aug;2(4-5):234-40. Uncommon chiasmal lesions: demyelinating disease, vasculitis, and cobalamin deficiency. Wilhelm H1, Grodd W, Schiefer U, Zrenner E. 1Universitäts-Augenklinik Tübingen, Abteilung für Pathophysiologie des Sehens and Neuroophthalmologie, Germany. http://www.ncbi.nlm.nih.gov/pubmed/8220105

283 Onmeda.de - Medizinportal - Vitamin B12 (Cobalamin): Vitamin-B12-Mangel http://www.onmeda.de/naehrstoffe/vitamin_b12-vitamin-b%3C-sub%3E12%3C-sub%3E-mangel-2253-5.html

284 Vitamin-B12-Mangel, Symptome, Diagnostik und Therapie, K. Kisters 07.05.2014, Allgemeinarzt-online. http://www.allgemeinarzt-online.de/a/1640196

285 Nutr Hosp. 2013 Sep-Oct; 28(5):1447-52. doi: 10.3305/nh.2013.28.5.6821. Algorithm for the early diagnosis of vitamin B12 deficiency in elderly people. Palacios G1, Sola R, Barrios L, Pietrzik K, Castillo MJ, González-Gross M. 1ImFINE Research Group. Department of Health and Human Performance. Faculty of Physical Activity and Sport Sciences-INEF. Universidad Politécnica de Madrid. Spain. http://www.ncbi.nlm.nih.gov/pubmed/ 24160198

286 Nutr Hosp. 2013 Sep-Oct;28(5):1447-52. doi: 10.3305/nh.2013.28.5.6821. Algorithm for the early diagnosis of vitamin B12 deficiency in elderly people. Palacios G1, Sola R, Barrios L, Pietrzik K, Castillo MJ, González-Gross M. 1ImFINE Research Group. Department of Health and Human Performance. Faculty of Physical Activity and Sport Sciences-INEF. Universidad Politécnica de Madrid. Spain. http://www.ncbi.nlm.nih.gov/pubmed/24160198

287 Dr. Birgit Maronde; B12 im Labor wertlos -Vitamin-B12-Werte sind im Labor oft nicht aussagekräftig, da der Test nicht zwischen vom Körper nutzbaren und nicht nutzbaren Formen unterscheidet. Wie erfolgt die optimale Diagnose? 19.11.2014, Medical Tribune [Quelle: Neurowoche 2014] http://www.medical-tribune.de/medizin/fokus-medizin/artikeldetail/b12-im-labor-wertlos.html

288 Vitamin-B12-Mangel; erkennen und behandeln, Der Allgemeinarzt, 6/2015. http://www.allgemeinarzt-online.de/home/a/1700675

289 Am J Clin Nutr. 2000 Feb;71(2):514-22. Plasma vitamin B-12 concentrations relate to intake source in the Framingham Offspring study. Tucker KL1, Rich S, Rosenberg I, Jacques P, Dallal G, Wilson PW, Selhub J. 1Jean Mayer Human Nutrition Research Center on Aging at Tufts University, Boston MA 02111, USA. http://www.ncbi.nlm.nih.gov/pubmed/10648266

290 US National Library of Medicine – Medline Plus – Vitamin B12 https://www.nlm.nih.gov/medlineplus/ency/article/002403.htm

291 Dietary Reference Intakes (DRIs): Vitamins, Food and Nutrition Board, Institute of Medicine, National Academies. http://nationalacademies.org/hmd/~/media/Files/Activity%20Files/Nutrition/DRIs/New%20Material/7_%20Nutrients%20Summary.pdf

292 Health Canada, Food and Nutrition, Dietary Reference Intakes, Tabelle 3, unter c. http://www.hc-sc.gc.ca/fn-an/nutrition/reference/table/ref_vitam_tbl-eng.php

293 Rocz Panstw Zakl Hig. 2016;67(1):59-68. Evaluation of dietary intake of vitamins and minerals in 13-15-years-old boys from a sport school in Warsaw. Szczepańska B1, Malczewska-Lenczowska J1, Wajszczyk B2. 1Department of Nutrition Physiology, Institute of Sport, Warsaw, Poland. 2Independent Unit of Nutritional Epidemiology and Dietary Recommended Intakes, National Food and Nutrition Institute, Warsaw, Poland. http://www.ncbi.nlm.nih.gov/pubmed/26953583

294 Vitamin B12-Mangel. Ist die Bestimmung von Vitamin B12 ausreichend? Ärztliche Information, Amedes. http://www.wagnerstibbe.de/fileadmin/Dateien/PDF/Aerztliche_Informationen/286-136572-IS-Vitamin_B12_Mangel-120627.pdf

295 MEDIZIN: Übersichtsarbeit, Ursachen und frühzeitige Diagnostik von Vitamin-B12-Mangel. Causes and Early Diagnosis of Vitamin B12 Deficiency. Dtsch Arztebl 2008; 105(40): 680-5; DOI: 10.3238/arztebl.2008.0680 Herrmann, Wolfgang; Obeid, Rima. http://www.aerzteblatt.de/archiv/ 61696

296 Intern Med J. 2015 Apr;45(4):409-16. doi: 10.1111/imj.12697. Association between vitamin B12 deficiency and long-term use of acid-lowering agents: a systematic review and meta-analysis.Jung SB1, Nagaraja V, Kapur A, Eslick GD. 1Prince of Wales Hospital, Sydney, Australia; University of New South Wales, Sydney, Australia. http://www.ncbi.nlm.nih.gov/pubmed/25583062

297 Vitamin-B12-Mangel; erkennen und behandeln, Der Allgemeinarzt, 6/2015. http://www.allgemeinarzt-online.de/home/a/1700675 sowie:
Pharmazeutische Zeitung Online, B-Vitamine: unerlässlich für den Stoffwechsel, Marion Hofmann-Aßmus, http://www.pharmazeutische-zeitung.de/?id=39550

298 Forum: http://www.ht-mb.de/forum/showthread.php?1170685-kribbeln-in-armen-und-beinen

299 Forum: http://www.ht-mb.de/forum/showthread.php?1170685-kribbeln-in-armen-und-beinen

300 Prof. Dr. Med. Stange, Entzündliche Darmerkrankungen: Klinik, Diagnostik und Therapie, Seite 66, Schattauer Verlag, 2015. https://books.google.de/books?id=1w6jCgAAQBAJ&pg=PA66&lpg=PA66&dq=vitamin+b12+referenzbereiche+falsch&source=bl&ots=Ql05Glxrow&sig=4scSBj3m803LxOIaQ7DHpwIyrrs&hl=de&sa=X&ved=0ahUKEwjYncLX0rjLAhVEEJoKHaRqB1o4FBDoAQgvMAQ#v=onepage&q=vitamin%20b12%20referenzbereiche%20falsch&f=false

301 Br J Psychiatry. 2010 Sep;197(3):244-5. doi: 10.1192/bjp.bp.108.054072. Pernicious anaemia presenting as catatonia without signs of anaemia or macrocytosis. Jauhar S1, Blackett A, Srireddy P, McKenna PJ. 1Department of Psychiatry, Hairmyres Hospital, East Kilbride, UK. http://www.ncbi.nlm.nih.gov/pubmed/20807971

302 Guidelines for the diagnosis and treatment of Cobalamin and Folate disorders, Vinod Devalia1, Malcolm S Hamilton2, and Anne M Molloy3 on behalf of the British Committee for Standards in Haematology 1Princess of Wales Hospital, Bridgend, 2Royal Devon and Exeter Hospital, Exeter, 3 School of Medicine, Trinity College Dublin, Ireland. »The clinical picture is the most important factor in assessing the significance of test results assessing cobalamin status since there is no ‹gold standard' test to define deficiency.« »In the presence of discordance between the test result and strong clinical features of deficiency, treatment should not be delayed to avoid neurological impairment.« http://www.bcshguidelines.com/documents/BCSH_Cobalamin_and_Folate_Guidelines_%282%29.docx.pdf (Hervorhebung durch die Autorin)

303 Guidelines for the diagnosis and treatment of Cobalamin and Folate disorders, Vinod Devalia1, Malcolm S Hamilton2, and Anne M Molloy3 on behalf of the British Committee for Standards in Haematology 1Princess of Wales Hospital, Bridgend, 2Royal Devon and Exeter Hospital, Exeter, 3 School of Medicine, Trinity College Dublin, Ireland. »The clinical picture is the most important factor in assessing the significance of test results assessing cobalamin status since there is no ‹gold standard' test to define deficiency.« »In the presence of discordance between the test result and strong clinical features of deficiency, treatment should not be delayed to avoid neurological impairment.« http://www.bcshguidelines.com/documents/BCSH_Cobalamin_and_Folate_Guidelines_%282%29.docx.pdf

304 Deutsche Gesellschaft für Neurologie – Leitlinie S1 Diagnostik bei Polyneuropathien. http://www.dgn.org/leitlinien/11-leitlinien-der-dgn/2331-ll-44-2012-diagnostik-bei-polyneuropathien#wichtigsteempfehlungen

305 Universitätsklinikum Ulm, Institut für Geschichte, Theorie und Ethik in der Medizin Direktor: Prof. Dr. Heiner Fangerau,Aus der Klinischen Ökonomik, Leiter: Prof. Dr. Franz Porzsolt, Bedeutung der medizinischen Semiotik und deren Hürden bei der Anwendung im klinischen Alltag, Dis-

sertation zur Erlangung des Doktorgrades der Medizin der Medizinischen Fakultät der Universität Ulm von Cindy Schubert Filderstadt 2011. https://www.deutsche-digitale-bibliothek.de/binary/NFD4LAABNCC5L5OV6MRFWGECGLVXXN66/full/1.pdf

306 Jpn J Psychiatry Neurol. 1988 Mar;42(1):65-71. Serum and cerebrospinal fluid vitamin B12 levels in demented patients with CH3-B12 treatment—preliminary study. Mitsuyama Y1, Kogoh H. 1Department of Psychiatry, Miyazaki Medical College. http://www.ncbi.nlm.nih.gov/pubmed/3398357

307 Jpn J Psychiatry Neurol. 1988 Mar;42(1):65-71. Serum and cerebrospinal fluid vitamin B12 levels in demented patients with CH3-B12 treatment—preliminary study. Mitsuyama Y1, Kogoh H. 1Department of Psychiatry, Miyazaki Medical College. http://www.ncbi.nlm.nih.gov/pubmed/3398357

308 Ursachen und frühzeitige Diagnostik von Vitamin-B12-Mangel. Causes and Early Diagnosis of Vitamin B12 Deficiency. Dtsch Arztebl 2008; 105(40): 680-5; DOI: 10.3238/arztebl.2008.0680, Herrmann, Wolfgang; Obeid, Rima. http://www.aerzteblatt.de/archiv/61696

309 Mitteilung IFP Infozentrum für Prävention und Früherkennung. http://www.vorsorge-online.de/patienten/vorsorgefinder/ipf-faltblaetter/

310 http://www.aok.de/bundesweit/gesundheit/metalle-vitamine-8006.php

311 Forum: http://www.ht-mb.de/forum/showthread.php?1170685-kribbeln-in-armen-und-beinen

312 Ursachen und frühzeitige Diagnostik von Vitamin-B12-Mangel, Herrmann, Wolfgang; Obeid, Rima; Deutsches Ärzteblatt 2008; 105(40): 680-5; DOI: 10.3238/arztebl.2008.0680) http://www.aerzteblatt.de/archiv/61696 (Hervorhebung durch die Autorin)

313 Blood. 2005 Feb 1;105(3):978-85; author reply 1137. Epub 2004 Oct 5. Cobalamin-responsive disorders in the ambulatory care setting: unreliability of cobalamin, methylmalonic acid, and homocysteine testing. Solomon LR1. 1Department of Medicine, Yale University Health Services, 17 Hillhouse Ave, P.O. Box 208237, New Haven, CT 06520-8237, USA. http://www.ncbi.nlm.nih.gov/pubmed/?term=Cobalamin-responsive+disorders+in+the+ambulatory+care+setting%3A+unreliability+of+cobalamin%2C+methylmalonic+acid%2C+and+homocysteine+testing

314 Diabetes Care. 2011 May;34(5):1077-80. doi: 10.2337/dc11-0009. Epub 2011 Mar 18. Diabetes as a cause of clinically significant functional cobalamin deficiency. Solomon LR1.1Section of Palliative Care, Department of Medicine, Yale University School of Medicine, New Haven, Connecticut, USA. http://www.ncbi.nlm.nih.gov/pubmed/21421801

315 J Pak Med Assoc. 2012 Nov; 62(11): 1223-9. Misdiagnosed vitamin B12 deficiency – a challenge to be confronted by use of modern screening markers; Iqtidar N1; Chaudary MN. Nishtar Medical College. http://www.ncbi.nlm.nih.gov/pubmed/23866416

316 Do we need to reconsider the desirable blood level of vitamin B12? David Smith, Helga Refsum, From the Department of Pharmacology, University

of Oxford, Oxford UK Department of Nutrition, Institute of Basic Medical Sciences, University of Oslo, Oslo, Norway. Journal of Internal Medicine 11/2011; 271(2):179-82. DOI: 10.1111/j.1365-2796.2011.02485.x https://www.researchgate.net/publication/51806331_Do_we_need_to_reconsider_the_desirable_blood_level_of_vitamin_B12

317 Do we need to reconsider the desirable blood level of vitamin B12? David Smith, Helga Refsum, From the Department of Pharmacology, University of Oxford, Oxford UK Department of Nutrition, Institute of Basic Medical Sciences, University of Oslo, Oslo, Norway. Journal of Internal Medicine 11/2011; 271(2):179-82. DOI: 10.1111/j.1365-2796.2011.02485.x https://www.researchgate.net/publication/51806331_Do_we_need_to_reconsider_the_desirable_blood_level_of_vitamin_B12

318 Bezeichnung: Folsäure / Folat, Vitamin B12 – Lab Tests Online de http://www.labtestsonline.de/tests/folsaeure.html?tab=4

319 AescuLaborHamburg: Labor aktuell – Information zu: Der Vitamin B12-Status – verbesserte Diagnostik durch Kombination: Vitamin B12 (Cobalamin), Methylmalonsäure (MMS) und Holo-Transcobalamin (Holo-TC) http://www.aesculabor-hamburg.de/pic/upload/140120_IAe_Der_Vitamin_B12-Status_LA.pdf

320 Prof. Dr. H. J. Groß, ZE Klinische Chemie, Universitätsklinikum Ulm, Vitamin B12-Mangel, Hämatologie und Labormedizin – Möglichkeiten und Grenzen des klinisch-chemischen Zentrallabors bei hämatologischen Erkrankungen. Download von: http://www.haematologie-heute.de/archiv/ulm-2015/downloadbereich/

321 Clin Lab. 2015;61(8):1095-100. Reference Interval and Status for Serum Folate and Serum Vitamin B12 in a Norwegian Population. Schwettmann L, Berbu S. http://www.ncbi.nlm.nih.gov/pubmed/26427156

322 http://www.swr.de/unternehmen/unternehmen/uni-talk/text-des-beitrags-das-alzheimer-geschaeft/-/id=7687068/mpdid=9292000/nid=7687068/did= 8656672/ztibx9/index.html

323 Novartis, Product Sales – Full Year 2015 Product Sales. https://www.novartis.com/investors/financial-data/product-sales

324 U.S. Pharmaceutical Sales – 2013 – Last updated: February 2014 (updated quarterly). http://www.drugs.com/stats/top100/2013/sales

325 Eur J Neurol. 2012 Jan;19(1):155-62. doi: 10.1111/j.1468-1331.2011.03590.x. The economic cost of brain disorders in Europe. Olesen J1, Gustavsson A, Svensson M, Wittchen HU, Jönsson B; CDBE2010 study group; European Brain Council. Collaborators (70) 1Department of Neurology, Glostrup Hospital, University of Copenhagen, Copenhagen, Denmark. http://www.ncbi.nlm.nih.gov/pubmed/22175760

326 Depression kostet Volkswirtschaft jährlich bis zu 22 Milliarden Euro. https://www.allianz.com/de/presse/news/studien/news_2011-04-13.html/

327 WHO – Global burden of mental disorders and the need for a comprehensive, coordinated response from health and social sectors at the country

level – Report by the Secretariat, 1.12.2011 http://apps.who.int/gb/ebwha/pdf_files/EB130/B130_9-en.pdf

328 Medhelp (Physicians Interactive) – Has anybody else cured their severe depression with B12-injections? http://www.medhelp.org/posts/Depression/Has-anybody-else-cured-their-severe-depression-with-Vitamin-b-12-injections/show/558404

329 Ont Health Technol Assess Ser. 2013 Nov 1;13(23):1-45. eCollection 2013. Vitamin B12 and cognitive function: an evidence-based analysis. Health Quality Ontario. http://www.ncbi.nlm.nih.gov/pubmed/24379897

330 Ont Health Technol Assess Ser. 2013 Nov 1;13(24):1-24. eCollection 2013. Vitamin B12 intramuscular injections versus oral supplements: a budget impact analysis. Masucci L, Goeree R. http://www.ncbi.nlm.nih.gov/pubmed/24379898

331 Br J Psychiatry. 2014 Dec;205(6):450-7. doi: 10.1192/bjp.bp.114.145177. Epub 2014 Sep 25. B vitamins to enhance treatment response to antidepressants in middle-aged and older adults: results from the B-VITAGE randomised, double-blind, placebo-controlled trial. Almeida OP1, Ford AH1, Hirani V1, Singh V1, vanBockxmeer FM1, McCaul K1, Flicker L1. 1Osvaldo P. Almeida, MD, PhD, FRANZCP, Andrew H. Ford, MBBS, PhD, FRANZCP, WA Centre for Health & Ageing, Centre for Medical Research, Perth, School of Psychiatry & Clinical Neurosciences, University of Western Australia, Perth and Department of Psychiatry, Royal Perth Hospital, Perth; Varsha Hirani, BSc, WA Centre for Health & Ageing, Centre for Medical Research, Perth, School of Psychiatry & Clinical Neurosciences, University of Western Australia, Perth; Vash Singh, MBBS, FRANZCP, Department of Psychiatry, Royal Perth Hospital, Perth; Frank M. vanBockxmeer, PhD, Department of Clinical Biochemistry, PathWest Laboratory Medicine WA, Royal Perth Hospital, Perth; Kieran McCaul, PhD, WA Centre for Health & Ageing, Centre for Medical Research, Perth; Leon Flicker, MBBS, PhD, FRACP, School of Psychiatry & Clinical Neurosciences, University of Western Australia, Perth, School of Medicine and Pharmacology, University of Western Australia, Perth and Department of Geriatric Medicine, Royal Perth Hospital, Perth, Australia. http://www.ncbi.nlm.nih.gov/pubmed/25257064

332 S 3-Leitlinie/Nationale VersorgungsLeitlinie Unipolare Depression, Langfassung, 2. Auflage, 2015. http://www.awmf.org/uploads/tx_szleitlinien/nvl-005l_Unipolare_Depression_2015-12.pdf

333 J Psychopharmacol. 2005 Jan; 19(1):59-65. Treatment of depression: time to consider folic acid and vitamin B12. Coppen A1, Bolander-Gouaille C. 1MRC Neuropsychiatric Research Laboratory, Epsom, Surrey, UK. http://www.ncbi.nlm.nih.gov/pubmed/15671130

334 Acta Diabetol. 2015 Apr; 52(2):383-93. doi: 10.1007/s00592-014-0661-4. Epub 2014 Oct 15. Cobalamin status and its relation with depression, cognition and neuropathy in patients with type 2 diabetes mellitus using

metformin. Biemans E1, Hart HE, Rutten GE, Cuellar Renteria VG, Kooijman-Buiting AM, Beulens JW. 1Julius Center for Health Sciences and Primary Care, University Medical Center Utrecht, Heidelberglaan 100, 3584 CX, Utrecht, The Netherlands. http://www.ncbi.nlm.nih.gov/pubmed/25315630

335 Ann Neurol. 2010 Oct;68(4):503-10. doi: 10.1002/ana.22189. B-vitamins reduce the long-term risk of depression after stroke: The VITATOPS-DEP trial. Almeida OP1, Marsh K, Alfonso H, Flicker L, Davis TM, Hankey GJ. 1School of Psychiatry and Clinical Neurosciences, University of Western Australia, Crawley, Perth, WA, Australia. http://www.ncbi.nlm.nih.gov/pubmed/20976769

336 Vitamin deficiencies and mental health: How are they linked? Identifying and correcting deficiencies can improve brain metabolism and psychopathology, Vol. 12, No. 01 / January 2013, Drew Ramsey, MD, Assistant Clinical Professor of Psychiatry, Columbia University College of Physicians and Surgeons, New York, NY; Philip R. Muskin, MD, Professor of Clinical Psychiatry, Columbia University College of Physicians and Surgeons, Chief, Consultation-Liaison Psychiatry, NY-Presbyterian Hospital, Columbia Campus, New York, NY. http://www.currentpsychiatry.com/?id=22161&tx_ttnews[tt_news]=177422&cHash=db4fbfd1534c62b9e1a9d7dcf6dc311e

337 Neurodegener Dis Manag. 2016 Apr 1. [Epub ahead of print] The relationship between hyperhomocysteinemia and neurodegeneration. Bonetti F1, Brombo G1, Zuliani G1. 1Department of Medical Sciences, University of Ferrara, Italy, Via Aldo Moro 8, I-44124, Ferrara, Italy. http://www.ncbi.nlm.nih.gov/pubmed/27033101

338 J Geriatr Psychiatry Neurol. 2005 Mar; 18(1):33-8. Neuropsychology of vitamin B12 deficiency in elderly dementia patients and control subjects Osimani A1, Berger A, Friedman J, Porat-Katz BS, Abarbanel JM. 1Kaplan Hospital, Rehovot, Israel and the Department of Behavioral Sciences, Ben-Gurion University of the Negev, Beer Sheva, Israel. http://www.ncbi.nlm.nih.gov/pubmed/15681626

339 Int Psychogeriatr. 2012 April; 24(4):541-56. doi: 10.1017/S1041610211002511. Epub 2012 Jan 6. Cognitive impairment and vitamin B12: a review. Moore E1, Mander A, Ames D, Carne R, Sanders K, Watters D. 1Department of Psychiatry, The University of Melbourne, Department of Surgery, The Geelong Hospital, Barwon Health, Geelong, Victoria, Australia. http://www.ncbi.nlm.nih.gov/pubmed/22221769 (Hervorhebung durch die Autorin)

340 Eur Arch Psychiatry Clin Neurosci. 2015 Aug;265(5):429-38. doi: 10.1007/s00406-015-0583-3. Epub 2015 Feb 26. Frequency of dementia syndromes with a potentially treatable cause in geriatric in-patients: analysis of a 1-year interval. Djukic M1, Wedekind D, Franz A, Gremke M, Nau R. 1Department of Neuropathology, University Medicine Göttingen, Robert-

Koch-Str. 40, 37075, Göttingen, Germany, http://www.ncbi.nlm.nih.gov/pubmed/25716929

341 J Nutr Health Aging. 2012 Aug;16(8):687-94. doi: 10.1007/s12603-012-0051-y. Conversion from mild cognitive impairment to dementia: influence of folic acid and vitamin B12 use in the VITA cohort. Blasko I1, Hinterberger M, Kemmler G, Jungwirth S, Krampla W, Leitha T, Heinz Tragl K, Fischer P. 1Department of Psychiatry and Psychotherapy, Division of General and Social Psychiatry, Innsbruck Medical University, Anichstrasse 35, 6020 Innsbruck, Austria. http://www.ncbi.nlm.nih.gov/pubmed/23076510

342 Int Psychogeriatr. 1995 Spring;7(1):85-8. Vitamin B12 deficiency and dementia. Cunha UG1, Rocha FL, Peixoto JM, Motta MF, Barbosa MT. 1Geriatric Unit, Hospital dos Servidores do Estado de Minas Gerais, Belo Horizonte, Brazil. http://www.ncbi.nlm.nih.gov/pubmed/7579024

343 Aging (Milano). 2000 Jun;12(3):199-207. Treatment of cobalamin deficiency in dementia, evaluated clinically and with cerebral blood flow measurements. Nilsson K1, Warkentin S, Hultberg B, Fäldt R, Gustafson L. 1Department of Psychogeriatrics, University Hospital, Lund, Sweden. http://www.ncbi.nlm.nih.gov/pubmed/10965378

344 Nutr Neurosci. 2016 Feb;19(2):47-54. doi: 10.1179/1476830515Y.0000000045.Epub 2015 Sep 4. Vitamin B12 deficiency: Characterization of psychometrics and MRI morphometrics. Hsu YH, Huang CF, Lo CP, Wang TL, Tu MC. http://www.ncbi.nlm.nih.gov/pubmed/26339714

345 Magn Reson Imaging. 2016 Feb; 34(2):191-6. doi: 10.1016/j.mri.2015.10.026. Epub 2015 Oct 31. Assessment of brain cognitive functions in patients with vitamin B12 deficiency using resting state functional MRI: A longitudinal study. Gupta L1, Gupta RK2, Gupta PK3, Malhotra HS4, Saha I5, Garg RK4. 1Philips India Ltd., Bangalore, India. 2Department of Radiology and Imaging, Fortis Memorial Research Institute, Gurgaon, Haryana, India. 3Department of Radiology and Imaging, Fortis Memorial Research Institute, Gurgaon, Haryana, India. 4Department of Neurology, King George Medical University, Lucknow, India. 5Philips India Ltd., Gurgaon, India. http://www.ncbi.nlm.nih.gov/pubmed/26523658

346 Wissenschaft – Forschungsbetrug in der Medizin – Fakten, Analysen, Präventionsstrategien, Stella Elaine Urban, Campus Verlag, Frankfurt, New York, 2015.

347 Am J Clin Nutr. 2015 Sep;102(3):639-47. doi: 10.3945/ajcn.115.110775. Epub 2015 Jul 1. Effects of vitamin B-12 supplementation on neurologic and cognitive function in older people: a randomized controlled trial. Dangour AD1, Allen E2, Clarke R3, Elbourne D2, Fletcher AE2, Letley L4, Richards M5, Whyte K2, Uauy R2, Mills K6. 1Faculty of Epidemiology and Population Health, London School of Hygiene & Tropical Medicine, London, United Kingdom; 2Faculty of Epidemiology and Population Health, London School of Hygiene & Tropical Medicine, London, United King-

dom; 3Clinical Trial Service Unit & Epidemiological Studies Unit, University of Oxford, Oxford, United Kingdom; 4Medical Research Council General Practice Research Framework, London, United Kingdom; 5Medical Research Council Unit for Lifelong Health and Ageing at University College London, London, United Kingdom; and 6Department of Clinical Neurosciences, King's College, London, United Kingdom. http://www.ncbi.nlm.nih.gov/pubmed/26135351

348 Z Gerontol Geriatr. 2015 Jan 14. [Epub ahead of print] [Vitamin B12 deficiency in the elderly.] Leischker AH1, Kolb GF. 1Klinik für Allgemeine Innere Medizin und Altersmedizin, Alexianer Krefeld GmbH, Dießemer Bruch 81, 47805, Krefeld, Deutschland, http://www.ncbi.nlm.nih.gov/pubmed/25586321 sowie deutsche Fassung in: Springer Medizin – Vitamin B12-Mangel im Alter, http://www.springermedizin.de/vitamin-b12-mangel-im-alter/5532650.html

349 Eur Arch Psychiatry Clin Neurosci. 2015 Aug;265(5):429-38. doi: 10.1007/s00406-015-0583-3. Epub 2015 Feb 26. Frequency of dementia syndromes with a potentially treatable cause in geriatric in-patients: analysis of a 1-year interval. Djukic M1, Wedekind D, Franz A, Gremke M, Nau R. 1Department of Neuropathology, University Medicine Göttingen, Robert-Koch-Str. 40, 37075, Göttingen, Germany, http://www.ncbi.nlm.nih.gov/pubmed/25716929

350 J Nutr Health Aging. 2010 Oct;14(8):697-702. Do general practitioners recognize mild cognitive impairment in their patients? Kaduszkiewicz H1, Zimmermann T, Van den Bussche H, Bachmann C, Wiese B, Bickel H, Mösch E, Romberg HP, Jessen F, Cvetanovska-Pllashniku G, Maier W, Riedel-Heller SG, Luppa M, Sandholzer H, Weyerer S, Mayer M, Hofmann A, Fuchs A, Abholz HH, Pentzek M; AgeCoDe Study Group. Collaborators (19) 1Department of Primary Medical Care, Center for Psychosocial Medicine, University Medical Center Hamburg-Eppendorf, Hamburg, Germany, http://www.ncbi.nlm.nih.gov/pubmed/20922348

351 http://www.lifeline.de/expertenrat/frage/Forum-Ernaehrung-Diaet-und-Abnehmen/Vitamin-B12-Mangel-aber-keiner-tut-was?threadId=221796

352 http://www.kompetenznetz-demenzen.de/fachpublikum/publikationen/aktuelle-publikationen/

353 S3-Leitlinie »Demenzen« (Langversion–Januar 2016). http://www.dgn.org/images/red_leitlinien/LL_2015/PDFs_Download/038013_S3-LL-Demenzen-240116.pdf

354 J Bone Miner Res. 2005 Jan;20(1):152-8. Epub 2004 Oct 25.Low plasma vitamin B12 is associated with lower BMD: the Framingham Osteoporosis Study. Tucker KL1, Hannan MT, Qiao N, Jacques PF, Selhub J, Cupples LA, Kiel DP. 1Jean Mayer USDA Human Nutrition Research Center on Aging, Tufts University, Boston, Massachusetts 02111, USA. http://www.ncbi.nlm.nih.gov/pubmed/15619681

355 Osteoporos Int. 2014 Jan;25(1):131-40. doi: 10.1007/s00198-013-2527-y.

Epub 2013 Oct 16. Low holotranscobalamin and cobalamins predict incident fractures in elderly men: the MrOS Sweden. Lewerin C1, Nilsson-Ehle H, Jacobsson S, Johansson H, Sundh V, Karlsson MK, Ljunggren Ö, Lorentzon M, Kanis JA, Lerner UH, Cummings SR, Ohlsson C, Mellström D. 1Section of Hematology and Coagulation, Department of Internal Medicine, Institute of Medicine, Sahlgrenska AcademyUniversity of Gothenburg, Gothenburg, Sweden. http://www.ncbi.nlm.nih.gov/pubmed/24129588

356 Joint Bone Spine. 2015 Dec;82(6):406-10. doi: 10.1016/j.jbspin.2015.03.009. Epub 2015 Oct 6. Parkinson's disease: A risk factor for osteoporosis. Malochet-Guinamand S1, Durif F2, Thomas T3. 1Department of Rheumatology, Clermont-Ferrand University Hospital, 63003 Clermont-Ferrand cedex 1, France, 2Department of Neurology, Clermont-Ferrand University Hospital, 63003 Clermont-Ferrand cedex 1, France. 3Inserm U1059, Rheumatology Department, University Hospital of Saint-Étienne, 42055 Saint-Étienne cedex 2, France. http://www.ncbi.nlm.nih.gov/pubmed/26453100 sowie: Age Ageing. 2013 Mar;42(2):156-62. doi: 10.1093/ageing/afs161. Epub 2012 Nov 6. Parkinson's disease and osteoporosis; van den Bos F1, Speelman AD, Samson M, Munneke M, Bloem BR, Verhaar HJ. 1Internal Medicine, Haga Hospital, Leyweg 275, The Haque 2545 CH, The Netherlands. http://www.ncbi.nlm.nih.gov/pubmed/23132148

357 Acta Reumatol Port. 2015 Oct-Dec;40(4):355-362. Relationship of homocysteine levels with lumbar spine and femur neck BMD in postmenopausal women. Bahtiri E, Islami H, Rexhepi S, Qorraj-Bytyqi H, Thaçi K, Thaçi S, Karakulak C, Hoxha R. http://www.ncbi.nlm.nih.gov/pubmed/26922199

358 Am J Clin Nutr. 2014 Dec;100(6):1578-86. doi: 10.3945/ajcn.114.090043. Epub 2014 Oct 1. Effect of daily vitamin B-12 and folic acid supplementation on fracture incidence in elderly individuals with an elevated plasma homocysteine concentration: B-PROOF, a randomized controlled trial; van Wijngaarden JP1, Swart KM1, Enneman AW1, Dhonukshe-Rutten RA1, van Dijk SC1, Ham AC1, Brouwer-Brolsma EM1, van der Zwaluw NL1, Sohl E1, van Meurs JB1, Zillikens MC1, van Schoor NM1, van der Velde N1, Brug J1, Uitterlinden AG1, Lips P1, de Groot LC1. 1From the Division of Human Nutrition, Wageningen University, Wageningen, Netherlands (JPvW, RAMD-R, EMB-B, NLvdZ, and LCPGMdG); the Department of Epidemiology and Biostatistics and the EMGO Institute for Health and Care Research (KMAS, ES, NMvS, JB, and PL) and the Department of Internal Medicine, Endocrine Section (PL), VU University Medical Center, Amsterdam, The Netherlands; the Department of Internal Medicine, Erasmus MC, University Medical Center Rotterdam, Rotterdam, The Netherlands (AWE, SCvD, ACH, JBJvM, MCZ, NvdV, and AGU); and the Department of Internal Medicine, Section of Geriatric Medicine, Academic Medical Center, Amsterdam, The Netherlands (NvdV).
http://www.ncbi.nlm.nih.gov/pubmed/25411293

359 Calcif Tissue Int. 2015 May;96(5):401-9. doi: 10.1007/s00223-015-9968-6.

Epub 2015 Feb 25. Effect of Vitamin B12 and Folic Acid Supplementation on Bone Mineral Density and Quantitative Ultrasound Parameters in Older People with an Elevated Plasma Homocysteine Level: B-PROOF, a Randomized Controlled Trial. Enneman AW1, Swart KM, van Wijngaarden JP, van Dijk SC, Ham AC, Brouwer-Brolsma EM, van der Zwaluw NL, Dhonukshe-Rutten RA, van der Cammen TJ, de Groot LC, van Meurs J, Lips P, Uitterlinden AG, Zillikens MC, van Schoor NM, van der Velde N. 1Department of Internal Medicine, Erasmus MC, University Medical Center Rotterdam, P.O. Box 2040, 3000 CA, Rotterdam, The Netherlands. http://www.ncbi.nlm.nih.gov/pubmed/25712255

360 BMC Geriatr. 2013 Sep 3;13:88. doi: 10.1186/1471-2318-13-88. The effect of homocysteine-lowering with B-vitamins on osteoporotic fractures in patients with cerebrovascular disease: substudy of VITATOPS, a randomised placebo-controlled trial. Gommans J1, Yi Q, Eikelboom JW, Hankey GJ, Chen C, Rodgers H; VITATOPS trial study group. 1Department of Medicine, Hawke's Bay Hospital, Hastings, New Zealand. http://www.ncbi.nlm.nih.gov/pubmed/24004645

361 J Clin Invest. 2014 Jul;124(7):2988-3002. doi: 10.1172/JCI72606. Epub 2014 Jun 9.Vitamin B_{12}-dependent taurine synthesis regulates growth and bone mass.Roman-Garcia P, Quiros-Gonzalez I, Mottram L, Lieben L, Sharan K, Wangwiwatsin A, Tubio J, Lewis K, Wilkinson D, Santhanam B, Sarper N, Clare S, Vassiliou GS, Velagapudi VR, Dougan G, Yadav VK. http://www.jci.org/articles/view/72606

362 BMC Biochem. 2002; 3: 8. Published online 2002 Apr 25. doi: 10.1186/1471-2091-3-8, PMCID: PMC111190, Mitochondria from cultured cells derived from normal and thiamine-responsive megaloblastic anemia individuals efficiently import thiamine diphosphate, Qilin Song1 and Charles K Singleton, 1Department of Biological Sciences, Vanderbilt University, VU Station B 351634, Nashville TN 37235-1634, USA, http://www.ncbi.nlm.nih.gov/pmc/articles/PMC111190/

363 Zur »Gefährlichkeit« von Vitaminen und Mikronährstoffen, Doz. Dr. Sc. Med. Bodo Kuklinski, in OM & Ernährung, Sonderdruck, 2009, Nr. 127, http://www.dr-kuklinski.info/publikationen/gefaehrlichkeit-vitamine-mikronaehrstoffe.pdf

364 J Altern Complement Med. 2013 Aug;19(8):704-8. doi: 10.1089/acm.2011.0840. Epub 2013 Feb 4. Thiamine and fatigue in inflammatory bowel diseases: an open-label pilot study. Costantini A1, Pala MI. 1Department of Neurological Rehabilitation, Villa Immacolata, Viterbo, Italy. http://www.ncbi.nlm.nih.gov/pubmed/23379830

365 J Altern Complement Med. 2013 Aug;19(8):704-8. doi: 10.1089/acm.2011.0840. Epub 2013 Feb 4. Thiamine and fatigue in inflammatory bowel diseases: an open-label pilot study. Costantini A1, Pala MI. 1Department of Neurological Rehabilitation, Villa Immacolata, Viterbo, Italy. http://www.ncbi.nlm.nih.gov/pubmed/23379830

366 Costantini A, et al. BMJ Case Rep 2013. doi:10.1136/bcr-2013-009289

367 BMJ Case Rep. 2013 Jul 16;2013. pii: bcr2013009144. doi: 10.1136/bcr-2013-009144. High dose thiamine improves fatigue in multiple sclerosis. Costantini A1, Nappo A, Pala MI, Zappone A. 1Department of Neurological Rehabilitation, Villa Immacolata, Viterbo, Italy. http://www.ncbi.nlm.nih.gov/pubmed/23861280

368 BMJ Case Rep. 2013 Jan 10;2013. pii: bcr2012007302. doi: 10.1136/bcr-2012-007302. Thiamine and spinocerebellar ataxia type 2. Costantini A1, Pala MI, Colangeli M, Savelli S. 1Department of Neurological Rehabilitation, Clinic Villa Immacolata, Viterbo, Italy. http://www.ncbi.nlm.nih.gov/pubmed/23314445 sowie: BMJ Case Rep. 2013 May 22;2013. pii: bcr2013009424. doi: 10.1136/bcr-2013-009424. High-dose thiamine improves the symptoms of Friedreich's ataxia. Costantini A1, Giorgi R, D'Agostino S, Pala MI. 1Department of Neurological Rehabilitation, Villa Immacolata, Viterbo, Italy. http://www.ncbi.nlm.nih.gov/pubmed/ 23704441

369 J Altern Complement Med. 2015 Dec;21(12):740-7. doi: 10.1089/acm.2014.0353. Epub 2015 Oct 27. Long-Term Treatment with High-Dose Thiamine in Parkinson Disease: An Open-Label Pilot Study. Costantini A1, Pala MI1, Grossi E2, Mondonico S3, Cardelli LE4, Jenner C1, Proietti S1, Colangeli M5, Fancellu R6. 1 Department of Neurological Rehabilitation, Villa Immacolata Clinic, Viterbo, Italy. 2 Bracco Foundation, Milan, Italy . 3 Centro Diagnostico Italiano, Milan, Italy. 4 Lab Analysis, Villa Immacolata Clinic, Viterbo, Italy. 5 University Studies Abroad Consortium, Viterbo, Italy. 6 Unit of Neurology, IRCCS San Martino University Hospital IST, Genoa, Italy. http://www.ncbi.nlm.nih.gov/pubmed/ 26505466

370 Costantini A, et al. BMJ Case Rep 2013. doi:10.1136/bcr-2013-009289

371 The 8th THIAMINE BIOCHEMISTRY International Conference on Thiamine: From Catalysis to Pathology, May 23 - 26, 2014, GIGA Research Center University of Liège, Liège, Belgium

372 J Clin Psychopharmacol. 1997 Jun;17(3):190-3. A treatment for tardive dyskinesia and some other extrapyramidal symptoms. Cowen MA1, Green M, Bertollo DN, Abbott K. 1Nathan S. Kline Institute for Psychiatric Research, Orangeburg, NY 10962, USA. http://www.ncbi.nlm.nih.gov/pubmed/9169964

373 Neurosci Lett. 1999 Aug 13;271(1):33-6. Cerebrospinal fluid levels of thiamine in patients with Parkinson's disease. Jiménez-Jiménez FJ1, Molina JA, Hernánz A, Fernández-Vivancos E, de Bustos F, Barcenilla B, Gómez-Escalonilla C, Zurdo M, Berbel A, Villanueva C. 1Department of Neurology, Hospital Universitario ‹Principe de Asturias', Madrid, Spain. http://www.ncbi.nlm.nih.gov/pubmed/10471207

374 J Neurol Sci. 1992 Jun;109(2):156-61. Thiamin mono- and pyrophosphatase activities from brain homogenate of Guamanian amyotrophic lateral sclerosis and parkinsonism-dementia patients. Laforenza U1, Patrini C, Poloni M, Mazzarello P, Ceroni M, Gajdusek DC, Garruto RM. 1Institute

of Human Physiology, University of Pavia, Italy. http://www.ncbi.nlm.nih.gov/pubmed/1321889

375 American Journal of Neuroradiology; Wernicke Encephalopathy: MR Findings at Clinical Presentation in Twenty-Six Alcoholic and Nonalcoholic Patients; G. Zuccolia, M. Galluccif, J. Capelladese, L. Regnicolog, B. Tumiatib, T. Cabada Giadásh, W. Bottaric, J. Mandriolii and M. Bertolinid, doi: 10.3174/ajnr.A0544 – AJNR August 2007 28: 1328-1331. http://www.ajnr.org/content/28/7/1328.full

376 Hypocalcemia Clinical Presentation, Manish Suneja, MD; Chief Editor: Vecihi Batuman, MD, FACP, FASN; Medscape http://emedicine.medscape.com/article/241893-clinical und Hypocalcemia (Low Level of Calcium in the Blood); James L. Lewis, III, MDMerck Manual for Consumers – http://www.merckmanuals.com/home/hormonal-and-metabolic-disorders/electrolyte-balance/hypocalcemia-%28low-level-of-calcium-in-the-blood%29

377 Calcium – Calciummangel begegnen, letzte Aktualisierung am 09.01.2016, Zentrum der Gesundheit, http://www.zentrum-der-gesundheit.de/calcium.html

378 Lab Tests Online – AACC, https://labtestsonline.org/understanding/analytes/calcium/tab/test/ «Blood calcium levels do not indicate levels of bone calcium but rather how much calcium is circulating in the blood«

379 Hypokalzämie – DocCheck Flexikon http://flexikon.doccheck.com/de/Hypokalz%C3%A4mie

380 J Clin Endocrinol Metab. 2000 Nov;85(11):4023-7. Relationship of intestinal calcium absorption to 1,25-dihydroxyvitamin D [1,25(OH)2D] levels in young versus elderly women: evidence for age-related intestinal resistance to 1,25(OH)2D action. Pattanaungkul S1, Riggs BL, Yergey AL, Vieira NE, O'Fallon WM, Khosla S. 1Endocrine Research Unit, Mayo Clinic and Mayo Foundation, Rochester, Minnesota 55905, USA. http://www.ncbi.nlm.nih.gov/pubmed/11095427

381 Hadji P et al. Epidemiologie der Osteoporose – Bone Evaluation Study, Dtsch Arztebl Int 2013; 110(4): 52–7. DOI: 10.3238/arztebl.2013.0052, https://www.aerzteblatt.de/archiv/134111

382 Presse Med. 2006 Oct;35(10 Pt 2):1540-2. [Diagnosing osteoporosis: Laboratory tests]. Cortet B1. 1 Département universitaire de rhumatologie, EA 4032, CHU de Lille (59) http://www.ncbi.nlm.nih.gov/pubmed/17028518

383 Calcium (Ca) in Blood, WebMD, http://www.webmd.com/a-to-z-guides/calcium-ca-in-blood A blood calcium test can't be used to check for a lack of calcium in your diet or for the loss of calcium from the bones (osteoporosis). The body can have normal calcium levels even if your diet does not have enough calcium in it.«

384 Wie ist die Vitamin-D-Versorgung in Deutschland? Robert Koch Institut, http://www.rki.de/SharedDocs/FAQ/Vitamin_D/FAQ05.html

385 Vitamin-D-Mangel/ Rachitisprophylaxe – Fachliche Unterstützung: Prof. Dr. Jörg Spitz, Kinder- & Jugendärzte im Netz, http://www.kinderaerzte-

im-netz.de/altersgruppen/das-erste-jahr/richtige-ernaehrung/vitamin-d-mangel-rachitisprohylaxe/

386 Zhongguo Dang Dai Er Ke Za Zhi. 2015 Aug;17(8):837-40. [Serum levels of 25-hydroxyvitamin D in children with attention deficit hyperactivity disorder]. Shang-Guan LL1, Zhao YR., 1Department of Pediatrics, Shengjing Hospital, China Medical University, Shenyang 110004, China. http://www.ncbi.nlm.nih.gov/pubmed/26287349 Behav Brain Funct. 2005; 1: 9. Published online 2005 Jul 15. doi: 10.1186/1744-9081-1-9. PMCID: PMC1180819 Animal models of attention-deficit hyperactivity disorder, Vivienne A Russell,corresponding author1,2 Terje Sagvolden,1,3 and Espen Borgå Johansen1,3 1Center for Advanced Study at the Norwegian Academy of Science and Letters, Oslo, Norway 2Department of Human Biology, University of Cape Town, South Africa 3Department of Physiology, Institute of Basic Medical Sciences, University of Oslo, Norway http://www.ncbi.nlm.nih.gov/pmc/articles/PMC1180819/ Iran J Child Neurol. 2015 Fall;9(4):48-53. The Relationship between Serum Vitamin D Level and Attention Deficit Hyperactivity Disorder. Sharif MR1, Madani M2, Tabatabaei F3, Tabatabaee Z4. 1Department of Pediatrics, Kashan University of Medical Sciences, Kashan, Iran. 2Student of Research Committee, Kashan University of Medical Sciences, Kashan, Iran. 3Isfahan Endocrine & Metabolism Research Center, Isfahan University of Medical Sciences, Isfahan, Iran. 4Department of Clinical Psychology, Kashan University of Medical Sciences, Kashan, Iran. http://www.ncbi.nlm.nih.gov/pubmed/26664441 Atten Defic Hyperact Disord. 2014 Jun;6(2):73-8. doi: 10.1007/s12402-014-0130-5. Epub 2014 Mar 9. Is high prevalence of vitamin D deficiency a correlate for attention deficit hyperactivity disorder? Kamal M1, Bener A, Ehlayel MS. 1Department of Pediatrics, Hamad Medical Corporation, Doha, State of Qatar
http://www.ncbi.nlm.nih.gov/pubmed/24610453 Pediatr Int. 2014 Aug;56(4):515-9. doi: 10.1111/ped.12286. Epub 2014 Jun 17. Vitamin D status in children with attention-deficit-hyperactivity disorder. Goksugur SB1, Tufan AE, Semiz M, Gunes C, Bekdas M, Tosun M, Demircioglu F. 1Department of Pediatrics, Medical Faculty, Abant Izzet Baysal University, Bolu, Turkey. http://www.ncbi.nlm.nih.gov/pubmed/24417979

387 Leitlinien der Deutschen Gesellschaft für Kinder- und Jugendpsychiatrie und -psychotherapie – Hyperkinetische Störungen, in Überarbeitung, http://www.awmf.org/uploads/tx_szleitlinien/028-019l_S1_Hyperkinetische_Stoerungen_ADHS_01.pdf sowie: ADHD Institute – European Guidelines http://www.adhd-institute.com/disease-management/guidelines/european-guidelines/

388 Life Sci. 1999;65(1):PL7-12. Methylphenidate and cocaine have a similar in vivo potency to block dopamine transporters in the human brain. Volkow ND1, Wang GJ, Fowler JS, Fischman M, Foltin R, Abumrad NN, Gatley SJ, Logan J, Wong C, Gifford A, Ding YS, Hitzemann R, Pappas N. 1Brookha-

ven National Laboratory, Upton, New York 11973, USA. https://www.ncbi.nlm.nih.gov/pubmed/10403500?dopt=Abstract

389 Eur Child Adolesc Psychiatry. 2011 Jan; 20(1): 17–37. Published online 2010 Nov 3. doi: 10.1007/s00787-010-0140-6 PMCID: PMC3012210 European guidelines on managing adverse effects of medication for ADHD, J. Graham,corresponding author1 T. Banaschewski,2,3 J. Buitelaar,4 D. Coghill,5 M. Danckaerts,6 R. W. Dittmann,7 M. Döpfner,8 R. Hamilton,9 C. Hollis,10 M. Holtmann,2 M. Hulpke-Wette,11 M. Lecendreux,12 E. Rosenthal,22 A. Rothenberger,3 P. Santosh,13 J. Sergeant,14 E. Simonoff,15 E. Sonuga-Barke,16,17 I. C. K. Wong,18 A. Zuddas,19 H.-C. Steinhausen,20 E. Taylor,21 and (for the European Guidelines Group) 1Child and Adolescent Psychiatry, The Centre for Child Health, Dundee, UK http://www.ncbi.nlm.nih.gov/pmc/articles/PMC3012210/

390 Hautkrebsvorsorge: »Hoher Lichtschutzfaktor verhindert die Vitamin D-Synthese« – Sonnencreme schützt vor schädlicher UV-Strahlung und vor Alterung der Haut. Doch sie hat auch negative Effekte. Der Dermatologe Jörg Reichrath erklärt, wie man die richtige Balance zwischen Hautkrebsprävention und Sonnenexposition findet. Spiegel-Online, 2013 http://www.spiegel.de/gesundheit/diagnose/hoher-lichtschutzfaktor-verhindert-die-vitamin-d-synthese-a-900977.html

391 Nutr Res Pract. 2011 Jun; 5(3): 236–245. Published online 2011 Jun 21. doi: 10.4162/nrp.2011.5.3.236 PMCID: PMC3133757 Correlation between attention deficit hyperactivity disorder and sugar consumption, quality of diet, and dietary behavior in school children, Yujeong Kim1 and Hyeja Chang 1Major in Nutrition Education, Graduate School of Education, Dankook University, Yongin-si, Gyeonggi 448-701, Korea. 2Department of Food Science and Nutrition, Dankook University, 126, Jukjeon-dong, Suji-gu Yongin-si, Gyeonggi 448-701, Korea. http://www.ncbi.nlm.nih.gov/pmc/articles/PMC3133757/

392 Dr. med. Astrid Waskowiak, Dr. med. Arne Schäffler – Prämenstruelles Syndrom, http://www.apotheken.de/gesundheit-heute-news/article/praemenstruelles-syndrom/

393 Calcium-rich diets may prevent PMS, New Scientist, daily News, 13.6.2005 https://www.newscientist.com/article/dn7515-calcium-rich-diets-may-prevent-pms/

394 Kalzium und Vitamin D: Damit die Tage vor den Tagen erträglich sind, Medizinauskunft, Berliner Ärzte-Verlag, http://www.medizinauskunft.de/artikel/diagnose/Frauengesundheit/22_06_pms.php

395 PLoS One. 2014 Oct 9;9(10):e109607. doi: 10.1371/journal.pone.0109607. eCollection 2014. Effects of combined calcium and vitamin D supplementation on insulin secretion, insulin sensitivity and β-cell function in multi-ethnic vitamin D-deficient adults at risk for type 2 diabetes: a pilot randomized, placebo-controlled trial. Gagnon C1, Daly RM1, Carpentier A2, Lu ZX3, Shore-Lorenti C1, Sikaris K4, Jean S5, Ebeling PR1. 1Department of Medici-

ne, NorthWest Academic Centre, The University of Melbourne, Western Health, Melbourne, Australia. 2Department of Medicine, University of Sherbrooke, Sherbrooke, Canada. 3Melbourne Pathology, Melbourne, Australia; Department of Medicine, Monash University, Melbourne, Australia. 4Melbourne Pathology, Melbourne, Australia. 5Department of Chronic Diseases Surveillance, Institut national de santé publique du Québec, Quebec City, Canada; Department of Medicine, Laval University, Quebec City, Canada. http://www.ncbi.nlm.nih.gov/pubmed/25299668 sowie: Br J Nutr. 2015 Dec 14;114(11):1756-65. doi: 10.1017/S000711 4515003608. Epub 2015 Sep 24. Could the beneficial effects of dietary calcium on obesity and diabetes control be mediated by changes in intestinal microbiota and integrity? Gomes JM1, Costa JA2, Alfenas RC2. 11Instituto Federal do Sudeste de Minas Gerais - Campus Barbacena, Rua Monsenhor José Augusto, 204, Bairro São José, Barbacena, Minas Gerais CEP 36205-018,Brazil. 22Nutrition and Health Department,Federal University of Viçosa (Universidade Federal de Viçosa), Avenida PH Rolfs, s/n,Viçosa, Minas Gerais CEP 3

396 Sheila Yong, The role of calcium signaling in immune function, NIH http://www.niehs.nih.gov/news/newsletter/2013/5/science-cahalan/

397 Parathyroidectomy, Elevated Depression Scores, and Suicidal Ideation in Patients With Primary HyperparathyroidismResults of a Prospective Multicenter Study, JAMA Surg. 2013;148(2):109-115. doi:10.1001/2013.jamasurg.316 Theresia Weber, MD; Julia Eberle, MD; Ursula Messelhäuser, MD; Leif Schiffmann, MD; Christoph Nies, MD; Jochen Schabram, MD; Andreas Zielke, MD; Katharina Holzer, MD; Edit Rottler; Doris Henne-Bruns, MD; Monika Keller, MD; Jörn von Wietersheim, MD, Departments of Surgery (Drs Weber, Eberle, Messelhäuser, and Henne-Bruns) and Psychosomatic Medicine and Psychotherapy (Ms Rottler and Dr von Wietersheim), University Hospital, Ulm; Department of Surgery, University Hospital, Rostock (Dr Schiffmann); Department of Surgery, Marienhospital, Osnabrück (Dr Nies); Department of Surgery, St Josefs Krankenhaus, Gießen (Dr Schabram); Department of Surgery, Städtisches Klinikum, Offenbach (Dr Zielke); Department of Surgery, University Hospital, Frankfurt (Dr Holzer); and Department of General and Psychosomatic Medicine, University Hospital, Heidelberg (Dr Keller), Germany. http://archsurg.jamanetwork.com/article.aspx?articleid=1379764

398 Surgery. 2004 Dec;136(6):1242-6. Normocalcemic hyperparathyroidism in patients with osteoporosis. Monchik JM1, Gorgun E. Rhode Island Hospital, Brown University School of Medicine, http://www.ncbi.nlm.nih.gov/pubmed/15657582

399 Prophylaxe, Diagnostik und Therapie der OSTEOPOROSE bei Männern ab dem 60. Lebensjahr und bei postmenopausalen Frauen, S3-Leitlinie des Dachverbands der Deutschsprachigen Wissenschaftlichen Osteologischen Gesellschaften e.V. 2014 https://www.medi.de/arzt/therapietipps/osteoporosetherapie/dvo-leitlinie/

400 Dr. med. M. Waitz, Laborwerte: PTH (Parathormon), Gesundmed.de http://www.gesundmed.de/laborwerte/pth-parathormon/
401 Prophylaxe, Diagnostik und Therapie der OSTEOPOROSE bei Männern ab dem 60. Lebensjahr und bei postmenopausalen Frauen, S3-Leitlinie des Dachverbands der Deutschsprachigen Wissenschaftlichen Osteologischen Gesellschaften e.V. 2014 https://www.medi.de/arzt/therapietipps/osteoporosetherapie/dvo-leitlinie/
402 Primary Hyperparathyroidism, NIH http://www.niddk.nih.gov/health-information/health-topics/endocrine/primary-hyperparathyroidism/Pages/fact-sheet.aspx
403 World J Surg. 2007 Jun;31(6):1202-9. Effect of parathyroidectomy on quality of life and neuropsychological symptoms in primary hyperparathyroidism. Weber T1, Keller M, Hense I, Pietsch A, Hinz U, Schilling T, Nawroth P, Klar E, Büchler MW. 1Department of Surgery, University of Heidelberg, Heidelberg, Germany. https://www.ncbi.nlm.nih.gov/pubmed/17460812?dopt=Abstract
404 http://www.ht-mb.de/forum/showthread.php?1138855-Kennt-sich-jemand-mit-Calciummangel-aus
405 Ob Jung oder Alt: Drei Viertel suchen Gesundheitsinformationen im Web https://www.tk.de/centaurus/servlet/contentblob/724224/Datei/143222/TK-Infografik-Gesundheitsinformationen.jpg
406 J Bone Miner Res. 2015 May;30(5):898-905. doi: 10.1002/jbmr.2416. The excess risk of major osteoporotic fractures in hypothyroidism is driven by cumulative hyperthyroid as opposed to hypothyroid time: an observational register-based time-resolved cohort analysis. Abrahamsen B1, Jørgensen HL, Laulund AS, Nybo M, Bauer DC, Brix TH, Hegedüs L. 1Odense Patient data Explorative Network (OPEN), Institute of Clinical Research University of Southern Denmark, Odense, Denmark; Department of Medicine M, Research Centre for Ageing and Osteoporosis, Glostrup Hospital, Glostrup, Denmark. http://www.ncbi.nlm.nih.gov/pubmed/25431028 Clin Endocrinol (Oxf). 2010 Sep;73(3):396-403. doi: 10.1111/j. 1365-2265.2010.03818.x. Epub 2010 Apr 23. The association between serum thyrotropin (TSH) levels and bone mineral density in healthy euthyroid men. Kim BJ1, Lee SH, Bae SJ, Kim HK, Choe JW, Kim HY, Koh JM, Kim GS. 1Division of Endocrinology and Metabolism, Asan Medical Center, University of Ulsan College of Medicine, Seoul, Korea. http://www.ncbi.nlm.nih.gov/pubmed/20455884
407 Levothyroxin als Osteoporose-Risiko, Aerzteblatt.de, 29. April 2011 http://www.aerzteblatt.de/nachrichten/45635/Levothyroxin-als-Osteoporose-Risiko
408 Adv Nutr Res. 1994;9:183-207. The effects of high phosphorus intake on calcium homeostasis. Calvo MS1.1Department of Health and Human Services, Food and Drug Administration, Washington DC 20204, USA http://www.ncbi.nlm.nih.gov/pubmed/7747666
409 Dtsch Arztebl Int. 2012 Jan; 109(4): 49–55. Published online 2012 Jan 27.

doi: 10.3238/arztebl.2012.0049 PMCID: PMC3278747 Phosphate Additives in Food—a Health Risk, Eberhard Ritz, Prof. Dr. med.,*,1 Kai Hahn, Dr. med.,2 Markus Ketteler, Prof. Dr. med.,3 Martin K Kuhlmann, Prof. Dr. med.,4 and Johannes Mann, Prof. Dr. med.5 1Nierenzentrum Heidelberg 2Nephrologische Gemeinschaftspraxis/Dialyse, Dortmund 3 Nephrologische Klinik, Klinikum Coburg GmbH, Coburg 4Vivantes Klinikum im Friedrichshain, Berlin 5Klinik für Nieren-, Hochdruck- und Rheumakrankheiten, Städtisches Klinikum München Schwabing *Nierenzentrum Heidelberg, Im Neuenheimer Feld 162, 69120 Heidelberg, Germany, http://www.ncbi.nlm.nih.gov/pmc/articles/PMC3278747/ Deutsche Fassung: https://www.aerzteblatt.de/pdf/109/4/m49.pdf (Hervorhebung durch die Autorin)

410 Calcium-Räuber – Osteoporose Selbsthilfegruppen Dachverband e.V. http://www.osd-ev.org/osteoporose-therapie/osteoporose-ernaehrung/calcium-raeuber/

411 Dtsch Arztebl Int. 2012 Jan; 109(4): 49–55. Published online 2012 Jan 27. doi: 10.3238/arztebl.2012.0049 PMCID: PMC3278747 Phosphate Additives in Food—a Health Risk Eberhard Ritz, Prof. Dr. med.,*,1 Kai Hahn, Dr. med.,2 Markus Ketteler, Prof. Dr. med.,3 Martin K Kuhlmann, Prof. Dr. med.,4 and Johannes Mann, Prof. Dr. med.5 1Nierenzentrum Heidelberg 2Nephrologische Gemeinschaftspraxis/Dialyse, Dortmund 3 Nephrologische Klinik, Klinikum Coburg GmbH, Coburg 4Vivantes Klinikum im Friedrichshain, Berlin 5Klinik für Nieren-, Hochdruck- und Rheumakrankheiten, Städtisches Klinikum München Schwabing *Nierenzentrum Heidelberg, Im Neuenheimer Feld 162, 69120 Heidelberg, Germany, http://www.ncbi.nlm.nih.gov/pmc/articles/PMC3278747/ Deutsche Fassung: https://www.aerzteblatt.de/pdf/109/4/m49.pdf

412 Iss was, Deutschland? TK-Studie zum Ernährungsverhalten der Menschen in Deutschland https://www.tk.de/centaurus/servlet/contentblob/498464/Datei/64173/TK_Studienband_zur_Ernaehrungsumfrage.pdf

413 Christian Gruber, Lebensmittelzusätze: Ärzte warnen vor künstlichem Phosphat, Spiegel Online, 10.7.2012 http://www.spiegel.de/gesundheit/ernaehrung/phosphat-in-lebensmitteln-koennte-giftig-sein-a-839049.html

414 Dtsch Arztebl Int. 2012 Jul; 109(27-28): 492. Published online 2012 Jul 9. doi: 10.3238/arztebl.2012.0492a PMCID: PMC3402076 Correspondence (letter to the editor): Phosphates and Behavioral Abnormalities Martin H Maurer, Prof. Dr. med.Tübingen, http://www.ncbi.nlm.nih.gov/pmc/articles/PMC3402076/

415 Int J Dent. 2010; 2010: 957842. Published online 2010 Dec 2. doi: 10.1155/2010/957842 PMCID: PMC2997506 Pop-Cola Acids and Tooth Erosion: An In Vitro, In Vivo, Electron-Microscopic, and Clinical Report Amirfirooz Borjian, Claudia C. F. Ferrari, Antoni Anouf, and Louis Z. G. Touyz* McGill Faculty of Dentistry, Montreal, PQ, H3A 2B2, Canada, *Louis Z. G. Touyz: Academic Editor: Jukka H. Meurman http://www.ncbi.nlm.nih.gov/pmc/articles/PMC2997506/ sowie: J Oral Rehabil. 1991 Nov;

18(6):501-6. Tooth enamel softening with a cola type drink and rehardening with hard cheese or stimulated saliva in situ. Gedalia I1, Ionat-Bendat D, Ben-Mosheh S, Shapira L. 1Dental Research Unit, Faculty of Dentistry, Hebrew University-Hadassah Medical School, Jerusalem, Israel. http://www.ncbi.nlm.nih.gov/pubmed/1762023

416 Am J Clin Nutr. 2001 Jan;73(1):118-22. A high ratio of dietary animal to vegetable protein increases the rate of bone loss and the risk of fracture in postmenopausal women. Study of Osteoporotic Fractures Research Group. Sellmeyer DE1, Stone KL, Sebastian A, Cummings SR. 1Division of Endocrinology, the General Clinical Research Center, and the Department of Epidemiology and Biostatistics, University of California, San Francisco, USA. http://www.ncbi.nlm.nih.gov/pubmed/11124760

417 Osteoporos Int. 2014 Jan;25(1):131-40. doi: 10.1007/s00198-013-2527-y. Epub 2013 Oct 16. Low holotranscobalamin and cobalamins predict incident fractures in elderly men: the MrOS Sweden. Lewerin C1, Nilsson-Ehle H, Jacobsson S, Johansson H, Sundh V, Karlsson MK, Ljunggren Ö, Lorentzon M, Kanis JA, Lerner UH, Cummings SR, Ohlsson C, Mellström D. 1Section of Hematology and Coagulation, Department of Internal Medicine, Institute of Medicine, Sahlgrenska AcademyUniversity of Gothenburg, Gothenburg, Sweden, http://www.ncbi.nlm.nih.gov/pubmed/24129588 sowie: Curr Osteoporos Rep. 2013 Sep;11(3):213-8. doi: 10.1007/s11914-013-0155-2. Vitamin B12, folic acid, and bone. Swart KM1, van Schoor NM, Lips P. 1Department of Epidemiology and Biostatistics and the EMGO Institute of Health and Care Research, VU University Medical Center, Van de Boechorststraat 7, 1081 BT, Amsterdam, The Netherlands. http://www.ncbi.nlm.nih.gov/pubmed/23873438 sowie: Vitamin B12 Deficiency and Bone Health, Thomas L. Clemens, Ph.D. N Engl J Med 2014; 371:963-964September 4, 2014DOI: 10.1056/NEJMcibr1407247 http://www.nejm.org/doi/full/10.1056/NEJMcibr1407247

418 Biochem Med (Zagreb). 2014 Feb; 24(1): 80–88. Published online 2014 Feb 15. doi: 10.11613/BM.2014.010 PMCID: PMC3936969 Interference of medical contrast media on laboratory testing, Giuseppe Lippi, Massimo Daves, and Camilla Mattiuzzi 1Laboratory of Clinical Chemistry and Hematology, Academic Hospital of Parma, Parma, Italy 2Clinical Biochemical Laboratory, San Maurizio Regional Hospital, Bolzano, Italy 3Service of Clinical Governance, General Hospital of Trento, Trento, Italy http://www.ncbi.nlm.nih.gov/pmc/articles/PMC3936969/ sowie: Arch Pathol Lab Med. 2004 Oct;128(10):1151-6. Spurious hypocalcemia after Omniscan- or OptiMARK-enhanced magnetic resonance imaging: an algorithm for minimizing a false-positive laboratory value. Emerson J1, Kost G.1Department of Pathology, UCI Medical Center, University of California, Irvine, Orange 92868, USA. http://www.ncbi.nlm.nih.gov/pubmed/15387706

419 UCSD Lab Medicine Interferences in Laboratory Testing http://ucsdlabmed.wikidot.com/chapter-1-1

420 Calcium – Lab Tests Online, AACC – https://labtestsonline.org/understanding/analytes/calcium/tab/test/ sowie: UCSD Lab Medicine Interferences in Laboratory Testing http://ucsdlabmed.wikidot.com/chapter-1-1
421 Parrots use pebble tools to grind up own mineral supplements, New Scientist, Daily News, 16.12.2015 https://www.newscientist.com/article/dn28673-parrots-use-pebble-tools-to-grind-up-own-mineral-supplements/
422 Paediatr Child Health. 2008 Mar; 13(3): 197–200. PMCID: PMC2529411 Case 1: Neonate with seizures and hypocalcemia. Rayzel Shulman, MD, Clodagh S O'Gorman, MB BCh BAO MRCPI MSc, and Etienne B Sochett, MB ChB MD, The Hospital for Sick Children, Toronto, Ontario. http://www.ncbi.nlm.nih.gov/pmc/articles/PMC2529411/
423 Die Welt, Schwangeren und Neugeborenen fehlt es an Vitamin D, 06.10.11 Medizin; http://www.welt.de/13642590
424 Br J Nutr. 2012 Mar;107(5):755-64. doi: 10.1017/S0007114511003527. Epub 2011 Aug 17. Vitamin D status among adolescents in Europe: the Healthy Lifestyle in Europe by Nutrition in Adolescence study. González-Gross M, Valtueña J, Breidenassel C, Moreno LA, Ferrari M, Kersting M, De Henauw S, Gottrand F, Azzini E, Widhalm K, Kafatos A, Manios Y, Stehle P; HELENA Study Group. http://www.ncbi.nlm.nih.gov/pubmed/21846429
425 J Fam Health Care. 2011 Mar-Apr;21(2):25-9. Rickets: concerns over the worldwide increase. Lowdon J1. 1Royal Manchester Children's Hospital. http://www.ncbi.nlm.nih.gov/pubmed/21678784
426 Lancet. 2001 Nov 3;358(9292):1500-3. Intake of vitamin D and risk of type 1 diabetes: a birth-cohort study. Hyppönen E1, Läärä E, Reunanen A, Järvelin MR, Virtanen SM. 1Department of Paediatric Epidemiology and Biostatistics, Institute of Child Health, WC1N 1EH, London, UK http://www.ncbi.nlm.nih.gov/pubmed/11705562 sowie: Diabetologia. 2008 Aug;51(8):1391-8. doi: 10.1007/s00125-008-1061-5. Epub 2008 Jun 12. The association between ultraviolet B irradiance, vitamin D status and incidence rates of type 1 diabetes in 51 regions worldwide. Mohr SB1, Garland CF, Gorham ED, Garland FC. 1Department of Family and Preventive Medicine, University of California San Diego, 9500 Gilman Drive, Mail Code 0631C, La Jolla, CA 92093-0631, USA. http://www.ncbi.nlm.nih.gov/pubmed/18548227
427 Matern Child Nutr. 2015 Apr 7. doi: 10.1111/mcn.12187. Effects of early vitamin D deficiency rickets on bone and dental health, growth and immunity. Zerofsky M1, Ryder M, Bhatia S, Stephensen CB, King J, Fung EB. 1UC Davis Graduate Group in Nutritional Biology, Davis, California, USA; USDA-Western Human Nutrition Research Center, Davis, California, USA. http://www.ncbi.nlm.nih.gov/pubmed/25850574
428 J Fam Health Care. 2011 Mar-Apr;21(2):25-9. Rickets: concerns over the worldwide increase. Lowdon J1. 1Royal Manchester Children's Hospital. http://www.ncbi.nlm.nih.gov/pubmed/21678784

428a Vitamin-D-Mangel/ Rachitisprohylaxe; http://www.kinderaerzte-im-netz.de/altersgruppen/das-erste-jahr/richtige-ernaehrung/vitamin-d-mangel-rachitisprohylaxe/

429 Arch Dis Child. 2006 Jul; 91(7): 564–568. Published online 2005 Jun 14. doi: 10.1136/adc.2004.069575 PMCID: PMC2082843. The re-emerging burden of rickets: a decade of experience from Sydney; P D Robinson, W Högler, M E Craig, C F Verge, J L Walker, A C Piper, H J Woodhead, C T Cowell, and G R Ambler P D Robinson, M E Craig, C T Cowell, G R Ambler, The Children's Hospital at Westmead, Sydney, Australia, W Högler, Department of Paediatrics, Medical University Innsbruck, Innsbruck, Austria; C F Verge, J L Walker, H J Woodhead, Sydney Children's Hospital, Sydney, Australia; A C Piper, Liverpool Hospital, Sydney, Australia. http://www.ncbi.nlm.nih.gov/pmc/articles/PMC2082843/

430 Increasing Incidence of Nutritional Rickets: A Population-Based Study in Olmsted County, Minnesota, Tom D. Thacher, MD, Philip R. Fischer, MD, Peter J. Tebben, MD, Ravinder J. Singh, PhD, Stephen S. Cha, MS, Julie A. Maxson, BA, and Barbara P. Yawn, MD, MSc; Department of Family Medicine (Dr Thacher, Mrs Maxson), Division of General Pediatric and Adolescent Medicine (Dr Fischer), Division of Clinical Biochemistry and Immunology (Dr Singh), Division of Endocrinology, Diabetes, Metabolism, and Nutrition (Dr Tebben), and Division of Biomedical Statistics and Informatics (Mr Cha), Mayo Clinic, Rochester, Minnesota; Research Department (Dr Yawn), Olmsted Medical Center, Rochester, Minnesota. Mayo Clin Proc. 2013 Feb; 88(2): 176–183., doi: 10.1016/j.mayocp.2012.10.018, PMCID: PMC3612965, NIHMSID: NIHMS434117. http://www.ncbi.nlm.nih.gov/pmc/articles/PMC3612965/

431 Arch Dis Child. 2006 Jul; 91(7): 564–568. Published online 2005 Jun 14. doi: 10.1136/adc.2004.069575 PMCID: PMC2082843. The re-emerging burden of rickets: a decade of experience from Sydney; P D Robinson, W Högler, M E Craig, C F Verge, J L Walker, A C Piper, H J Woodhead, C T Cowell, and G R Ambler P D Robinson, M E Craig, C T Cowell, G R Ambler, The Children's Hospital at Westmead, Sydney, Australia, W Högler, Department of Paediatrics, Medical University Innsbruck, Innsbruck, Austria; C F Verge, J L Walker, H J Woodhead, Sydney Children's Hospital, Sydney, Australia; A C Piper, Liverpool Hospital, Sydney, Australia. http://www.ncbi.nlm.nih.gov/pmc/articles/PMC2082843/

432 J Fam Health Care. 2011 Mar-Apr;21(2):25-9. Rickets: concerns over the worldwide increase. Lowdon J1. 1Royal Manchester Children's Hospital. http://www.ncbi.nlm.nih.gov/pubmed/21678784

433 M. Wabitsch, B. Koletzko, A. Moß, Ernährungskommission, Deutsche Gesellschaft für Kinder- und Jugendmedizin e.V., Berlin, Vitamin-D-Versorgung im Säuglings-, Kindes- und Jugendalter, Kurzfassung der Stellungnahme der Ernährungskommission der Deutschen Gesellschaft für Kinder- und Jugendmedizin (DGKJ) in Zusammenarbeit mit der Arbeits-

gemeinschaft Pädiatrische Endokrinologie (APE). http://www.dgkj.de/uploads/media/1107_vitamin_d.pdf – sowie: Kassenärztliche Vereinigung Nordrhein, https://www.kvno.de/60neues/2015/15_02_vitamin-d/index.html
434 M. Wabitsch, B. Koletzko, A. Moß Ernährungskommission, Deutsche Gesellschaft für Kinder- und Jugendmedizin e.V., Berlin, Vitamin-D-Versorgung im Säuglings-, Kindes- und Jugendalter, Kurzfassung der Stellungnahme der Ernährungskommission der Deutschen Gesellschaft für Kinder- und Jugendmedizin (DGKJ) in Zusammenarbeit mit der Arbeitsgemeinschaft Pädiatrische Endokrinologie (APE). http://www.dgkj.de/uploads/media/1107_vitamin_d.pdf
435 M. Wabitsch, B. Koletzko, A. Moß Ernährungskommission, Deutsche Gesellschaft für Kinder- und Jugendmedizin e.V., Berlin, Vitamin-D-Versorgung im Säuglings-, Kindes- und Jugendalter, Kurzfassung der Stellungnahme der Ernährungskommission der Deutschen Gesellschaft für Kinder- und Jugendmedizin (DGKJ) in Zusammenarbeit mit der Arbeitsgemeinschaft Pädiatrische Endokrinologie (APE). http://www.dgkj.de/uploads/media/1107_vitamin_d.pdf
436 Dermatoendocrinol. 2013 Jan 1;5(1):51-108. doi: 10.4161/derm.24494. Sunlight and Vitamin D: A global perspective for health. Wacker M1, Holick MF1. 1Department of Medicine; Section of Endocrinology, Nutrition, and Diabetes; Vitamin D, Skin and Bone Research Laboratory; Boston University Medical Center; Boston, MA USA. http://www.ncbi.nlm.nih.gov/pubmed/24494042
437 Gefährlicher Trend: Sonnenbrand-Tattoos, http://www.kinderaerzte-im-netz.de/news-archiv/meldung/article/gefaehrlicher-trend-sonnenbrand-tattoos/
438 J Steroid Biochem Mol Biol. 2016 Jan;155(Pt B):257-63. doi: 10.1016/j.jsbmb.2015.04.004. Epub 2015 Apr 9. Cloud cover-adjusted ultraviolet B irradiance and pancreatic cancer incidence in 172 countries. Garland CF1, Cuomo RE2, Gorham ED1, Zeng K1, Mohr SB1. 1Division of Epidemiology, Department of Family and Preventive Medicine, University of California, La Jolla, CA, USA. 2Division of Global Health, Department of Family and Preventive Medicine, University of California, La Jolla, CA, USA; Graduate School of Public Health, San Diego State University, San Diego, CA, USA. http://www.ncbi.nlm.nih.gov/pubmed/25864626
439 Crit Rev Food Sci Nutr. 2016 Mar 31:0. [Epub ahead of print], Vitamin D and pancreas: the role of sunshine vitamin in the pathogenesis of Diabetes Mellitus and Pancreatic Cancer. Altieri B1, Grant WB2, Casa SD1, Orio F3,4, Pontecorvi A1, Colao A5, Sarno G6, Muscogiuri G5. 1a Institute of Medical Pathology, Division of Endocrinology and Metabolic Diseases, Catholic University, Rome, Italy. 2b Sunlight, Nutrition and Health Research Center, San Francisco, USA. 3c Endocrinology, Department of Sports Science and Wellness, Parthenope University, Naples, Italy. 4d Fertility Techniques SSD, San Giovanni di Dio e Ruggi D'Aragona University Hos-

pital, Salerno, Italy. 5e Department of Clinical Medicine and Surgery, Section of Endocrinology, University »Federico II,« Naples, Italy. 6f Department of General Surgery and Transplantation Unit, San Giovanni di Dio e Ruggi D'Aragona University Hospital, Scuola Medica Salernitana, Salerno, Italy. http://www.ncbi.nlm.nih.gov/pubmed/27030935

440 Diabetes Res Clin Pract. 2015 May;108(2):201-9. doi: 10.1016/j.diabres.2015.01.036. Epub 2015 Feb 7. Vitamin D and diabetes: Where do we stand? Mathieu C1. 1Clinical and Experimental Endocrinology, Department of Clinical and Experimental Medicine, KU Leuven, Leuven 3000, Belgium. http://www.ncbi.nlm.nih.gov/pubmed/25700626

441 Lancet. 2001 Nov 3;358(9292):1500-3. Intake of vitamin D and risk of type 1 diabetes: a birth-cohort study. Hyppönen E1, Läärä E, Reunanen A, Järvelin MR, Virtanen SM. 1Department of Paediatric Epidemiology and Biostatistics, Institute of Child Health, WC1N 1EH, London, UK. http://www.ncbi.nlm.nih.gov/pubmed/11705562 – sowie: M. Wabitsch, B. Koletzko, A. Moß, Ernährungskommission, Deutsche Gesellschaft für Kinder- und Jugendmedizin e.V., Berlin, Vitamin-D-Versorgung im Säuglings-, Kindes- und Jugendalter, Kurzfassung der Stellungnahme der Ernährungskommission der Deutschen Gesellschaft für Kinder- und Jugendmedizin (DGKJ) in Zusammenarbeit mit der Arbeitsgemeinschaft Pädiatrische Endokrinologie (APE); http://www.dgkj.de/uploads/media/1107_vitamin_d.pdf

442 Autoimmun Rev. 2015 May;14(5):363-9. doi: 10.1016/j.autrev.2014.10.008. Epub 2014 Oct 12. Is vitamin D a player or not in the pathophysiology of autoimmune thyroid diseases? D'Aurizio F1, Villalta D2, Metus P1, Doretto P1, Tozzoli R3. 1Clinical Pathology Laboratory, Department of Laboratory Medicine, S. Maria degli Angeli Hospital, Pordenone, Italy. 2Allergology and Immunology, Department of Laboratory Medicine, S. Maria degli Angeli Hospital, Pordenone, Italy. 3Clinical Pathology Laboratory, Department of Laboratory Medicine, S. Maria degli Angeli Hospital, Pordenone, Italy. http://www.ncbi.nlm.nih.gov/pubmed/25308530

443 Ann Am Thorac Soc. 2014 Dec;11 Suppl 5:S314-21. doi: 10.1513/AnnalsATS.201405-204AW. Vitamin D influences asthmatic pathology through its action on diverse immunological pathways. Pfeffer PE1, Mann EH, Hornsby E, Chambers ES, Chen YH, Rice L, Hawrylowicz CM. 1Medical Research Council & Asthma UK Centre in Allergic Mechanisms in Asthma, King's College London, London, United Kingdom. http://www.ncbi.nlm.nih.gov/pubmed/25525739

444 Mayo Clin Proc. 2011 Jan; 86(1): 50–60. doi: 10.4065/mcp.2010.0567; PMCID: PMC3012634, Vitamin D Insufficiency, Tom D. Thacher, MD and Bart L. Clarke, MD; From the Department of Family Medicine (T.D.T.) and Division of Endocrinology, Diabetes, Metabolism, and Nutrition (B.L.C.), Mayo Clinic, Rochester, MN; http://www.ncbi.nlm.nih.gov/pmc/articles/PMC3012634/

445 Nefrologia. 2003;23 Suppl 2:73-7. [Review of the concept of vitamin D »sufficiency and insufficiency«]. [Article in Spanish] Gómez Alonso C1, Naves Díaz M, Rodríguez García M, Fernández Martín JL, Cannata Andía JB. 1Servicio de Metabolismo Oseo y Mineral, Instituto Reina Sofía de Investigación, Hospital Universitario Central de Asturias, Universidad de Oviedo, Oviedo. http://www.ncbi.nlm.nih.gov/pubmed/12778859

446 Linus Pauling Institute – Vitamin D, http://lpi.oregonstate.edu/mic/vitamins/vitamin-D#reference36

447 Am J Clin Nutr. 2006 Jul;84(1):18-28. Estimation of optimal serum concentrations of 25-hydroxyvitamin D for multiple health outcomes. Bischoff-Ferrari HA1, Giovannucci E, Willett WC, Dietrich T, Dawson-Hughes B. 1Department of Nutrition, Harvard School of Public Health, Boston, MA, USA. http://www.ncbi.nlm.nih.gov/pubmed/?term=Bischoff-Ferrari+HA.+Estimation+of+optimal+serum+concentrations+of+25-hydroxyvitamin+D+for+multiple+health+outcomes.+Am+J+Clin+Nutr+2006%3B84%3A18-28.

448 J Steroid Biochem Mol Biol. 2016 Jan;155(Pt B):239-44. doi: 10.1016/j.jsbmb.2015.06.013. Epub 2015 Jul 4. Incidence rate of type 2 diabetes is >50% lower in GrassrootsHealth cohort with median serum 25-hydroxyvitamin D of 41 ng/ml than in NHANES cohort with median of 22 ng/ml. McDonnell SL1, Baggerly LL2, French CB2, Heaney RP3, Gorham ED4, Holick MF5, Scragg R6, Garland CF4. 1GrassrootsHealth, Encinitas, CA, USA. 2GrassrootsHealth, Encinitas, CA, USA. 3Creighton University, Omaha, NE, USA. 4Department of Family and Preventive Medicine, University of California San Diego, La Jolla, CA, USA. 5Department of Medicine, Boston University Medical Center, Boston, MA, USA. 6School of Population Health, University of Auckland, Auckland, New Zealand. http://www.ncbi.nlm.nih.gov/pubmed/26151742

449 Recent Results Cancer Res. 2003;164:3-28. Evolution and function of vitamin D. Holick MF, Vitamin D Laboratory, Section of Endocrinology, Diabetes and Nutrition, Department of Medicine, Boston University Medical Center, Boston, MA 02118, USA. http://www.ncbi.nlm.nih.gov/pubmed/12899511

450 Medical Hypotheses; Vitamin D: In the evolution of human skin colour; A.W.C. Yuen, N.G. Jablonski, DOI:
http://dx.doi.org/10.1016/j.mehy. 2009. 08.007
http://www.medical-hypotheses.com/article/S0306-9877%2809%2900554-4/abstract

451 Editor-In-Chief Thomas F. Lüscher, Deputy Editors; Jeroen BaxBernard, J. Gersh, Gerhard Hindricks, Ulf Landmesser, Frank Ruschitzka, William Wijns – ESC Guidelines on diabetes, pre-diabetes, and cardiovascular diseases developed in collaboration with the EASD, DOI: http://dx.doi.org/10.1093/eurheartj/eht108 3035-3087, first published online: 30 August 2013; http://eurheartj.oxfordjournals.org/content/34/39/3035.full; wegen

korrekter Zahlen siehe: Corrigendum http://eurheartj.oxfordjournals.org/content/ehj/35/27/1824.full.pdf

452 http://www.idf.org/BRIDGES/map/china

453 DEGAM (Deutsche Gesellschaft für Allgemeinmedizin und Familienmedizin) Anwenderversion der NVL Diabetes Mellitus Typ 2 – Kurzfassung, http://www.degam.de/files/Inhalte/Leitlinien-Inhalte/Dokumente/DEGAM-Anwenderversionen/DEGAM-NVL_Diabetes_Kurzversion_2013_web.pdf

454 WHO calls on countries to reduce sugars intake among adults and children; Press release 4 March 2015, http://www.who.int/mediacentre/news/releases/2015/sugar-guideline/en

455 http://www.spiegel.de/gesundheit/ernaehrung/zucker-who-empfiehlt-nicht-mehr-als-sechs-teeloeffel-pro-tag-a-1021798.html; Hervorhebung durch die Autorin

456 ÄrzteZeitung, AOK-Experte – Strategie gegen hohen Zuckerkonsum muss her, 08.02.2016; http://www.aerztezeitung.de/politik_gesellschaft/gp_specials/pro-dialog/article/904332/aok-experte-strategie-hohen-zuckerkonsum-muss-her.html?sh=8&h=608808649

457 http://www.welt.de/gesundheit/article121674397/Raetselhafter-Anstieg-von-Diabetes-bei-Kindern.html

458 ÄrzteZeitung, 25.10.2011, Typ-2-Diabetes breitet sich bei Jugendlichen aus; http://www.aerztezeitung.de/medizin/krankheiten/diabetes/article/67 5758/typ-2-diabetes-breitet-jugendlichen.html

459 ÄrzteZeitung, Mehnert-Kolumne, Wir brauchen mehr Daten zu Diabetes! 08.10.2015; http://www.aerztezeitung.de/medizin/krankheiten/diabetes/article/893542/mehnert-kolumne-wir-brauchen-daten-diabetes.html

460 Leitlinie Diagnostik, Therapie und Verlaufskontrolle des Diabetes Mellitus im Kindes- und Jugendalter, Herausgeber T. Haak und M. Kellerer, http://www.diabetes-kinder.de/modularx/include/module/dateimanager/data/leitlinie-kinderdiabetologie-2009.pdf

461 J Pediatr Pharmacol Ther. 2015 Jan-Feb; 20(1): 4–16. doi: 10.5863/1551-6776-20.1.4 PMCID: PMC4353199, A Review of the Treatment of Type 2 Diabetes in Children, Erin St. Onge, PharmD,corresponding author1 Shannon A. Miller, PharmD,1 Carol Motycka, PharmD,2 and Adrienne DeBerry, PharmD3; 1University of Florida College of Pharmacy, Orlando, Florida, 2University of Florida College of Pharmacy, Jacksonville, Florida, 3University of Florida Health, Jacksonville, Florida, http://www.ncbi.nlm.nih.gov/pmc/articles/PMC4353199/

462 https://www.foodwatch.org/de/presse/pressemitteilungen/zum-beispiel-monte-drink-von-zott-kinder-milchprodukte-oft-zuckriger-als-coca-cola-foodwatch-aktion-dsdz-deutschland-sucht-die-groesste-zuckerbombe/?sword_list[0]=zucker

462a Foodwatch fordert strengere Standards für Baby-Nahrung, http://www.foodwatch.org/de/informieren/kinderernaehrung/aktuelle-nachrichten/foodwatch-fordert-strengere-standards-fuer-baby-nahrung/

463 ÄrzteZeitung online, Diabetischer Fuß, Zweitmeinung vor Totalamputation gefordert, 16.02.2016, http://www.aerztezeitung.de/politik_gesellschaft/praevention/?sid=905007

464 Eur J Endocrinol. 2015 Feb;174(2):115-24. doi: 10.1530/EJE-15-0860. Epub 2015 Nov 4. Compromised cortical bone compartment in type 2 diabetes mellitus patients with microvascular disease. Shanbhogue VV1, Hansen S2, Frost M2, Jørgensen NR2, Hermann AP2, Henriksen JE2, Brixen K2. Department of EndocrinologyOdense University Hospital, Institute of Clinical Research, University of Southern Denmark, Kloevervaenget 6.1.sal, DK-5000 Odense C, DenmarkDepartments of Diagnostics and Medicine MResearch Center for Ageing and Osteoporosis, Glostrup Hospital, Copenhagen, Denmark http://www.ncbi.nlm.nih.gov/pubmed/ 26537860

465 Editor-In-Chief Thomas F. Lüscher, Deputy Editors, Jeroen Bax, Bernard J. Gersh, Gerhard Hindricks, Ulf Landmesser, Frank Ruschitzka, William Wijns, ESC Guidelines on diabetes, pre-diabetes, and cardiovascular diseases developed in collaboration with the EASD, DOI: http://dx.doi.org/10.1093/eurheartj/eht108 3035-3087 First published online: 30 August 2013, http://eurheartj.oxfordjournals.org/content/34/39/3035.full

466 Editor-In-Chief Thomas F. Lüscher, Deputy Editors, Jeroen Bax, Bernard J. Gersh, Gerhard Hindricks, Ulf Landmesser, Frank Ruschitzka, William Wijns, ESC Guidelines on diabetes, pre-diabetes, and cardiovascular diseases developed in collaboration with the EASD, DOI: http://dx.doi.org/10.1093/eurheartj/eht108 3035-3087 First published online: 30 August 2013, http://eurheartj.oxfordjournals.org/content/34/39/3035.full

467 ÄrzteZeitung, Diabetes in Brandenburg, Defizite bei Früherkennung beklagt. 11.12.2015, http://www.aerztezeitung.de/politik_gesellschaft/praevention/article/901177/diabetes-brandenburg-defizite-frueherkennung-beklagt.html?sh=58&h=608808649

468 ÄrzteZeitung, Mehnert-Kolumne: Mehr tun gegen die Diabetes-Epidemie! 13.10.2015
http://www.aerztezeitung.de/medizin/krankheiten/diabetes/article/89453 9/mehnert-kolumne-tun-diabetes-epidemie.html (Hervorhebung durch die Autorin)

469 J Am Coll Cardiol. 2010 Mar 30;55(13):1310-7. doi: 10.1016/j.jacc. 2009. 10.060. Pre-diabetes and the risk for cardiovascular disease: a systematic review of the evidence. Ford ES1, Zhao G, Li C., 1Division of Adult and Community Health, National Center for Chronic Disease Prevention and Health Promotion, Centers for Disease Control and Prevention, Atlanta, Georgia 30341, USA. http://www.ncbi.nlm.nih.gov/pubmed/ 20338491 sowie: Ann Intern Med. 2015 Apr 21;162(8):542-8. doi: 10.7326/M14-1773. Metformin prescription for insured adults with prediabetes from 2010 to 2012: a retrospective cohort study. Moin T, Li J, Duru OK, Ettner S, Turk N, Keckhafer A, Ho S, Mangione CM. http://www.ncbi.nlm.nih.gov/pubmed/25894024

470 Editor-In-Chief Thomas F. Lüscher, Deputy Editors, Jeroen Bax, Bernard J. Gersh, Gerhard Hindricks, Ulf Landmesser, Frank Ruschitzka, William Wijns, ESC Guidelines on diabetes, pre-diabetes, and cardiovascular diseases developed in collaboration with the EASD, DOI: http://dx.doi.org/10.1093/eurheartj/eht108 3035-3087 First published online: 30 August 2013, http://eurheartj.oxfordjournals.org/content/34/39/3035.full «The present definition of DM is based on the level of glucose at which retinopathy occurs, but macrovascular complications such as coronary, cerebrovascular and peripheral artery disease (PAD) appear earlier and, using current glycaemic criteria, are often present at the time when T2DM is diagnosed. Over 60% of people with T2DM develop CVD (cardiovascular disease), a more severe and costly complication than retinopathy. Thus, CVD risk should be given a higher priority when cut-points for hyperglycaemia are defined and should be re-evaluated based on the CVD risk.« (Hervorhebung durch die Autorin)

471 N Engl J Med. 2005 Oct 6;353(14):1454-62. Normal fasting plasma glucose levels and type 2 diabetes in young men. Tirosh A1, Shai I, Tekes-Manova D, Israeli E, Pereg D, Shochat T, Kochba I, Rudich A; Israeli Diabetes Research Group. 1Medical Corps Headquarters, Tel-Hashomer, Israel. http://www.ncbi.nlm.nih.gov/pubmed/16207847

472 The American Journal of Medicine, June 2008Volume 121, Issue 6, Pages 519–524, Normal Fasting Plasma Glucose and Risk of Type 2 Diabetes Diagnosis, Gregory A. Nichols, PhD, Teresa A. Hillier, MD, MS, Jonathan B. Brown, PhD, MPP, Center for Health Research, Kaiser Permanente Northwest, Portland, Oregon. DOI: http://dx.doi.org/10.1016/j.amjmed.2008.02.026

473 ÄrzteZeitung, 14.05.2010, Wie gut taugt HbA1c zur Diabetes-Diagnostik?, http://www.aerztezeitung.de/medizin/krankheiten/diabetes/article/602550/taugt-hba1c-diabetes-diagnostik.html

474 Diabetologia, January 2004, Volume 47, Issue 1, pp 31-39, First online: 10 December 2003, Beta-cell dysfunction and glucose intolerance: results from the San Antonio metabolism (SAM) study, A. Gastaldelli, E. Ferrannini, Y. Miyazaki, M. Matsuda, R. A. DeFronzo, http://link.springer.com/article/10.1007%2Fs00125-003-1263-9

475 It's Time for a Better Blood Collection Tube to Improve the Reliability of Glucose Results, Michael J. Peake, MSC1, David E. Bruns, MD2, David B. Sacks, MB, CHB3 and Andrea R. Horvath, MD, PHD4, From the 1Biochemistry Department, Flinders Medical Centre, Bedford Park, South Australia, Australia; the 2Department of Pathology, University of Virginia Medical School, Charlottesville, Virginia; the 3Department of Laboratory Medicine, National Institutes of Health, Bethesda, Maryland; and the 4Screening and Test Evaluation Program, School of Public Health, University of Sydney, School of Medical Sciences, University of New South Wales and SEALS Department of Clinical Chemistry, Prince of Wales Hospital,

Sydney, Australia, doi: 10.2337/dc12-1312, Diabetes Care January 2013 vol. 36 no. 1 e2, http://care.diabetesjournals.org/content/36/1/e2.full

476 Stellungnahme DDG, www.ddg.info/fileadmin/Redakteur/Stellungnahmen/Stellungnahme_Glucosemessung_endgueltige_Version_revised_version_LH_2014_8_20.pdf

477 Clin Chem. 2009 May;55(5):1019-21. doi: 10.1373/clinchem.2008.121707. Epub 2009 Mar 12. Acidification of blood is superior to sodium fluoride alone as an inhibitor of glycolysis.
Gambino R1, Piscitelli J, Ackattupathil TA, Theriault JL, Andrin RD, Sanfilippo ML, Etienne M., 1Quest Diagnostics, Deerfield Beach, FL 33442-7727, USA. http://www.ncbi.nlm.nih.gov/pubmed/19282354

478 »Complete inhibition of glycolysis by fluoride can take as long as 4 h, during which time glucose can fall as much as 10 mg/dL (0.6 mmol/L) at room temperature (1), ... Is there a better fluoride formulation available that can prevent this problem?« Diabetes Care. 2013 Jan; 36(1): e2. Published online 2012 Dec 11. doi: 10.2337/dc12-1312, PMCID: PMC3526230, It's Time for a Better Blood Collection Tube to Improve the Reliability of Glucose Results, Michael J. Peake, MSC,1 David E. Bruns, MD,2 David B. Sacks, MB, CHB,3 and Andrea R. Horvath, MD, PHD corresponding author 4. From the 1 Biochemistry Department, Flinders Medical Centre, Bedford Park, South Australia, Australia; the 2 Department of Pathology, University of Virginia Medical School, Charlottesville, Virginia; the 3 Department of Laboratory Medicine, National Institutes of Health, Bethesda, Maryland; and the 4 Screening and Test Evaluation Program, School of Public Health, University of Sydney, School of Medical Sciences, University of New South Wales and SEALS Department of Clinical Chemistry, Prince of Wales Hospital, Sydney, Australia, http://www.ncbi.nlm.nih.gov/pmc/articles/PMC3526230/

479 Sci Rep. 2015 Mar 9;5:8875. doi: 10.1038/srep08875. It takes acid, rather than ice, to freeze glucose. van den Berg SA1, Thelen MH1, Salden LP1, van Thiel SW2, Boonen KJ1. 1Dept. of Clinical Chemistry and Hematology, Amphia Hospital, Breda, The Netherlands. 2Dept. of Internal Medicine, Amphia Hospital, Breda, The Netherlands. http://www.ncbi.nlm.nih.gov/pubmed/25748167

480 DDG Citratröhrchen Pressemeldung 13.08.2014, http://www.deutsche-diabetes-gesellschaft.de/presse/ddg-pressemeldungen/meldungen-detailansicht/article/screening-von-schwangerschaftsdiabetes-deutsche-diabetes-gesellschaft-fordert-verbot-ungeeigneter-b.html sowie: Stop den Einsatz von Blutentnahmeröhrchen die nur NaF zur Glykolysehemmung enthalten! 04.08.2014, http://www.deutsche-diabetes-gesellschaft.de/fileadmin/Redakteur/Stellungnahmen/Stellungnahme_Glucosemessung_endgueltige_Version_revised_version_LH_2014_8_20.pdf

481 http://www.schenk-ansorge.de/labor/content/223/hoehere-glukosewerte (Hervorhebungen durch den Verfasser des Briefes)

482 http://www.deutsche-diabetes-gesellschaft.de/presse/ddg-pressemeldungen/meldungen-detailansicht/article/screening-von-schwangerschaftsdiabetes-deutsche-diabetes-gesellschaft-fordert-verbot-ungeeigneter-b.html sowie: http://www.deutsche-diabetes-gesellschaft.de/fileadmin/Redakteur/Stellungnahmen/Stellungnahme_Glucosemessung_endgueltige_Version_revised_version_LH_2014_8_20.pdf

483 Diabetes Care. 2011 Feb; 34(2): 518–523. Published online 2011 Jan 20. doi: 10.2337/dc10-1546, PMCID: PMC3024379, A1C Versus Glucose Testing: A Comparison, David B. Sacks, MB, CHB, FRCPATH. From the Department of Laboratory Medicine, National Institutes of Health, Bethesda, Maryland. http://www.ncbi.nlm.nih.gov/pmc/articles/PMC3024379/

484 http://www.diabetes.co.uk/perJods-and-diabetes.html

485 Diabetes Care. 2011 Feb; 34(2): 518–523. Published online 2011 Jan 20. doi: 10.2337/dc10-1546, PMCID: PMC3024379, A1C Versus Glucose Testing: A Comparison
David B. Sacks, MB, CHB, FRCPATH. From the Department of Laboratory Medicine, National Institutes of Health, Bethesda, Maryland. http://www.ncbi.nlm.nih.gov/pmc/articles/PMC3024379/

486 Diabetes Care. 2011 Feb; 34(2): 518–523. Published online 2011 Jan 20. doi: 10.2337/dc10-1546, PMCID: PMC3024379, A1C Versus Glucose Testing: A Comparison David B. Sacks, MB, CHB, FRCPATH. From the Department of Laboratory Medicine, National Institutes of Health, Bethesda, Maryland. http://www.ncbi.nlm.nih.gov/pmc/articles/PMC3024379/

487 Diabetes Care. 2011 Feb; 34(2): 518–523. Published online 2011 Jan 20. doi: 10.2337/dc10-1546, PMCID: PMC3024379, A1C Versus Glucose Testing: A Comparison
David B. Sacks, MB, CHB, FRCPATH. From the Department of Laboratory Medicine, National Institutes of Health, Bethesda, Maryland. http://www.ncbi.nlm.nih.gov/pmc/articles/PMC3024379/

488 Diabetes Care. 2011 Feb; 34(2): 518–523. Published online 2011 Jan 20. doi: 10.2337/dc10-1546, PMCID: PMC3024379, A1C Versus Glucose Testing: A Comparison
David B. Sacks, MB, CHB, FRCPATH, From the Department of Laboratory Medicine, National Institutes of Health, Bethesda, Maryland. http://www.ncbi.nlm.nih.gov/pmc/articles/PMC3024379/

489 Editor-In-Chief Thomas F. Lüscher, Deputy Editors, Jeroen Bax, Bernard J. Gersh, Gerhard Hindricks, Ulf Landmesser, Frank Ruschitzka, William Wijns, ESC Guidelines on diabetes, pre-diabetes, and cardiovascular diseases developed in collaboration with the EASD, DOI: http://dx.doi.org/10.1093/eurheartj/eht108 3035-3087 First published online: 30 August 2013, http://eurheartj.oxfordjournals.org/content/34/39/3035.full

490 http://www.aerztezeitung.de/medizin/med_specials/diabetes-im-blick 2009/article/528480/optimal-prae-postprandiale-blutzuckerwerte-messen.html

491 Editor-In-Chief Thomas F. Lüscher, Deputy Editors, Jeroen Bax, Bernard J. Gersh, Gerhard Hindricks, Ulf Landmesser, Frank Ruschitzka, William Wijns, ESC Guidelines on diabetes, pre-diabetes, and cardiovascular diseases developed in collaboration with the EASD, DOI: http://dx.doi.org/10.1093/eurheartj/eht108 3035-3087 First published online: 30 August 2013, http://eurheartj.oxfordjournals.org/content/34/39/3035.full
492 https://www.idf.org/webdata/docs/German_GMPG%20Final%20110108.pdf
493 Hinzmann R, Schlaeger C, Tran CT. What Do We Need beyond Hemoglobin A1c to Get the Complete Picture of Glycemia in People with Diabetes?. Int J Med Sci 2012; 9(8):665-681. doi:10.7150/ijms.4520. http://www.medsci.org/v09p0665.htm
494 Cold Spring Harb Perspect Med. 2013 Jul 1;3(7). pii: a011866. doi: 10.1101/cshperspect.a011866. Iron deficiency anemia: a common and curable disease. Miller JL1. 1Molecular Medicine Branch, National Institute of Diabetes and Digestive and Kidney Diseases, National Institutes of Health, Bethesda, Maryland 20892, USA. http://www.ncbi.nlm.nih.gov/pubmed/23613366
495 ÄrzteZeitung, 21.09.2010, HbA1c löst den Nüchternblutzucker bei der Diagnose Diabetes ab, http://www.aerztezeitung.de/medizin/krankheiten/diabetes/article/619799/hba1c-loest-nuechternblutzucker-diagnose-diabetes-ab.html
496 Hinzmann R, Schlaeger C, Tran CT. What Do We Need beyond Hemoglobin A1c to Get the Complete Picture of Glycemia in People with Diabetes?. Int J Med Sci 2012; 9(8):665-681. doi:10.7150/ijms.4520. http://www.medsci.org/v09p0665.htm
497 http://www.ngsp.org/factors.asp
498 Renate Bonifer, Nicht mehr nüchtern messen müssen? Vor- und Nachteile von Blutglucose oder HbA1c zur Diabetesdiagnose, Ars Medici 9, 2011, pp. 369-372
499 Renate Bonifer, Nicht mehr nüchtern messen müssen? Vor- und Nachteile von Blutglucose oder HbA1c zur Diabetesdiagnose, Ars Medici 9, 2011, pp. 369-372
500 Renate Bonifer, Nicht mehr nüchtern messen müssen? Vor- und Nachteile von Blutglucose oder HbA1c zur Diabetesdiagnose, Ars Medici 9, 2011, pp. 369-372, https://www.rosenfluh.ch/media/arsmedici/2011/09/Nicht_mehr_nuechtern_messen_muessen.pdf
501 Editor-In-Chief Thomas F. Lüscher, Deputy Editors, Jeroen Bax, Bernard J. Gersh, Gerhard Hindricks, Ulf Landmesser, Frank Ruschitzka, William Wijns, ESC Guidelines on diabetes, pre-diabetes, and cardiovascular diseases developed in collaboration with the EASD, DOI: http://dx.doi.org/10.1093/eurheartj/eht108 3035-3087 First published online: 30 August 2013, http://eurheartj.oxfordjournals.org/content/34/39/3035.full
502 Editor-In-Chief Thomas F. Lüscher, Deputy Editors, Jeroen Bax, Bernard J. Gersh, Gerhard Hindricks, Ulf Landmesser, Frank Ruschitzka, William

Wijns, ESC Guidelines on diabetes, pre-diabetes, and cardiovascular diseases developed in collaboration with the EASD, DOI: http://dx.doi.org/10.1093/eurheartj/eht108 3035-3087 First published online: 30 August 2013, http://eurheartj.oxfordjournals.org/content/34/39/3035.full

503 http://www.diabetesde.org/fileadmin/users/Patientenseite/PDFs_und_TEXTE/Stellungnahmen_Positionspapiere/2010/diabetesDE_DDG_Stellungnahme_HbA1c_Biomarker_10.2010.pdf

504 Aus Apotheken Ratgeber Diabetes, 2.2.2016, http://www.diabetes-ratgeber.net/Diabetes/Symptome-Anzeichen-fuer-einen-Diabetes-222631.html

505 http://www.webmd.com/diabetes/type-2-diabetes-guide/diabetes-warning-signs

506 Ärzte Zeitung, Essgewohnheiten, Weniger Diabetes mit Hausmannskost, 10.11.2015, http://www.aerztezeitung.de/medizin/krankheiten/diabetes/article/898568/essgewohnheiten-weniger-diabetes-hausmannskost.html?sh=99&h=608808649

507 How Triglycerides Affect Your Risk of Diabetes, http://www.webmd.com/cholesterol-management/diabetes

508 Type 2 Diabetes Etiology and reversibility, Roy Taylor, MD, FRCP Magnetic Resonance Centre, Institute of Cellular Medicine, Newcastle University, Newcastle upon Tyne, U.K. doi: 10.2337/dc12-1805 Diabetes Care April 2013 vol. 36 no. 4 1047-1055 http://care.diabetesjournals.org/content/36/4/1047.full «Type 2 diabetes has long been known to progress despite glucose-lowering treatment, with 50% of individuals requiring insulin therapy within 10 years (1). This seemingly inexorable deterioration in control has been interpreted to mean that the condition is treatable but not curable«

509 http://www.internisten-im-netz.de/de_typ-2-diabetes-prognose-verlauf_394.html

510 Type 2 Diabetes Etiology and reversibility, Roy Taylor, MD, FRCP, Magnetic Resonance Centre, Institute of Cellular Medicine, Newcastle University, Newcastle upon Tyne, U.K. doi: 10.2337/dc12-1805 Diabetes Care April 2013 vol. 36 no. 4 1047-1055 http://care.diabetesjournals.org/content/36/4/1047.full »Within 7 days of instituting a substantial negative calorie balance by either dietary intervention or bariatric surgery, fasting plasma glucose levels can normalize. This rapid change relates to a substantial fall in liver fat content and return of normal hepatic insulin sensitivity. Over 8 weeks, first phase and maximal rates of insulin secretion steadily return to normal, and this change is in step with steadily decreasing pancreatic fat content.« (Hervorhebung durch die Autorin)

511 http://www.aerztezeitung.de/medizin/krankheiten/adipositas/article/664413/zucker-fett-umgekehrt.html

512 Nobelist James Watson proposes an unconventional view of type 2 diabetes causation, PostDateIconThursday, 27 February 2014 19:00 | A new hypothesis published in the British medical journal The Lancet, https://www.

cshl.edu/News-Features/nobelist-james-watson-proposes-an-unconventional-view-of-type-2-diabetes-causation.html

513 http://www.zeit.de/wissen/geschichte/2013-04/dna-struktur-entdeckung-crick-watson

514 Vitaminpräparate steigern Diabetes-Risiko – Wissenschaftler der Universitäten Jena und Leipzig erforschen Wirkung von Antioxidantien, 11.05.2009, https://idw-online.de/de/news?print=1&id=313433

515 https://idw-online.de/de/news?print=1&id=313433

516 Evolution of Dietary Antioxidants: Role of Iodine, Lecture held at the »Thyroid Club« Annual Meeting of Bologna University, Feb. 6, 2007 Sebastiano Venturi and *Mattia Venturi, Servizio di Igiene, ASL n. 1, Regione Marche, Pennabilli (PU) Italy, and *Department of Oral Science, University of Bologna, Italy

517 The Lancet – Type 2 diabetes as a redox disease, James D Watson, 27 February 2014, http://www.thelancet.com/journals/lancet/article/PIIS0140-6736%2813%2962365-X/abstract

518 Is There a Diabetes Jodine Link? http://www.healthy-eating-politics.com/diabetes-Jodine.html

519 Exp Clin Endocrinol Diabetes. 2012 Nov;120(10):618-22. doi: 10.1055/s-0032-1323816. Epub 2012 Nov 30. Urinary Jodine is associated with insulin resistance in subjects with diabetes mellitus type 2. Al-Attas OS1, Al-Daghri NM, Alkharfy KM, Alokail MS, Al-Johani NJ, Abd-Alrahman SH, Yakout SM, Draz HM, Sabico S. 1Biomarkers Research Program, Biochemistry Department, College of Science, King Saud University, Saudi Arabia. http://www.ncbi.nlm.nih.gov/pubmed/23203253

520 Clin Endocrinol (Oxf). 2014 Jun;80(6):890-8. doi: 10.1111/cen.12384. Epub 2014 Jan 16. Different levels of thyroid hormones between impaired fasting glucose and impaired glucose tolerance: free T3 affects the prevalence of impaired fasting glucose and impaired glucose tolerance in opposite ways. Jing S1, Xiaoying D, Ying X, Rui L, Mingyu G, Yuting C, Yanhua Y, Yufan W, Haiyan S, Yongde P. 1Department of Endocrinology and Metabolism, Shanghai First People's Hospital, School of Medicine, Shanghai Jiao Tong University, Shanghai, China. http://www.ncbi.nlm.nih.gov/pubmed/24330392

521 Endocr Res. 2015;40(2):74-8. doi: 10.3109/07435800.2014.952014. Epub 2014 Oct 20. Thyroid function is associated with non-alcoholic fatty liver disease in euthyroid subjects. Tao Y1, Gu H, Wu J, Sui J. 1Department of Clinical Laboratory, Affiliated People's Hospital of Jiangsu University, Zhenjiang, P. R. China. http://www.ncbi.nlm.nih.gov/pubmed/25330278

522 Diabetes Res Clin Pract. 2015 Jan;107(1):157-65. doi: 10.1016/j.diabres.2014.09.058. Epub 2014 Oct 8. Vitamin B status in patients with type 2 diabetes mellitus with and without incipient nephropathy. Nix WA1, Zirwes R2, Bangert V2, Kaiser RP3, Schilling M4, Hostalek U5, Obeid R6.1Akademie für Ärztliche Fortbildung in Rheinland-Pfalz, Mainz, Germany. 2Pri-

vate Practice, Daun, Germany. 3Private Practice, Kelberg, Germany. 4Private Practice, Wittlich, Germany. 5Merck KGaA, Darmstadt, Germany. 6Aarhus Institute of Advanced Studies, Aarhus University, D-8000, Aarhus C, Denmark

523 Nutr J. 2015 Feb 13;14:14. doi: 10.1186/1475-2891-14-14. Effect of chromium supplementation on glycated hemoglobin and fasting plasma glucose in patients with diabetes mellitus. Yin RV1, Phung OJ2. 1Western University of Health Sciences, College of Pharmacy, 309 E. Second St, Pomona, CA, 91766, USA. 2Western University of Health Sciences, College of Pharmacy, 309 E. Second St, Pomona, CA, 91766, USA. http://www.ncbi.nlm.nih.gov/pubmed/25971249

524 Pathol Biol (Paris). 1991 Oct;39(8):801-8. [Chromium: physiologic role and implications in human pathology]. [Article in French] Dubois F1, Belleville F. 1Laboratoire de Biochimie B, CHU Nancy-Brabois, France. http://www.ncbi.nlm.nih.gov/pubmed/1762840

525 Int J Vitam Nutr Res. 2004 May;74(3):178-82. Effect of chromium supplementation on blood glucose and lipid levels in type 2 diabetes mellitus elderly patients. Rabinovitz H1, Friedensohn A, Leibovitz A, Gabay G, Rocas C, Habot B. 1Samuel Harofeh Hospital, Geriatric Medical Center, Affiliated to Sackler Faculty of Medicine, Tel-Aviv University, Tel-Aviv. http://www.ncbi.nlm.nih.gov/pubmed/15296075

526 Glucose Tolerance Factor -- Insulin Mimetic and Potentiating Agent - A Source for a Novel Anti Diabetic Medication, Nitsa Mirsky, Department of Biology, University of Haifa at Oranim, Tivon, Israel, http://dx.doi.org/10.5772/54350

527 Deutscher Gesundheitsbericht - Diabetes 2014 http://www.diabetesde.org/fileadmin/users/Patientenseite/PDFs_und_TEXTE/Infomaterial/Gesundheitsbericht_2014_kl.pdf

528 Clin Microbiol Rev. 2000 Oct; 13(4): 547–558. PMCID: PMC88948, Systemic Diseases Caused by Oral Infection, Xiaojing Li,1,* Kristin M. Kolltveit,1 Leif Tronstad,2 and Ingar Olsen,1, Department of Oral Biology1 and Department of Endodontics, 2 Faculty of Dentistry, University of Oslo, Oslo, Norway http://www.ncbi.nlm.nih.gov/pmc/articles/PMC88948, siehe auch: http://www.ncbi.nlm.nih.gov/pmc/articles/PMC3329699/

529 Editor-In-Chief Thomas F. Lüscher, Deputy Editors, Jeroen Bax, Bernard J. Gersh, Gerhard Hindricks, Ulf Landmesser, Frank Ruschitzka, William Wijns, ESC Guidelines on diabetes, pre-diabetes, and cardiovascular diseases developed in collaboration with the EASD, DOI: http://dx.doi.org/10.1093/eurheartj/eht108 3035-3087 First published online: 30 August 2013, http://eurheartj.oxfordjournals.org/content/34/39/3035.full

530 Am J Clin Nutr. 2005 Feb;81(2):341-54. Origins and evolution of the Western diet: health implications for the 21st century. Cordain L1, Eaton SB, Sebastian A, Mann N, Lindeberg S, Watkins BA, O'Keefe JH, Brand-Miller J. 1Department of Health and Exercise Science, Colorado State Univer-

sity, Fort Collins, CO 80523, USA. http://www.ncbi.nlm.nih.gov/pubmed/15699220
531 Jon Coates, Pet monkeys who become diabetic on junk food diet, Sunday Express, 17.03.2013, http://www.express.co.uk/news/world/384812/Pet-monkeys-who-become-diabetic-on-junk-food-diet
532 Diabetologia. 2016 Jan 6. [Epub ahead of print] Serotonin (5-HT) receptor 2b activation augments glucose-stimulated insulin secretion in human and mouse islets of Langerhans. Bennet H1, Mollet IG2, Balhuizen A3, Medina A3, Nagorny C4, Bagge A4, Fadista J5, Ottosson-Laakso E5, Vikman P5, Dekker-Nitert M5,6, Eliasson L2, Wierup N7, Artner I8, Fex M3. 1Lund University Diabetes Centre, Department of Clinical Sciences, Unit of Diabetes and Celiac disease, Clinical Research Centre, Jan Waldenströms gata 35, Clinical Research Centre House 91:10, Skåne University Hospital Malmö, SE-20502, Malmö, Sweden. http://www.ncbi.nlm.nih.gov/pubmed/ 26733006
533 http://www.bdlev.de/labormedizin/labormedizin-auf-einen-blick/
534 A Review of Medical Errors in Laboratory Diagnostics and Where We Are Today; Julie A. Hammerling, MSH, MS, MLS(ASCP), Lab Med. 2012; 43(2): 41-44. http://www.medscape.com/viewarticle/758467
535 https://www.researchgate.net/profile/Mario_Plebani/publication/7052626_Errors_in_clinical_laboratories_or_errors_in_laboratory_medicine/links/54dc4bd50cf2a7769d95a361.pdf
536 http://www.ncbi.nlm.nih.gov/pmc/articles/PMC1495473/
537 Biochem Med (Zagreb). 2014 Oct 15; 24(3): 343-349. doi: 10.11613/BM.2014.036. eCollection 2014. Could light meal jeopardize laboratory coagulation tests? Lima-Oliveira G1, Salvagno GL2, Lippi G3, Danese E2, Gelati M2, Montagnana M2, Picheth G4, Guidi GC5. http://www.ncbi.nlm.nih.gov/pubmed/25351352
538 https://www.aerztekammer-bw.de/20buerger/30patientenratgeber/n_s/nuechtern.html
539 http://www.gesund.at/f/blutabnahme,
http://www.ladr.de/sites/all/themes/cont/files/_02_pdfs/01_medizin/01_diagnostik/praeanalytik/Praeanalytik_Blut.pdf,
http://www.clinchem.med.uni-goettingen.de/media/projekt/Hinweise_Praeanalytik.pdf
540 http://www.ncbi.nlm.nih.gov/pmc/articles/PMC3900081/
541 http://www.ncbi.nlm.nih.gov/pubmed/26195485
542 Blutbild, Ausgabe 24, April 2013, Seite 5
543 http://www.labor-schubach.de/fileadmin/user_upload/PDF/Vom_Patienten_zur_Analysenprobe.pdf
544 http://www.labor-limbach.de/Laboratoriumsmedizin.165.0.html, http://www.labor-schubach.de/fileadmin/user_upload/PDF/Vom_Patienten_zur_Analysenprobe.pdf, http://www.labor-enders.de/449.html, http://www.aok-bv.de/www.aok-gesundheitspartner.de/bund/arztundpraxis/praxisteam/index_06742.html

545 http://www.bundesaerztekammer.de/fileadmin/user_upload/downloads/Rili-BAEK-Laboratoriumsmedizin.pdf
546 http://www.bundesaerztekammer.de/fileadmin/user_upload/downloads/Rili-BAEK-Laboratoriumsmedizin.pdf
547 http://www.aok-bv.de/www.aok-gesundheitspartner.de/bund/arztundpraxis/praxisteam/index_06742.html
548 http://www.labor-schubach.de/fileadmin/user_upload/PDF/Vom_Patienten_zur_Analysenprobe.pdf
549 http://www.ladr.de/sites/all/themes/cont/files/_02_pdfs/01_medizin/01_diagnostik/praeanalytik/Praeanalytik_Blut.pdf,
http://www.uniklinik-ulm.de/struktur/institute/klinische-chemie/home/praeanalytik/praeanalytik/probengewinnung-und-entnahmesysteme.html; Blutbild, Ausgabe 24, April 2013, Seite 5,
http://www.bd.com/de/pdfs/Blutbild_24_mod.pdf
550 Blutbild, Ausgabe 24, April 2013, Seite 7, http://www.bd.com/resource.aspx?IDX=28528
551 http://www.laborpraxis.vogel.de/index.cfm?pid=4706&pk=404307&print=true&printtype=article,
Blutbild, Ausgabe 24, April 2013, Seite 5, http://www.bd.com/de/pdfs/Blutbild_24_mod.pdf
552 Blutbild, Ausgabe 24, April 2013, Seite 5; http://www.bd.com/de/pdfs/Blutbild_24_mod.pdf, sowie http://www.clinchem.med.uni-goettingen.de/media/projekt/Hinweise_Praeanalytik.pdf
553 http://www.labor-schubach.de/fileadmin/user_upload/PDF/Vom_Patienten_zur_Analysenprobe.pdf
554 http://www.uniklinik-ulm.de/struktur/institute/klinische-chemie/home/praeanalytik/praeanalytik/probengewinnung-und-entnahmesysteme.html Blutbild, Ausgabe 24, April 2013, Seite 5; http://www.bd.com/de/pdfs/Blutbild_24_mod.pdf, http://www.ladr.de/sites/all/themes/cont/files/_02_pdfs/01_medizin/01_diagnostik/praeanalytik/Praeanalytik_Blut.pdf
555 http://www.clinchem.med.uni-goettingen.de/media/projekt/Hinweise_Praeanalytik.pdf
556 https://www.klinikum.uni-heidelberg.de/fileadmin/neurologie/pdf_downloads/Stroke_Standards_2013_final.pdf
557 http://flexikon.doccheck.com/de/H%C3%A4molyse
558 http://www.ladr.de/sites/all/themes/cont/files/_02_pdfs/01_medizin/01_diagnostik/praeanalytik/Praeanalytik_Blut.pdf
559 http://www.uniklinik-ulm.de/struktur/institute/klinische-chemie/home/praeanalytik/praeanalytik/probengewinnung-und-entnahmesysteme.html
http://www.ladr.de/sites/all/themes/cont/files/_02_pdfs/01_medizin/01_diagnostik/praeanalytik/Praeanalytik_Blut.pdf
http://www.spiegel.de/gesundheit/diagnose/blutabnahme-wie-man-sich-auf-die-nadel-im-arm-vorbereiten-kann-a-956847.html

https://www.thieme.de/viamedici/klinik-medical-skills-praxisanleitungen-1551/a/praxisanleitung-blutabnahme-23698.htm
560 http://www.uniklinik-ulm.de/struktur/institute/klinische-chemie/home/praeanalytik/praeanalytik/probengewinnung-und-entnahmesysteme.html http://www.ladr.de/sites/all/themes/cont/files/_02_pdfs/01_medizin/01_diagnostik/praeanalytik/Praeanalytik_Blut.pdf
561 http://www.spiegel.de/gesundheit/diagnose/blutabnahme-wie-man-sich-auf-die-nadel-im-arm-vorbereiten-kann-a-956847.html https://www.thieme.de/viamedici/klinik-medical-skills-praxisanleitungen-1551/a/praxisanleitung-blutabnahme-23698.htm
562 http://www.uniklinik-ulm.de/struktur/institute/klinische-chemie/home/praeanalytik/praeanalytik/probengewinnung-und-entnahmesysteme.html
563 http://www.uniklinik-ulm.de/struktur/institute/klinische-chemie/home/praeanalytik/praeanalytik/probengewinnung-und-entnahmesysteme.html
564 http://www.uniklinik-ulm.de/struktur/institute/klinische-chemie/home/praeanalytik/praeanalytik/probengewinnung-und-entnahmesysteme.html
565 http://www.ladr.de/sites/all/themes/cont/files/_02_pdfs/01_medizin/01_diagnostik/praeanalytik/Praeanalytik_Blut.pdf http://www.clinchem.med.uni-goettingen.de/media/projekt/Hinweise_Praeanalytik.pdf
566 Blutbild, Ausgabe 24, April 2013, Seite 5; http://www.bd.com/de/pdfs/Blutbild_24_mod.pdf
567 http://www.laborpraxis.vogel.de/index.cfm?pid=4706&pk=404307& print=true&printtype=article
568 Blutbild, Ausgabe 15, November 2009, Seite 3; http://www.bd.com/de/pdfs/Blutbild_Ausgabe_15.pdf
569 http://www.ladr.de/sites/all/themes/cont/files/_02_pdfs/01_medizin/01_diagnostik/praeanalytik/Praeanalytik_Blut.pdf Blutbild, Ausgabe 24, April 2013, Seite 7, http://www.bd.com/resource.aspx?IDX=28528
570 Blutbild, Ausgabe 18, November 2010, Seite 8; http://www.bd.com/de/pdfs/Blutbild_Ausgabe_18.pdf
571 http://www.uniklinik-ulm.de/struktur/institute/klinische-chemie/home/praeanalytik/praeanalytik/probengewinnung-und-entnahmesysteme.html
572 http://www.uniklinik-ulm.de/struktur/institute/klinische-chemie/home/praeanalytik/praeanalytik/probengewinnung-und-entnahmesysteme.html
573 http://www.clinchem.med.uni-goettingen.de/media/projekt/Hinweise_Praeanalytik.pdf
574 http://www.ladr.de/sites/all/themes/cont/files/_02_pdfs/01_medizin/01_diagnostik/praeanalytik/Praeanalytik_Blut.pdf http://www.urologielehrbuch.de/tumormarker_psa.html
575 https://www.geldtipps.de/gesundheit-krankheit-pflege/krankenversicherung/jaehrlich-20millionen-gesetzlich-versicherte-erhalten-igel
576 Biochem Med (Zagreb). 2014 Feb; 24(1): 80–88. Published online 2014 Feb 15. doi: 10.11613/BM.2014.010 PMCID: PMC3936969. Interference of

medical contrast media on laboratory testing; Giuseppe Lippi, Massimo Daves, and Camilla Mattiuzzi, 1 Laboratory of Clinical Chemistry and Hematology, Academic Hospital of Parma, Parma, Italy; 2 Clinical Biochemical Laboratory, San Maurizio Regional Hospital, Bolzano, Italy; 3 Service of Clinical Governance, General Hospital of Trento, Trento, Italy http://www.ncbi.nlm.nih.gov/pmc/articles/PMC3936969/

577 http://www.ladr.de/sites/all/themes/cont/files/_02_pdfs/01_medizin/01_diagnostik/praeanalytik/Praeanalytik_Blut.pdf

578 http://www.ncbi.nlm.nih.gov/pubmed/25703514

579 Walser, M., Grundlagen der Präanalytik – Praxisbezogene Tipps und Hinweise, Becton Dickinson and Company, 2006, aus: http://www.ladr.de/sites/all/themes/cont/files/_02_pdfs/01_medizin/01_diagnostik/praeanalytik/Praeanalytik_Blut.pdf

580 http://www.ladr.de/sites/all/themes/cont/files/_02_pdfs/01_medizin/01_diagnostik/praeanalytik/Praeanalytik_Blut.pdf

581 http://www.ladr.de/sites/all/themes/cont/files/_02_pdfs/01_medizin/01_diagnostik/praeanalytik/Praeanalytik_Blut.pd

582 http://www.cscq.ch/SiteCSCQ/FichierPDF_DE/haemolysierte-lipaemische-ikterische-proben.pdf

583 http://docplayer.org/1841700-Praeanalytik-blut-blutentnahme.html

584 http://www.ladr.de/sites/all/themes/cont/files/_02_pdfs/01_medizin/01_diagnostik/praeanalytik/Praeanalytik_Blut.pdf

585 http://www.ncbi.nlm.nih.gov/pubmed/26230594

586 North American Journal of Medical Sciences (N Am J Med Sci), 2013, Apr; 5(4): 255–259. doi: 10.4103/1947-2714.110426, PMCID: PMC3662091, Errors in Potassium Measurement: A Laboratory Perspective for the Clinician, Jaya R Asirvatham, Viju Moses 1 and Loring Bjornson, Department of Pathology, Hofstra North Shore-Long Island Jewish School of Medicine, New York, USA, 1 Saint Peter's University Hospital/Drexel University School of Medicine, New Brunswick, USA, http://www.ncbi.nlm.nih.gov/pmc/articles/PMC3662091/

587 http://www.cscq.ch/SiteCSCQ/FichierPDF_DE/haemolysierte-lipaemische-ikterische-proben.pdf

588 http://www.pharmazeutische-zeitung.de/index.php?id=54829

589 http://www.cscq.ch/SiteCSCQ/FichierPDF_DE/haemolysierte-lipaemische-ikterische-proben.pdf

590 http://www.labor-cottbus.de/uploads/tx_lvevents/Haemolytische_Proben_und_Kosten__Fr._Dr._Z.-Boeckle_.pdf

591 http://www.bfarm.de/SharedDocs/Kundeninfos/DE/10/2015/3111-15_Kundeninfo_de.pdf?__blob=publicationFile&v=2

592 http://www.bfarm.de/SharedDocs/Kundeninfos/DE/10/2015/3111-15_Kundeninfo_de.pdf?__blob=publicationFile&v=2

593 http://www.ncbi.nlm.nih.gov/pubmed/24082916 «The main sources of measurement and interpretation uncertainties are (1) diurnal variations in

[TSH], (2) TFT measurement variations influenced by timing of thyroid medications, (3) error sensitivity in ranges of [TSH] and [FT4] (laboratory assay dependent), (4) rounding/truncation of decimals in [FT4] which in turn amplify curve fitting errors in the [TSH]…«

594 http://www.ncbi.nlm.nih.gov/pubmed/23289203

595 http://www.ncbi.nlm.nih.gov/pubmed/24423284

596 Arch Pathol Lab Med. 2003 Jan; 127(1): 55-59. Artifactual hyperbilirubinemia due to paraprotein interference. Pantanowitz L1, Horowitz GL, Upalakalin JN, Beckwith BA. 1 Department of Pathology, Beth Israel Deaconess Medical Center, Harvard Medical School, Boston, Mass 02215, USA. http://www.ncbi.nlm.nih.gov/pubmed/12521367

597 http://www.bundesaerztekammer.de/fileadmin/user_upload/downloads/Rili-BAEK-Laboratoriumsmedizin.pdf

598 Blutbild, Ausgabe 20, August 2011, S. 7 und 8; https://www.bd.com/de/pdfs/Blutbild_Ausgabe_20_gs.pdf

599 De Gruyter – DOI 10.1515/cclm-2015-0091, Clin Chem Lab Med 2015; 53(4): eA1–eA91

600 http://www.ncbi.nlm.nih.gov/pubmed/25490032 »The chance of errors is not negligible and may adversely impact on quality of testing and patient safety«

601 http://flexikon.doccheck.com/de/Vollblut

602 http://flexikon.doccheck.com/de/Blutplasma

603 http://flexikon.doccheck.com/de/Blutserum

WIE MENSCH UND MIKROBIOM EINE FUNKTIONIERENDE EINHEIT BILDEN – UND WAS UNSEREM INNEREN ÖKOSYSTEM AM BESTEN DIENT

Unser über Jahrmillionen entstandenes Immunsystem ist auf ein karges, naturnahes Leben geeicht. Kein Wunder, dass es heutzutage unter dem Einfluss unseres modernen Lebensstils immer häufiger verrücktspielt. Die Folge: ein dramatischer Anstieg an Allergien, Autoimmunerkrankungen und Co. Gemeinsamer Nenner dieser Krankheiten sind chronische Entzündungsvorgänge. Dabei spielt das Mikrobiom eine Schlüsselrolle.

Ebenso anschaulich wie unterhaltsam beschreibt Richard Lucius die Zusammenhänge zwischen Mikrobiom und Immunsystem und zeigt, wie sich das sensible System unseres »inneren Ökosystems« aufrechterhalten oder wiederherstellen lässt.

www.scorpio-verlag.de

SCORPIO

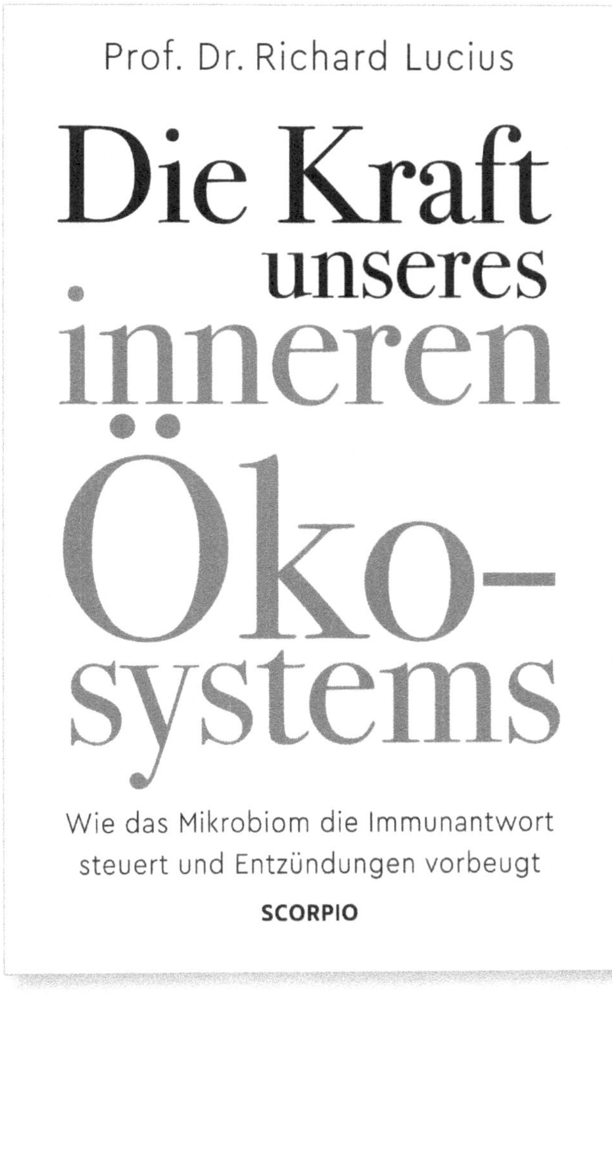

320 Seiten, gebunden, ISBN 978-3-95803-440-2